U0280361

团体辅导与危机心理干预

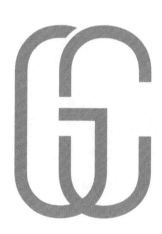

GROUP COUNSELING
AND
CRISIS PSYCHOLOGICAL
INTERVENTION

主　编　樊富珉

副主编　张秀琴　张英俊

参　编　苏细清 胡月 张焰 白云阁
　　　　倪士光 贾烜 肖丁宜

机械工业出版社
China Machine Press

图书在版编目（CIP）数据

团体辅导与危机心理干预 / 樊富珉主编 .—北京：机械工业出版社，2021.2（2024.10 重印）

ISBN 978-7-111-67239-5

I. 团… II. 樊… III. 心理干预 IV. R493

中国版本图书馆 CIP 数据核字（2020）第 261449 号

　　团体辅导是一项专业的心理学助人技能，有其专业的理论和方法，有其特定的实施过程与干预策略。在帮助那些有着共同发展困惑和相似心理困扰的人时，团体辅导是一种经济而有效的方式。团体辅导被称为"神奇的圆圈"，经过密集的互动，团体成员会产生一些积极的改变，变得更具适应性、更快乐、更健康。无论是成长中的青少年，还是有一定人生阅历的成年人，团体辅导都可以帮助他们认识自己、理解他人、改善沟通、增强适应、排除困扰、提升能力、增进身心健康。团体辅导可以帮助成员找到安全感和归属感，找到应对危机的方法，发展或强化适应性应变能力及问题解决技巧，以尽快恢复身心和人际的平衡。团体辅导可以在有限的时间内帮助多人，团体内的支持和互助也是对心理康复十分有利的因素。无论是面对面团体辅导还是网络团体辅导，都是有效的心理援助方法。

团体辅导与危机心理干预

出版发行：机械工业出版社（北京市西城区百万庄大街 22 号　邮政编码：100037）
责任编辑：李欣玮　戴思琪　　　　　　　　　责任校对：殷　虹
印　　刷：固安县铭成印刷有限公司
版　　次：2024 年 10 月第 1 版第 8 次印刷
开　　本：170mm×230mm　1/16
印　　张：26.5
书　　号：ISBN 978-7-111-67239-5
定　　价：89.00 元

客服电话：（010）88361066　68326294

序

　　2020年注定是令人刻骨铭心的一年，也是中国人民在党中央的领导下，凝心聚力，共克时艰，书写人类与重大传染性疾病做斗争伟大篇章的一年。年初，一场突如其来的新型冠状病毒肺炎疫情（以下简称新冠肺炎疫情）袭来，来势汹汹，传染性强，影响广泛，波及全国，成为重大的突发公共卫生事件。由于我们对新冠病毒不了解，疫情暴发速度快，感染范围广，因此疫情引发了全社会的恐慌、焦虑和担忧。党和政府以"人民至上""生命至上"的宗旨，动员全国上下紧急驰援武汉，展开了一场众志成城、严格防控疫情的人民战争。全国的心理健康工作者也积极行动，开展了多种形式的危机心理援助，对来访者进行了及时的心理疏导和心理干预，在疾病防控和心理战疫两个战场取得了阶段性胜利。

　　团体辅导在危机心理干预中有独特的价值。在面临重大危机事件时，人的心理平衡会被破坏，人们普遍会出现生理、情绪、认知、行为等方面的应激反应。这些应激反应会影响人们的正常生活，如果没有得到及时疏导，会带来更多负面影响。危机干预能够帮助处于心理危机状态的个人或者群体脱离困难的境地，恢复心理平衡，重新适应生活。从长远来看，如果能经由挫折、逆境获得新的成长，人的危机应对能力就会变得更加强大。重大危机事件中受创伤人数多，通过团体辅导的方式让人们在一个安全的环境中谈出自己对危机事件的感受和反应，可以更有建设性地进行讨论，使人们减少恐慌、远离孤单、增加安全感和控制感、获得社会支持和力量、更有办法和信心应对危机、尽快恢复正常生活，因此用团体辅导来帮助人们渡过危机是非常有效的方法。现代社会，各种类型的危机事件频发，危机团体心理干预已经成为心理健康工作者的必备技能。在某些国家的灾难心理援助工作中，危机团体心理干预是普遍应用的措施，适用于各种类型的危机事件，如地震、空难、火灾等自然灾害，"非典"、新冠肺炎疫情等突发公共卫生事件，恐怖袭击等社会安全事件，以及学校、公司、机构中意外或自杀事件的善后。

《团体辅导与危机心理干预》的出版旨在帮助全国心理健康工作者更好地在重大危机事件发生后开展科学的、规范的、有效的团体危机心理干预工作。针对新冠肺炎疫情下心理援助的需要，清华大学心理学系与北京幸福公益基金会专门设立了抗击疫情心理援助公益服务项目，其中针对全国心理健康工作者进行的危机心理援助网络公益培训内容正是本书的基础。本书作者均毕业于或受训于清华大学心理学系，接受过多年团体辅导与咨询专业训练，尤其接受过危机团体心理干预的培训，既有扎实的团体理论功底，又有丰富的团体实践经验。

本书内容分为两部分，第一部分是基础篇，主要介绍团体辅导的一般理论与方法，是学习和运用团体辅导的必知必会。这部分的特点是从应用的角度来介绍团体辅导，从准备阶段、实施阶段到效果评估。最有特色的是介绍了网络团体辅导需要的技能。一般在危机事件后，干预人员运用团体辅导使人们聚在一起，增加彼此间的真实联结，建立新的支持系统，使人们互助关怀，抱团取暖，有效地应对困境，共渡难关。而在抗击新冠肺炎疫情过程中，为了尽快阻断病毒传播，国家采取了严格的防控措施，人们需要居家隔离，避免人群聚集，杜绝交叉感染，所以通过网络途径进行团体心理干预成为必需，这也是一种危机团体心理干预的新形式、新探索。基础篇中介绍了如何运用网络进行互助支持团体辅导、心理教育减压团体辅导等。第二部分是应用篇，主要介绍团体辅导在危机干预中的应用，包括危机团体辅导、创伤团体治疗、哀伤团体干预等，实操性强、针对性强、应用面广。这是国内第一本关于危机团体干预及其如何应用的专业书，不仅对于新冠肺炎疫情下的危机心理干预有积极意义，对于今后在各类危机事件后开展团体心理疏导也有重要的参考价值。

感谢清华大学社会科学学院院长彭凯平教授和北京幸福公益基金会理事长倪子君在抗击疫情心理援助工作中的领导、支持和鼓励；感谢基金会培训总监王晓丽组织实施了团体辅导与危机心理干预系列培训，让全国数以万计的心理健康工作者受益；感谢机械工业出版社的编辑为本书及时出版付出的积极努力；感谢本书所有作者从疫情发生到接受任务，从备课到讲授，从撰写讲稿到撰写书稿所付出的辛勤努力，我知道你们和我一样热爱团体、研究团体、积极应用团体，尤其在疫情肆虐的时期。

衷心希望这本书能够成为心理健康工作者的案头必备工具书，帮助心理健康工作者掌握危机团体辅导的技能，在今后的重大危机事件中协助人们尽快走出混乱、恢复平衡、找回掌控、重新出发。

樊富珉

清华大学心理学系教授

中国科协全国临床与咨询心理学首席科学传播专家

中国心理学会危机干预工作委员会副主任委员

中国心理卫生协会团体心理辅导与治疗专业委员会荣誉主任委员

2020 年 10 月于清华园

目录

序

::: ::: 基础篇 ::: ::: ::: ::: ::: ::: ::: ::: :::

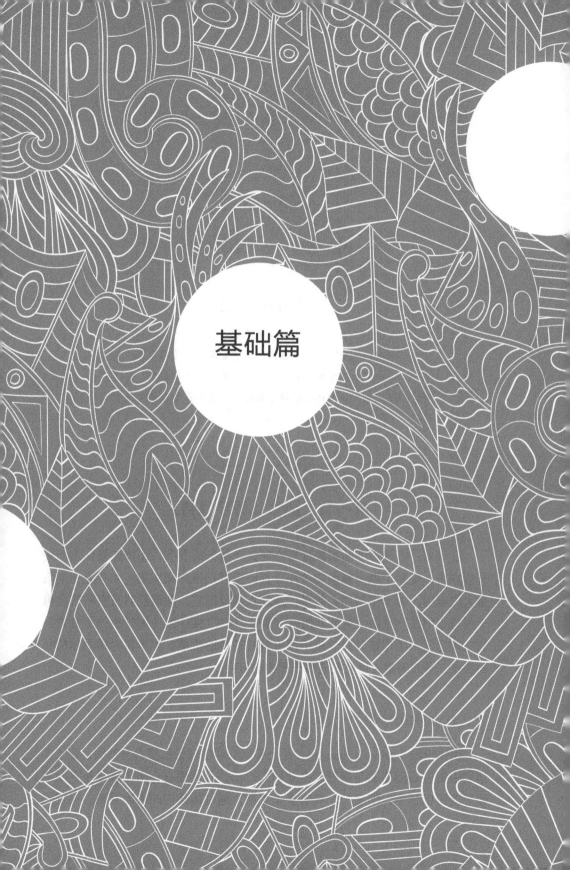

基础篇

第一章

团体辅导与危机心理援助

::: 樊富珉 :::

清华大学心理学系教授

中国科协全国临床与咨询心理学首席科学传播专家

中国心理学会危机干预工作委员会副主任委员

中国心理卫生协会团体心理辅导与治疗专业委员会荣誉主任委员

第一节　团体辅导及其特点

近年来，随着心理健康教育与心理健康服务的发展，团体辅导作为一种有效方法，受到了越来越多的关注，也逐步得到推广和实施。尤其是在面临重大灾难中，由于受创伤人数多，涉及人员范围广，探索及时且有效的危机干预与心理援助方法，降低创伤后应激障碍（PTSD）发生率即成为专业人员的工作目标。团体辅导在危机干预中具有独特的价值。本章将介绍团体辅导的特点、有效因素，以及在危机干预中的应用。

一、什么是团体辅导

团体辅导（group guidance），是一种以心理学理论和技术为基础，在团体情境中提供心理帮助与指导的专业助人方法。具体而言，团体辅导是在团体领导者的带领下，围绕一个或者多个主题，通过团体内的人际互动，促进团体成员观察、学习、体验、分享、交流，从而帮助团体成员进一步认识和接纳自己，了解他人，改善人际关系，发展新的行为方式，最终能够更加灵活、更有弹性地面对各种生活事件（樊富珉，2005）。与组织和带领团体活动、团体游戏不同，团体辅导是一种专业的助人方法，团体领导者需要经过专业的、专门的训练。团体辅导也是一种体验式、互动式学习方式。团体辅导场所示例见图 1-1。

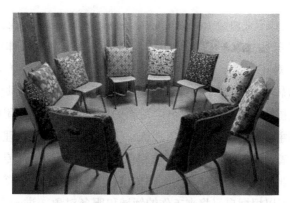

图 1-1　团体辅导的场所

二、团体辅导的性质

团体辅导是一种教育性、预防性工作，可运用团体情境设计活动、课程，用来预防个体在各个发展阶段中可能遇到的各类问题所引发的一般性困扰的产生。什么是团体？一个人不能称为团体，我们常说"一是个，俩成对，三成伙"。众人的"众"由三个人组成，因此一个团体至少包含三个人，形成多人情境。团体辅导人数为 8～40 人，它针对的是某一人群的共同困扰。比如新生入学，无论是小学升初中，还是初中升高中、高中升大学，新生都会有一些共同的困扰：在新的阶段，学习的特点和规律与上一个阶段有什么不同；面对陌生的群体，怎样尽快认识和熟悉同学等。再如新员工入职面临的问题：如何尽快认识新同事，了解工作要求，熟悉新环境，完成从学生到社会人的过渡等。我们可以运用团体辅导的形式来帮助这些人群。无论你是谁，无论你的学习成绩怎样、背景怎样，进入人生新的发展阶段和转折时期，总会有各种各样的困扰和议题要去面对。

美国心理咨询教育家塞缪尔·格莱丁（Samuel Gladding,1996）认为，在帮助那些有着类似问题和困扰的人时，团体辅导是一种经济而有效的方法。心理咨询师如果把自己可以胜任的工作范围仅局限于个别咨询，他也就限制了自己可以提供服务的范围。

三、团体辅导与心理教育团体

美国团体工作专业协会（association for specialists in group work，ASGW，2000）将团体分为任务团体、心理教育团体、咨询团体、治疗团体四种类型。心理教育团体针对正常人，目标是发展团体成员的技能，预防教育缺失和心理问题，通常较为结构化，设定特定主题。团体领导者提供信息以引发成员做出反应或提出建议，帮助成员学习新的知识与技能，在团体中收获体验和成长。团体主题常包含人际技巧训练、压力管理、增进心理健康、问题解决等。心理教育团体与团体辅导非常相似。在美国团体工作专业协会团体领导者培训的基础课程中，团体动力、团体过程、团体疗效因素等是必修课，学习完成后学员可以根据自己将来工作的领域和服务对象，进一步在任务团体、心理教育团体、咨询团体、治疗团体这四种团体中选择一种进行深入学习。

四、团体辅导、团体咨询与团体治疗的区别

心理健康专业服务中常有辅导、咨询、治疗三种不同类型的团体，它们有共同的特点，也有不同。在学习专业的团体工作时，学员要对三者的差异与区别有比较清楚的了解，知道自己带领的是哪种团体。图 1-2 展示了三种团体类型的联系与区别。

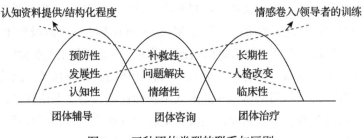

图 1-2　三种团体类型的联系与区别

图 1-2 中有两条线，一条由低到高，另一条由高到低。从团体辅导到团体治疗，认知资料提供的程度以及团体的结构化程度由高到低；团体成员的情感卷入程度和对团体领导者的训练要求则越来越高。

为了让读者更清楚团体辅导、团体咨询和团体治疗的区别，我们特别将三者各自的特点汇集成表，如表 1-1 所示。

表 1-1 团体辅导、团体咨询与团体治疗的特点

	团体辅导	团体咨询	团体治疗
目的	预防、教育和成长	问题解决	人格重建
功能	预防性/教育性	发展性/问题解决导向	补救性/矫治性
特点	重视信息提供、强调认知与环境因素	重视咨询关系，强调认知、情感、行为	重视对过去经验的探讨
结构化	高结构化/有主题	半结构化/常以热身练习引发成员互动	非结构化/由当时情境引发
对象	正常人	正常但有困扰的人	心理障碍患者
人数	8～40人	8～12人	6～10人
次数	单次或多次	6～12次	12～24次
实施机构	教育机构居多	学校/社区	医疗机构

（一）团体辅导的目的是预防、教育和成长

团体辅导的对象是正常人，团体成员可以根据团体辅导主题经过筛选组成，也可以不做特别筛选，如班级团体辅导，让所有成员都参加。团体辅导与团体咨询和团体治疗不同，团体辅导成员人数可多可少，少则五六人，多则几十人，非常灵活。团体辅导进行的次数常是单次，时间为 90 分钟到 180 分钟不等，也可以根据需要进行多次，1～4 次是比较常见的。如果利用班会时间进行班级团体辅导，可以一周一次，每次设计特定的主题，贯穿整个学期。团体辅导一般是高度结构化的，有明确的主题和计划，有帮助达成目标的练习，有固定的时间限制等，比如沟通技能训练、自信心提升、人际关系改善、有效的压力管理等。团体辅导重视信息的提供，包括知识和技能，常在教育机构实施，比如在各级各类学校，由学校的心理辅导老师或受过团体辅导训练的班主任、辅导员对学生开展。团体辅导也可以在企业、

社区、医院、部队、监狱等地开展，具有广泛的适用性。在医疗机构中，不管是辅导性团体还是咨询性、治疗性团体，一般都称治疗。在学校中一般叫辅导，以更好地体现它的教育性。

（二）团体咨询以问题解决为导向

团体咨询的目标是问题解决，对象是正常但有困扰的人，这些困扰已经对个人生活造成了一定的影响。团体咨询借助团体促进个人深入的自我探索来达成问题解决，一般以8～12人的小团体方式进行，最常见的就是8人。团体成员带着个人议题进入团体去面对和解决它们，一般需要花费的时间较长，比如一次120分钟的团体咨询，需要进行8次左右。可以采取分散的形式，每周1～2次，持续4～8周，也可以集中在周末两个整天完成。团体咨询在结构化方面比较灵活，可以结构化，也可以非结构化，比较常见的是半结构化。因为时间有限，需要通过一些练习让大家尽快感受到团体氛围，以便尽快进入问题解决的过程。团体咨询的工作特点是比较重视咨询关系，会在认知、情感、行为等多个层面工作，常在学校、社区实施。

（三）团体治疗的目标是修复和重建人格

团体治疗的目标是修复和重建人格。它针对的是达到诊断标准的心理疾病患者，比如患有强迫症、焦虑症、抑郁症、人格障碍，或者处于精神疾病康复期的患者，一般人数会比较少——6～8人。团体治疗具有矫治性，花费的时间会比较长，有些动力性团体治疗甚至需要持续数年。在大部分情况下团体治疗是非结构化的，比较重视对过去经验和创伤的探讨。现在医院临床心理科的很多团体治疗也是非常结构化的，目的是修复人格，会花时间探讨过去经历了什么，过去的创伤怎么影响现在的生活。按照《中华人民共和国精神卫生法》的要求，这种治疗型团体应该在医疗机构中实施。

当然，在实践中这三者的界限并不明显和绝对。从团体成员来看，都是正常人和正常但有困扰的人。如何解决他们共有的烦恼和困惑，或者个人发展过程中的一些特别的困扰，团体治疗在工作层面向水平方向走，相对短程化，与团体辅导和团体咨询有很多相似的地方。从人数和工作重点来看，团体治疗与团体咨询有很多相似的地方，因为它们都是 10 人左右的小团体，工作重点是针对团体中每一个人的独特问题，利用团体来协助解决，在工作层面向纵深方向走，比较长程化。

五、团体辅导的特点及目标

有必要再次梳理和强调团体辅导的特点，以便团体领导者更明晰、更清楚地带领团体。

（一）团体辅导的特点

1. 团体辅导的对象是正常人

团体辅导一般有明确的主题和团体共同的目标，较为结构化、短程。青少年的团体辅导每次可能持续 60～90 分钟，大学生和成年人的团体辅导每次可能持续 120～180 分钟。

2. 团体辅导多工作于认知层面

团体辅导常常会运用主题讨论，或者根据辅导主题和目标进行一些结构化练习，经由基于个人经验的分享和交流，帮助成员去思考、整理、提炼、觉悟。练习"我的五样"就是为了帮助成员澄清自己的人生价值观，澄清自己在人生中在乎什么、看重什么、追求什么、想要什么。团体领导者会发给成员一张"我的五样"练习纸，请每位成员思考在人生中最看重的是什么，只能选择五样，可以是人、物、概念，或者任何自己在乎的东西，记录下来，在团体中说说自己的，听听别人的，在这个过程中对自己和他人有了更多了解和理解，思路打开了，很多事情就会有新的可能性。

3. 团体领导者的指导性角色鲜明

在团体辅导中，团体领导者的指导性角色是很鲜明的，团体成员通过分享和讨论来互动，在这个过程中学习一些新知识、新技能来适应生活。而在团体治疗和团体咨询中，团体领导者潜入团体，在必要的时候进行推动、促进和干预，常让成员自己在互动中工作。

（二）团体辅导的目标

团体辅导的目标是借助团体来陪伴成员在人生路上克服种种困难和障碍，积极快乐地成长，充分发挥潜能，迈向精彩人生。具体而言：

1. 分享彼此经验

团体成员通过觉察和分享彼此的生活经验，能够了解彼此的特点、长处、能力等，可以更好地认识和了解自己；他人的反馈也有助于成员加深自我认识，接纳自己，找到解决问题的新思路。

2. 学习人际技巧

团体辅导可以协助团体成员学习自我开放，倾听和接纳他人，可以营造开放和接纳的团体气氛，使团体成员学会信任别人，学习各种沟通技巧，提升解决问题的能力。

3. 体验团队合作

团体辅导可以使团体成员了解合作的价值及个人在团体中的责任。特别是成员共同完成任务，可以体验合作的乐趣，学习与人共处，培养协作精神和团队合作意识。

4. 实践互助行为

团体辅导中的一些活动和练习需要两人或多人配合完成，这可以帮助团体成员发现帮助别人和接受别人帮助的价值与意义，体验助人和受助的感动，并将这种经验带到生活中。

六、关于结构式团体

关于团体的结构化问题要多说一点。社会上存在一些误会，有人认为结构化团体层次比较浅，非结构化团体比较深，其实不一定。结构化团体也可以做得深，关键看团体领导者有没有受过相关训练，团体有没有足够的时间，团体成员有没有做好准备等。玛丽安·利布曼（Marian Liebmann）是英国一位非常有名的艺术团体治疗专家，从 20 世纪 70 年代完成博士论文到现在，她一直带领艺术治疗团体，并写了两本相关图书。她特别提出，团体按结构化程度分为多种类型，从完全结构到完全非结构，中间有不同的类型，见图 1-3（Marian Liebmann, 2009）。

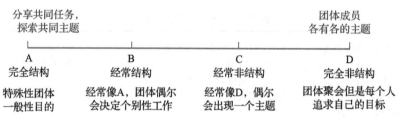

图 1-3　团体的结构化程度

（一）结构式团体及其应用

结构式团体是指事先做好充分的计划和准备，有明确的目标，有明确促进目标达成的练习，有固定程序的活动和练习实施团体，有明确的评估等。在这样的团体中，团体领导者的身份是很明确的，而且会使用一些主动干预的技巧和方法来推动团体向前走。成员的自发性、主动性相对非结构化团体来讲较低。这一类团体的好处是，可以在团体初期减轻成员的焦虑，让大家很快营造出可以工作的团体氛围，也可以在团体进行的过程中，通过练习引发针对焦点问题的讨论，或者转移探讨的焦点。对于团体领导者来讲，结构式团体方案就像一个蓝图，使团体辅导更易实施，这种团体比较适合学校学生、社区居民和企业员工。

表 1-2 呈现的是一个单次 3 小时压力管理团体辅导方案，名称是"与压力共处，与健康同行"，这个方案曾应用在不同人群中，效果都很好。

这个结构式团体辅导可以在成员彼此熟悉的团体中应用，也可以在不熟悉的团体中应用。彼此不熟悉的团体成员可能是从各地报名参加的，这种结构式团体一般较少做深入的团体辅导前访谈，只要成员认为个人目标和团体目标一致，有基本的沟通、反思、表达能力就可以参加。团体辅导开始先进行热身练习，让团体成员彼此相识，建立联系，明确自己参与团体辅导的期待，制定团体辅导规范。团体辅导中间阶段主要探讨压力管理的主题，包括团体成员到底面临着哪些压力，在解决压力困扰时自身有哪些资源。团体最棒的地方就是三人行必有我师，我们可以开展头脑风暴，集中团体的智慧，在最短的时间找到最多的有效压力管理方法。最后进入团体辅导结束阶段，鼓励成员总结自己的收获，成员之间要道别，团体领导者评估辅导效果。

表 1-2　压力管理团体辅导

- 名称：与压力共处，与健康同行——压力管理团体工作坊
- 目标：评估学习、生活中的压力，探寻压力产生的源头，发掘自身管理压力的资源，善用团体找寻有效压力管理方法，变压力为动力
- 对象：愿意学习压力管理的成年人
- 时间：3 小时
- 地点：团体辅导室或开放式教室
- 团体领导者：受过团体训练的心理健康教师
- 评估：压力主观感受
- 参考资料：压力管理相关文献
- 团体辅导计划书

阶段与名称	目　标	活　动	时间与材料
1. 热身	评估自身压力程度；彼此熟悉	光谱测量（压力程度、负面影响、抗压信心）	20 分钟 场地 话题 一人一把椅子
2. 源头探秘	澄清自身压力来源	纸笔练习：压力圈图	40 分钟 练习用纸
3. 调动资源	增强自我压力管理的信心，并强化支持系统	绘画：突破困境、我的百宝箱	40 分钟 练习用纸
4. 减压锦囊	交流和找寻压力管理的有效方法	脑力激荡：减压有方	30 分钟 每组一张海报
5. 结束	提高抗压和应对人生挫折的能力	朗读减压 26 式、手语表演《从头再来》	15～20 分钟

（二）非结构式团体及其特点

非结构式团体一般没有明确的规则，7～8 个人坐在一起，90～120 分钟时间，团体成员想要进行的团体方式各有不同，总体来讲，这种团体没

有清晰的计划步骤，团体主题也随团体进展而变化。如果完全在非结构的状态下，单次团体只有 90～120 分钟，团体成员在团体开始时会有很多困扰，也不知道如何表达和参与，短时间内难以推动团体进程和实现团体目标。表 1-3 比较了结构式团体与非结构式团体各自的特点，对学习者理解两种类型的团体会有帮助。

表 1-3　结构式团体与非结构式团体的特点

结构式团体 Structured Group	非结构式团体 Unstructured Group
• 团体领导者依据团体目标设计一系列有程序、循序渐进的练习，引导成员在团体中有所觉察和学习 • 适用于教育性、成长性和人际性的团体 • 优点：增强团体初期成员的参与与合作，减少焦虑和不安，经由团体互动与反馈影响个人 • 缺点：影响团体内自然互动，团体中深入的互动依赖于团体领导者的带领和探索	• 团体领导者在每次团体聚会前不预定团体主题，也不安排固定程序。团体领导者以弹性、促进的方式引发成员互动，在团体中所处理的都是此时此刻发生在团体中的事情，团体领导者指导性不明显 • 适合于自主性、表达性较强的成员 • 特点：在团体发展历程中更容易经历模糊阶段，如顺利发展则团体凝聚力更强。团体领导者需要有丰富经验

七、团体在心理健康服务中的应用

国内第一本团体心理咨询著作是我于 1995 年撰写，1996 年由清华大学出版社出版的，至今已经有 25 年了。近年来，团体辅导与咨询在学校、医院、社区、企业，还有监狱、公安、部队广泛应用，越发得到重视，已经成为心理健康教育和心理服务的一种发展新趋势。团体辅导的目标是通过团体来陪伴成员在人生路上的某个阶段克服一些难题和困扰，帮助成员发挥自身潜能，拥有更健康、更丰盛的人生。这是一种积极取向的专业心理健康工作，能帮助人更好地面对问题、解决问题、提升自信，更好地适应生活。

《关于加强心理健康服务的指导意见》提到，心理健康服务包括四个方面：心理健康宣传教育、心理困扰咨询、心理疾病治疗、心理危机干预。在这四种心理健康的主要服务形式中，团体都有用武之地（见表 1-4）。

表1-4　团体在心理健康服务中的应用举例

心理健康宣传教育	心理困扰咨询	心理疾病治疗	心理危机干预
社区团体工作 学校团体辅导 企业工作压力管理团体	自我认识 情绪管理 人际沟通 社会支持	抑郁症团体治疗 焦虑症团体治疗 创伤治疗团体	危机前抗逆力团体 危机中减压安心团体 危机后哀伤辅导团体

　　心理健康宣传教育不一定都采取讲课或讲座的形式，还可以用于团体工作坊，在企业、学校、社区等人群中应用；心理困扰咨询常是为了探索自己，团体最适合自我探索，包括自我认识、自我接纳、情绪管理等；还可用于心理疾病治疗，常包括抑郁症团体、焦虑症团体、创伤后应激障碍的团体创伤治疗；在心理危机干预中团体也有很多应用，比如危机前提高抗逆力（复原力）的团体训练。复原力越强，抗逆力越强，熬过灾难或者从灾难中崛起的可能性就越大。我们可以在危机发生当下做减压团体辅导、心理急救团体辅导，在危机过后进行哀伤团体辅导等。由此可以看出，团体在心理健康服务中的应用是如此丰富、多样。

八、团体辅导与危机干预

　　危机干预是为处在心理危机状态的个人或群体提供适当的心理帮助，使他们能够脱离困难，恢复心理平衡，重新适应生活。经历重大灾难后，人的心理平衡会被破坏，处于失衡状态，普遍在生理、情绪、认知、行为等方面出现各种各样的应激反应。这些应激反应会影响人的正常生活，如果没有及时调整，长期来看会带来更多负面影响。心理危机不是一种疾病，而是一种情感危机反应。

　　危机干预工作的目的就是帮助来访者将危机反应正常化，寻找到支持，找到自身的积极应对资源，尽快走出危机状态，恢复心理平衡。从长久来看，如果能经由挫折、逆境而获得新的成长，应对的能力就会增强，但是也有可能走不出这种状态，陷入持久的痛苦，进而罹患心理疾病。危机干预的时机和可能结果如图1-4所示。

　　危机干预有多种方法，如表1-5所示。在危机干预过程中，除了心理援助热线和个别的一对一咨询以外，危机干预工作者运用团体方法进行干预是常用的方法。心理健康教育性质的危机干预团体有其独特的功能，如危机减压/安心/支持团体，可以有效缓解团体成员在危机事件中感受到的身心压力，是有效的心理健康教育方法。危机事件后人们会一直关注和讨论该事件，通过团体的方式让他们在一个标准的框架下、安全的环境中，谈出自己对危机事件的感受和反应，可以更有建设性地讨论他们的关注点，改善心理健康。在许多国家的灾难心理援助工作中，危机团体干预是普遍应用的措施，适用于各种类型的危机事件，如地震、空难、火灾等自然灾害，非典、新冠肺炎等突发公共卫生事件，恐怖袭击等社会安全事件，以及学校、公司、机构中意外或自杀事件的善后。

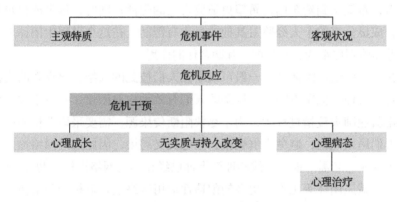

图 1-4 危机干预的时机和可能结果

表 1-5 危机干预的常用方法

- 心理健康维护和自助方法（宣传单、手册、电视、网络、报纸等）
- 24 小时心理援助热线服务（手机、座机等）
- 网络心理辅导（微信、QQ 等）
- 危机心理评估（会谈、量表等）
- 危机个别干预（一对一服务）
- 危机团体干预（安心团体、减压团体、支持团体等）
- 社区工作（居民互助小组、讲座、活动等）
- 班级团体辅导（互助团体、心理急救、哀伤辅导等）
- 其他形式的心理干预

新冠肺炎疫情突然袭来，来势汹汹，传染性强，影响广泛，波及全国乃至世界。在这次疫情中，大家有很多共同的经验，比如在开始阶段的恐慌、焦虑、担心、不知所措、崩溃、失眠、混乱、不停刷手机等，几个月后，有一些人的应激反应慢慢地调整和恢复，但是也有一些人进入另外一种状态，比如烦躁、压抑、无聊、悲伤、没耐心，急切盼望疫情结束，尽快恢复正常生活，着急复工、复学。如果用团体辅导的方式，大家就可以分享彼此的经验，会发现不是我一个人这样，你有、我有、他也有，这些应激反应原来是在非正常状态下的正常反应。接纳这些反应，是改变的开始。

在团体中，我们通过开放自己、倾听他人、积极反馈来收获新的启发和成长。另外，团体的力量比一个人强大，当一个人进入一个安全的、有功能的团体中时，他就会觉得自己不再孤单，这也是人们在灾难中特别需要的一种感觉，减少孤单，获得支持，找到自身的力量。在团体中，每个成员都是受助者，希望学到新东西，希望更适应自己的生活；同时，每个成员也是助人者，成员分享的个人经验对其他成员也有帮助。在这个过程中团体成员特别能够体验到你帮我、我帮你、互助合作的作用。

在灾难后运用团体辅导一般可以增强人们彼此的联结，建立新的支持系统。互助关怀，抱团取暖，可以帮助人们有效地应对困境，共渡难关。但是在抗击新冠肺炎疫情过程中，为了尽快阻断传染源，需要采取严格的防控措施，人们居家隔离，避免人群聚集，杜绝交叉感染，因此通过网络途径进行团体干预成为必需。很多一线心理咨询师已经在运用网络进行互助支持团体、心理教育减压团体等工作。更多的创造性运用网络进行危机干预的新方法将会随着危机心理援助工作的进展而不断出现。

第二节　团体辅导的优势与有效性因素

有效性因素指在心理辅导与咨询的过程中，有助于辅导对象或来访者在生理、心理、行为或者症状上有所改善的一切因素。在团体辅导中，有效性因素涉及团体的目标、过程、取向、成员等各方面因素。在国外研究中，对团体成员最有帮助的有效性因素是人际获取、情绪宣泄、自我了解。团体领导者只有了解团体辅导产生效果的因素，才能在实践中充分发挥团体的效能。

一、团体是个大家庭

本章第一节介绍了团体辅导、团体咨询、团体治疗，实际上，团体是个大家庭，无论是所依据的理论流派，还是团体成员的背景，或是团体干预的技术都丰富多样，如图 1-5 所示。

团体有不同流派，有动力学流派的团体、认知行为的团体、人本治疗的团体等，可以说有多少种心理治疗流派，就有多少种团体。从团体成员看，以年龄分，有儿童团体、青少年团体、成年人团体、老年人团体等；以角色和职业分，有教师团体、学生团体、医护人员团体、警察团体等。从团体目标来看，有以教育为目的的团体，还有以个人问题解决或是人格重建为目的的团体等；

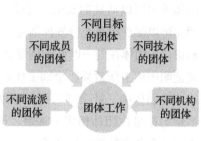

图 1-5　不同类型的团体

从团体使用的技术方法看，有艺术绘画团体、心理剧治疗团体、舞动团体等；从组织团体的机构看，有学校举办的团体、医疗机构的团体、社区的团体。可见，团体工作形式多样，需要根据情境、对象、目标等，设计出合适的团体方案。但在各种团体中，团体有效性因素非常相似，作为团体领导者，只有清楚地了解为什么团体工作会对团体成员有帮助，才能在团体过程中有意识地善用有效性因素，提升团体辅导的效果。

二、选择团体形式助人的优势与局限性

我们为什么要用团体来帮助人？团体辅导有哪些优势与局限性？

（一）团体辅导的优势

在我们的成长过程中，有很多大家耳熟能详的说法："三人行必有我师""三个臭皮匠，顶个诸葛亮""众人抬柴火焰高""一个篱笆三个桩，一个好汉三个帮""抱团取暖"等。可以看到，多个人在一起可以互相支持，分享各自的观点，每个人的分享都可以给其他人提供参考，所以会有更多的办法、更多的智慧去面对生活中的困难和问题。

美国团体心理治疗协会现任主席莫林·莱什教授在 2020 年第 77 届年会开幕式上说："生活中我需要知道的一切都是在团体中学习的。"人们的学习、成长都是在团体情境中完成的，选择团体形式助人有很多优势。英国艺术团体治疗专家玛丽安·利布曼博士这样描述：大部分的社会学习是在团体中完成的，

团体使我们能够在相关的情境中做练习；团体成员往往有相似的需求，团体成员可以互相支持，协助彼此解决问题；团体成员可以从其他成员的反馈中学习；团体成员可以从其他成员的反馈中尝试新角色，模仿学习，并从中得到支持；团体可以促进成员充分发挥潜能；在团体中成员平等，彼此可以分享权利，分担责任；团体在同一时间内用专业知识帮助一群人，较具经济效益；有实证研究证明团体工作效果比个别工作效果更令人满意（Liebmann，2009）。

在团体中，社会学习可以帮助我们更好地了解自己、觉察自己。人的很多学习都是在团体情境中观察、模仿、强化学习而来的，团体辅导给我们提供了一个非常好的团体情境。

在团体中，成员有相似的需求。比如因为新冠肺炎疫情而长时间待在家中不能出门，烦躁、无聊，又担心、焦虑、着急，盼着疫情尽快结束，生活回归正轨。在团体中，尤其是团体辅导，比较注重同质性团体，团体成员的背景比较相似，比如医护人员的团体辅导，他们有共同的体验和经验：没日没夜，冒着生命危险，付出巨大代价，竭尽全力地用专业技术去挽救那些生命垂危的患者。在这个过程中，医护人员身体疲惫、精力耗竭，尽管做了很多努力，但是有些病人病情过于复杂，可能还是没有办法救回来，医护人员会有一种挫败感，感到自责、内疚。背景相似的成员在一起会有很多共同话题，有共鸣，容易彼此理解和互相支持，在此过程中知道不是自己一个人这样，大家都有相似的困扰，可以一起来面对。

另外，在团体中，成员之间的互相反馈是非常好的学习。当一个成员在讲他自己的故事时，其他成员仅仅听他的故事就会做出积极的改变。比如，我在危机减压的团体辅导中常常听到成员说，"我以为我的压力最大，快扛不住了，我觉得我好惨，我怎么这么难，但是听到团体中其他人的压力时，就觉得跟别人比，我那点压力不算什么，别人的困难更大，他们都能够面对，所以我会觉得自己好多了。"在团体当中，我们还可以通过模仿来尝试做一些练习，学习一些新的态度和行为，得到别人的肯定、支持、积极反馈，这也是一种鼓励、一种激励。

团体可以开发人的潜能。团体成员平等，大家都在一个安全的、彼此尊重的、温暖的氛围中，可以一起分享权利、分担责任。团体领导者不需要一个人扛起所有人的责任，成员可以一起分担。团体最大的特点是可以在同一时间里用专业知识帮到一群人，这样可以有较高的经济效益。可以用有限的时间、资源和人力帮到更多的人。

（二）团体工作的局限性

当然，任何事情都有局限性，团体工作的局限性表现在：

（1）团体成员人数多，相对个别工作来讲保密工作要困难一些。

（2）团体需要的资源多，组织起来相对比较困难，比如时间更改，大家要协商很长时间，还不一定有结果。

（3）在团体中个人所受到的关注比一对一辅导时要少，这是可想而知的。

所有的局限，只要我们能够意识到，就可以通过一些积极有效的方法去应对。

三、团体辅导的四个要素及三个工作层面

（一）团体辅导的四个要素

在谈到团体有效性时，团体领导者一定要记住四个要素：团体目标、团体领导者、团体成员、团体过程，对它们有了解，有准备。

1. 团体目标

带领团体要有清晰明确的目标。为什么要带领这个团体，组织团体辅导想要达成什么目标？在疫情面前，运用团体方式助人，目标也可以不同，比如减压团体、支持团体、帮助救援者避免替代性创伤的团体等。

2. 团体领导者

谁来担任团体领导者，他接受过哪些训练，有怎样的背景，实践经验如何，擅长什么，这些很重要。要带领团体，如果没有经过专业训练，不了解团体有效性因素，在工作的过程中就可能会失去一些促进团体改变的机会。团体领导者要有领导者胜任力，我辅导的硕士研究生肖丁宜，花了三年时间来做团体领导者的胜任特征研究。

3. 团体成员

谁来参加团体，年龄、背景、困扰、需要是什么？团体成员和团体目标

越契合，可能获得的帮助就越大。在带领团体咨询和治疗时，准备阶段一般都有一个非常重要的环节：团体成员的甄选，通过入组访谈选定合适的团体成员。在教育性的辅导团体中，比如在学校对班级进行团体辅导，一般不做成员筛选，全班同学都要参加，团体领导者针对他们面临的人生阶段的一些相似议题设计团体。

4. 团体过程

团体有一个不断发展的过程，在不同的阶段要用不同的方法、技术来带领团体，相对个别辅导与咨询，对团体领导者的要求更高。在个别咨询中，无论是网络咨询还是线下面询，咨询师和来访者都是一对一，关系相对简单。而在团体当中，团体的动力非常复杂，动力其实就是团体中各种关系的总和，如果团体有 8 个成员，团体领导者的工作难度就比较大。

(二) 团体辅导的三个工作层面

团体领导者要在三个层面上工作，如图 1-6 所示。在团体内的个人水平上，要关注团体中每个人的不同特点、需要、状况；在团体内的人际水平上，要看到成员和成员之间，成员和团体领导者之间有着怎样的关系，这些关系如何影响团体进程。一个理想的团体，每个成员之间，成员与团体领导者之间都应该有良好的互动，但实际上在团体过程中关系的变化随时发生，在不同阶段关系也不同。在团体整体水平上，团体领导者要看清整个团体当下在发生着什么。

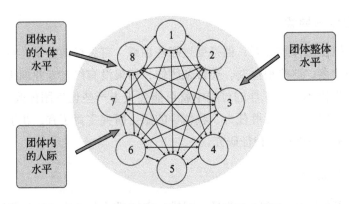

图 1-6　团体辅导的三个工作层面示意图

　　对于一个团体领导者来讲，挑战其实很大，尤其是在带领大团体时。比如在班级里带团体，人数很多怎么办？需要把学生分成几个 8 人左右的小团体。汶川地震的团体辅导，我带领的最大团体有 300 人，在这种情况下怎么工作？灾区工作无法事先知道会被分配什么任务。教育局分配我们到受灾的小学工作，到了学校，团体领导者必须马上了解工作对象的需要。我们的团队由清华大学心理学系和香港大学社会工作系的 20 多位心理辅导教师和研究生组成。我们马上设计为 300 名六年级学生进行半天的灾后团体辅导，以及为 70 名小学教师进行半天的舒缓压力团体辅导。300 名学生分为 20 个小团体，每个小团体 15 人，由一位研究生作为带领组长。如图 1-7 所示，把大团体分成小团体，然后在小团体中工作，小团体之间也会有一些关系，可能是竞争的关系，也可能是合作的关系。在人数很多的辅导和咨询团体中，怎样让团体成员都能在团体中获益，这对于团体领导者来讲是非常大的挑战，团体领导者要进行专业的系统训练。

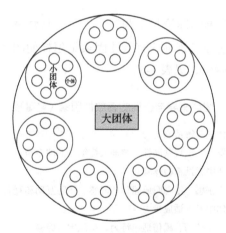

图 1-7　班级团体辅导的形式

　　团体辅导可以设计为单次团体工作坊，也可以是多次专题团体，或班级（班组）团体辅导。单次团体工作坊一般有明确的主题、确定的操作流程，和时间限制，根据团体目标和成员年龄，时间在 60～180 分钟。多次专题团体可以进行 3～6 次，比如危机干预的班级团体辅导可以每次 2 小时，危机干预的认知行为团体一般进行 4 次左右，每周一次，每次 90 分钟。在重大灾难发生后会有一个比较长的心理康复期，其间可以每周做一次团体辅导，连续做几次也是可以的。

四、团体辅导的有效性因素

（一）团体辅导常提及的有效性因素

谈到团体辅导的有效性因素，国外的相关研究重点考量团体过程中的有效性，常提及的有：人际的获得、情绪的宣泄、自我的了解。团体成员就像一面镜子，可以让每个人更清楚、更全面地了解自己，觉察自我，在团体的人际互动中学习人际技巧，合作互助，提升人际交往能力；在团体的安全氛围中团体成员可以真诚地表达自己，宣泄和释放负面情绪，更为平静和轻松。

（二）从情感、认知、人际、行为角度阐述有效性

我曾在《团体咨询的理论与实践》一书中，从情感、认知、人际、行为四个方面阐述团体辅导与咨询的有效性因素是怎样使团体成员心理功能发生改变的（樊富珉，1996），见表 1-6。

表 1-6　团体辅导与咨询的有效性因素（樊富珉，1996）

1. 在团体中获得情感支持 　情绪发泄、发现共同性、被他人接纳、灌注希望
2. 在团体中尝试积极体验 　享受亲密感、增强归属感和认同感、体验互助和互利
3. 在团体中发展适应行为 　学习社交技巧、模仿适应行为、交流学习经验
4. 在团体中重建理性认知 　认识非理性的影响、学会与非理性辩论

（三）欧文·亚隆的团体疗效因子

学习团体的人大多了解欧文·亚隆博士的团体治疗疗效因子，见表 1-7。虽然这 11 条疗效因子是欧文·亚隆从自己长期在医院为患者提供临床心理服务的过程中总结归纳出来的，但对团体的有效性具有普遍的解释意义。

表 1-7　团体治疗的疗效因子（Yalom，1995）

疗效因子	定　义
灌注希望	成员意识到其他成员的进步和团体的作用；成员对自己的进步持乐观态度
普遍性	成员意识到其他成员也有相似的感受或问题
传递信息	治疗师或同伴提供建议
利他主义	成员通过向团体的其他成员提供帮助获得积极的自我认识
原生家庭的矫正性重现	成员通过与团体其他成员的互动，矫正性复现了一些重要的熟悉事件
增强社交技能	团体提供给成员一种环境，允许成员用更具适应性的方式互动
人际学习——输入	成员通过其他成员分享对这个成员的认识来获得个人洞察
人际学习——输出	团体提供给成员一种环境，允许成员用更具适应性的方式互动
团体凝聚力	由团体提供的在一起的体验
情绪宣泄	成员表达对过去或此时此地经历的感受；这种表达使成员感觉更好
存在性因素	成员最终接受自己必须对自己的生活负责
行为模仿	成员通过观察他人的学习经历来学习

（四）约翰·沙里的团体辅导与咨询有效性因素

约翰·沙里认为团体辅导和咨询的有效性因素与亚隆团体治疗的疗效因子有些不同，但可以对应起来（Sharry，2011）。沙里特别强调在团体辅导与咨询中，团体支持、团体学习、团体希望、团体中的助人、团体赋能是团体辅导与咨询最有效的促进改变的因素。团体中的相互支持、抱团取暖，与亚隆提到的普遍性、凝聚力是有关系的；团体中的社会学习指观察、了解、学习，与亚隆的传递信息、人际学习、增强社交技能、行为模仿、原生家庭的矫正性重现有关；在团体过程中，成员可以看到自己的改变，看到别人在团体进程中的改变，可以让成员更有信心，更有希望通过团体让自己变得更好，这与亚隆说的注入希望有关；团体中的互助，你帮我、我帮你，与亚隆说的利他有关；通过团体分享和鼓励，成员会有更多的信心和力量去面对生活中的难题，团体为成员注入了很多能量。

（五）从团体辅导实践中总结出来的有效性因素

我教授团体、带领团体有 20 多年了，在带领各种类型的团体过程中，针对成员为正常人的辅导性团体，总结出特别重要的四点，需要团体领导者关注。

1. 温暖的团体氛围

个别治疗特别强调来访者的改变，最重要的就是建立起具有治疗功能的关系。在团体中这种关系体现在团体的氛围，如果团体的氛围是温暖的、安全的、自由的、真诚的、友善的、平等的，那么成员就会放下防御，真实开放地探索自己，团体就会具有积极的改变作用。

2. 良好的人际互动

团体成员之间的良好沟通、互助合作、坦诚分享、积极反馈，不仅有助于良好团体关系的形成与保持，而且可以让成员感到被理解、被鼓励，也有助于增强适应生活的人际能力。

3. 支持、聆听与陪伴

成员之间以及成员和团体领导者之间的支持，包括聆听、理解、相互陪伴、彼此给予建议、开阔视野、获得更多解决问题的方法。

4. 有趣的、容易操作的团体练习

绘画、书写练习、手语表达、角色扮演等结构式练习，生动有趣，有吸引力，能够聚焦要讨论的主题，常常让我们很快进入主题。

大量实践证明，团体辅导对于帮助人们改变和成长确实有很大效能，在团体辅导所得到的帮助是在个别咨询中无法获得的，比如信息资源的多样性。在个别咨询中，只有一个咨询师和一个来访者，而在团体中多个成员有多种想法、观点、视角，一下子打开了很多窗口，拓展了视野。有时候我们被生活中的困扰卡住了，不知所措，这时听到别人的经验，看到还可以有这样的解决方法，一下子就感受到了新的可能性。听到其他团体成员也有这样那样的困扰时，就知道有困扰是常态，大家都有相似的困扰和议题，可以齐心协力针对共有议题去找到解决问题的方法。团体辅导比个体咨询有更多的智慧被善用，更多的潜能被激发。

现在团体辅导应用领域很多，包括教育、医疗、工商、司法、福利、社

区工作等。在危机干预和心理援助中团体辅导更是非常重要的。

第三节 危机心理干预中的团体辅导及其应用案例

突发的危机事件会引发危机心理状态，这时人们会出现很多应激反应。在灾后心理援助的整个过程中，危机干预、心理急救是心理援助最早期的工作，之后是哀伤辅导和创伤治疗，见图 1-8。

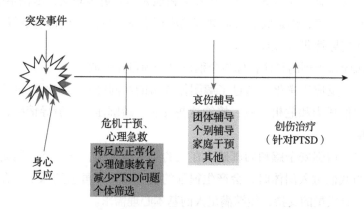

图 1-8　危机心理援助不同阶段的工作重点

一、危机团体干预的性质及目标

（一）危机干预属于心理健康教育

危机干预属于心理健康教育，帮助来访者在非正常状态下将反应正常化，稳定来访者情绪，为其提供心理支持和放松训练，帮助他们调整认知、管理压力、恢复平衡。

在心理援助中，危机干预之所以属于心理健康教育，而非心理咨询和治疗，是因为心理危机状态不是心理疾病，而是一种临时的、由突发事件冲击产生的适应不良。危机使来访者原有的经验不适用、无法应对，需要借助团体的力量或者专业的帮助来找到新的应对方式。通过心理健康教育，来访者有机会了解自己和他人的应激反应，将这些反应正常化。

危机干预的团体工作一般是一次性的，也可以多次。它不是心理治疗，不会做深入的个人困扰探究，实施过程也非常结构化，具有指导性。每个团体成员得到的时间相近，属于心理健康教育的团体辅导形式。

(二) 危机团体干预的具体目标

在危机干预中使用团体辅导，可以满足人们共同的需要。在危机发生后，了解事件真相，减少恐慌、焦虑、担心、无力，克服和远离孤单、孤独，让自己更有安全感、找回掌控感，与社会和他人建立更多联结，尽快走出混乱、恢复正常生活等，都是灾后人们共同的心理需求。既然人们都有这样的需求，进行团体辅导就非常恰当。

危机团体干预的具体目标与个别危机干预目标相似。

第一，反应正常化。通过了解团体成员的共同经验，成员有机会表达并了解自己的压力和危机反应，接纳这些反应，疏解压力，疏导情绪，降低焦虑和恐慌。

第二，增强安全感和归属感。在人的基本需求中，安全感、归属感非常重要。当我们融入团体时，会产生很强的安全感，不再感到孤单。在团体中有力量、有成员的支持，能够满足人的基本心理需求。

第三，获得支持，建立和强化社会支持网络。通过成员之间互相支持、帮助，建立新的社会支持网络（系统），团体成员会去思考怎样重建原有系统，在面对危机时更有力量。

第四，找到危机应对方法，发展或强化适应性的应变能力及问题解决能力，以尽快恢复身心、人际平衡。通过头脑风暴、听别人的分享，团体成员会找到更多方法去应对原有方法无法应对的危机状态。

第五，预防创伤后压力障碍等问题的衍生。在危机发生初期进行团体心理干预，可以减少日后创伤后应激障碍的产生。

第六，通过团体辅导筛选出心理创伤较为严重的成员，将其转介，使其接受进一步的心理或药物治疗。在团体辅导过程中容易看到受危机事件影响较为严重的成员，比如有的成员反应不足或反应过度，一直不说话、很沉闷，或者话特别多，一会站起来一会坐下。这些都是创伤反应，对于这种成员，我们不批评、不指责，在团体辅导结束后，要提供资源并建议其接受个体帮助。

(三) 危机团体干预的多种模式

目前，有代表性的成熟的危机团体干预模式有很多种，如 6+1 模式：危机干预中的减压团体（黄龙杰）、画说灾难：危机干预中的艺术减压模式（赖念华）、认知行为模式：危机班级团体辅导（吴秀碧）、五阶段支持与减压团体：减压与重建关系（樊富珉）、简快重建法：心理应激团体干预（隋双戈）、积极心理取向的危机干预团体：身心灵全人健康模式（陈丽云，樊富珉等）等。这些危机团体干预模式有共同的特点：目标都是帮助当事人在危机发生后稳定情绪，找到有效应对方法，恢复原有的心理平衡和社会功能。它们都属于心理急救、短期心理援助，不同于长期治疗，不做重大抉择，只是为大家提供一个机会，不回避、不逃避，面对危机，交流各自的看法，分享各自的应变措施和策略，互相支持，一起找到更有效的积极应对方法，更有力量、更有信心地面对危机事件。

二、危机团体干预的工作流程及干预阶段

在危机事件发生时，提供危机团体干预首先要明确工作流程，其次要了解团体干预的过程与阶段，以及不同阶段的主要任务。

(一) 危机团体干预的工作流程

第一步，确定干预人群。危机干预工作者要使用访谈、调查等方式清楚界定干预人群，比如学生、教师，或是医护人员、救援人员。第二步，评估干预人群的心理危机状况，如果当事人情绪紊乱、冲动，有伤害自己或他人的风险，就不适合参加团体干预。第三步，有针对性地设计适合的、恰当的团体干预方案，并让干预工作团队理解、熟悉方案。第四步，实施危机团体干预，并评估干预效果，反思干预过程有无需要修改的地方。在有条件的情况下寻求专业督导，以提升危机团体干预的能力。

(二) 设计危机团体干预需要考虑的因素

在设计危机团体干预方案时需要考虑很多因素：团体干预目标是危机减压还是支持；团体成员是医护人员、患者，还是警务人员、社区工作者等；

团体规模（人数）是 8 人左右，还是几十人，人多时需要分成小团体，配备助手；团体实现的形式是线上还是线下，新冠肺炎疫情是重大的传染病，为避免交叉感染、防控疫情，必须阻止人群聚集，只能用网络方式进行团体干预；团体次数是单次团体两小时，还是连续四次团体，每周一次或两次，每次 90 分钟；团体技术是用语言进行，还是用表达性艺术等方法进行，如果是针对儿童、青少年团体，方法可以更多样，不仅可以用语言，还可以用绘画、木偶表演等形式。

2014 年，我代表中国心理学会危机干预工作委员会，去鲁甸地震灾区进行危机团体干预。2014 年 8 月 3 日云南省昭通市鲁甸县发生 6.5 级地震，造成数百人死亡，数千人受伤，数十万人紧急转移安置。震中在龙头山镇，我和研究生于 8 月 28 日到 9 月 2 日在龙头山镇"中国心理学会心理救助站"开展工作。我们在 28 日当天赶到龙头山镇中学的帐篷工作点，沿途看到很多倒塌的房屋和震裂的马路，以及挡路的大石头和凌乱的树木。我们在当天晚上和第二天展开心理援助需求调研，和心理援助站志愿者座谈，到灾民的帐篷中家访，与救灾部队医生交流，到中学校长的临时办公室访问。在现场调研的基础上，我们针对不同的干预对象，在 5 天时间内设计并带领了 7 个危机干预团体（由樊富珉、阎博和俎娜带领），见表 1-8。

表 1-8　鲁甸地震灾区危机干预团体方案

团体目标	团体成员	团体人数	团体时间	团体形式	团体场地
协助战士舒缓救灾压力	鲁甸武警救灾战士	60 人	120 分钟	舞动减压团体	帐篷前的空地
协助干部处理工作压力	鲁甸武警部队干部	8 人	120 分钟	书写练习加分享	帐篷内
协助志愿者处理工作倦怠	救助站的心理志愿者	10 人	120 分钟	绘画加图卡	帐篷内
教师灾后自我照顾	龙头山镇中学教师	40 人	120 分钟	讲座加分享	板房教室内
学生团体辅导技能体验学习	龙头山镇中学班主任	30 人	90 分钟	体验、分享、演练	板房教室内
灾后情绪调节	龙头山镇中学初中生	50 人	60 分钟	大团体减压练习	板房教室内
协助初中生处理灾后情绪"灾后第一课"	初二某班学生	70 人	120 分钟	班级团体辅导	板房教室内

（三）危机团体干预的阶段及任务

危机团体干预的目的是回顾团体成员对危机事件的反应，进行讨论，找到解决问题的方法，并预防心理问题出现。危机团体干预的实施过程一般会经过以下五个阶段，见图 1-9。

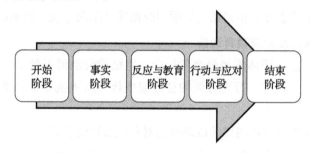

图 1-9　危机团体干预的五个阶段

第一阶段：开始阶段

在这个阶段，团体领导者要做自我介绍，说明团体干预目的，解释团体干预方式，承诺保密，以及邀请成员做自我介绍。

- 团体领导者做自我介绍，然后介绍团体干预目的、规则和步骤。
- 邀请团体成员轮流做自我介绍，以了解成员与意外当事人（如死者）的关系，并明确团体干预原则。
- 自我介绍时不是自愿发言，而是按照顺时针顺序轮流发言，可以增强成员的秩序感、控制感。
- 团体领导者说明团体规范，如承诺保密。
- 团体干预的三个基本原则：不被强迫说任何事情，彼此信任与保守秘密，讨论的重点是团体成员对危机事件的印象和反应。

第二阶段：事实阶段

在这个阶段，团体领导者要协助团体成员重构危机事件图像，邀请成员描述在此次危机中的经历，为他们提供对危机经历的回顾。

- 团体领导者引导成员回顾危机事件发生时自己的反应（感觉、念头、想法等），目的是开启叙说，还原真相，让成员明确事实以及对他们的影响。

- 团体领导者通常可以询问：你是怎么知道这个消息的，当时的第一反应、闪过心里的第一个念头是什么，你在危机事件中经历了什么、看见了什么、听到了什么、做了什么？
- 可以从多个感知觉通道分析个人的印象：所见、所听、所触、所闻。
- 团体领导者在成员情绪反应强烈时指导其做深呼吸，但不做身体接触。

第三阶段：反应与教育阶段

在这个阶段，团体成员分享危机中、危机后与危机干预中的反应，包括在生理、情绪、认知、行为方面的征兆或症状。团体领导者需要通过心理教育使这些反应正常化。

- 团体领导者可以请团体成员描述对危机事件的反应。
- 团体领导者可以询问成员：这次危机中最糟的部分是什么；假如你可以将一件事情从此次危机中删除，那将会是哪一件事；当时你最强烈的感觉是怎样的；灾后至今，一直困扰你的感受或行为有哪些？
- 在团体成员表达完征兆和症状后，团体领导者以肯定与支持的口吻说明这些都是正常反应，并补充一些尚未表达的征兆与症状。
- 团体领导者及时给予接纳、同感，但不做促进。

第四阶段：行动与应对阶段

在这个阶段，团体领导者要协助成员回顾自己在危机事件后的积极行为，发掘自身拥有的资源和做出的行动。

- 团体成员也会希望制订出新的行动计划，来更好地渡过难关。团体领导者要对成员的决定给予充分支持，并持续提供指导与建议。

第五阶段：结束阶段

在这个阶段，团体领导者要鼓励成员表达参加团体的感受和对未来的行动计划，并做出总结。团体领导者还要帮助成员判断在什么时候需要获得进一步帮助，以及怎样才能获得帮助。以下是需要获得进一步专业帮助的筛选标准。

（1）心理症状在6周后没有减少。

（2）心理症状增加。

（3）社会功能丧失。

（4）明显的人格改变。

- 结束时，团体领导者可以为成员提供专业机构的电话等信息，方便成员在需要时及时得到帮助。

四、救援者灾后危机减压团体实例

2008 年汶川大地震后，为避免救援者产生替代性创伤，我专门为救援者设计了以下危机团体干预方案，并对在救灾前线工作的心理咨询师、部队官兵实施。

（一）团体干预目标

- 预防救援者的替代性创伤或直接性心理创伤。
- 协助救援者处理在灾区工作的压抑情绪。
- 预防救援者的职业倦怠。
- 满足救援者的心理需求。
- 为救援者提供心理支持。
- 发现需要个别干预的对象。

（二）团体工作要求

- 安静、通风的场地。
- 有携带式话筒和扩音器。
- 成员每人一把椅子或板凳，围圈而坐。
- 团体成员 6～12 人（如果人数多，按比例配备专业辅导者带领小组）。
- 团体领导者 1～2 人（由专业或半专业人员带领）。
- 时间为 2～3 小时。

（三）对团体成员的要求

- 参加救灾的现场医护人员、现场心理援助人员、现场抢救受害者的士兵、消防、武警等人员。

- 能够全程参加。
- 愿意面对和处理自己的感受。
- 承诺保守秘密。

(四) 团体实施步骤

（1）引言：说明团体目的与定位，为参加救灾的成员提供一个疏解压力的机会，并鼓励成员相互支持。说明团体规范，促进团体成员相识。

（2）提供教育：说明替代性创伤的概念、性质以及预防方法。

（3）陈述经验：请成员陈述个人在本次救灾中的任务和工作角色，以及在工作中遭遇的各种事件。请注意协助成员具体描述这些经验。

（4）回忆想法：请成员回忆并说出事件发生时的最初想法。

（5）深刻感受：说出在这次任务中最深刻或最困难的经历和个人感受。

（6）审视反应：审视在这次救灾任务前后，个人在身体、情绪、行为、认知方面受到的影响和做出的反应。

（7）学习应对：利用团体资源讨论个人的问题解决和应对策略（也可以使用脑力激荡等方法）。

（8）结束阶段：团体领导者总结与建议，并肯定成员在本次救灾任务中的贡献与表现。

团体领导者从头到尾都要带着这种欣赏、肯定、支持、鼓励的态度来对待这些救援人员，他们的工作为救灾赢得了时间、赢得了生命，他们是最了不起的英雄。他们需要被关心、肯定，希望他们在照顾别人的时候也能照顾好自己。

参考文献

[1]　樊富珉 . "非典" 危机反应与危机心理干预 [J]. 清华大学学报（哲学社会科学版），2003，18（4）：32-37.

[2]　樊富珉 . 结构式团体辅导与咨询应用实例 [M]. 北京：高等教育出版社，2015.

[3]　樊富珉 . 突发事件心理危机干预与和谐社会建设——临床与咨询心理学的挑战和

机遇 [J]. 心理与行为研究，2011，9（6）：109-113.

[4]　樊富珉 . SARS 危机干预与心理辅导模式初探 [J]. 中国心理卫生杂志，2003（9）：600-602.

[5]　樊富珉 . 支持性团体在地震灾后心理康复中的应用 . 灾后心理援助名家谈 [M]. 北京：科学出版社，2009（7）：15-31.

[6]　樊富珉，何瑾 . 团体心理辅导 [M]. 上海：华东师范大学出版社，2010.

[7]　樊富珉，秦琳，刘丹 . 心理援助热线培训手册 [M]. 北京：清华大学出版社，2014.

[8]　樊富珉，张天舒 . 自杀及其预防与干预研究 [M]. 北京：清华大学出版社，2009.

[9]　钟杰，樊富珉，贾晓明，等 . 护心防疫：面对疫情的心理调适手册 [M]. 北京：中国科学技术出版社，2020.

[10]　GILLILAND B E，JAMES R K. 危机干预策略 [M]. 肖水源，等译 . 北京：中国轻工业出版社，2000.

[11]　ROBERTS A R，YEAGER K R. 助人者危机介入的随身指南 [M]. 方汇德，吕伯杰，张家瑜，等译 . 台北：心理出版社股份有限公司，2013.

第二章

团体辅导的准备工作

::: **樊富珉** :::

清华大学心理学系教授
中国科协全国临床与咨询心理学首席科学传播专家
中国心理学会危机干预工作委员会副主任委员
中国心理卫生协会团体心理辅导与治疗专业委员会荣誉主任委员

团体辅导是一种心理教育活动，它的功能主要是预防性的，为某个心理健康主题提供一些资料和知识、澄清一些价值、预防在生活中可能出现的一般性心理问题和困扰。团体辅导面对的人群是正常个体。当然，在特殊时期，比如当前的新冠肺炎疫情期，大众的心理应激反应——焦虑、恐慌、无聊、烦躁等，是对特殊事件、突发危机的正常反应，也可以运用团体辅导来干预。团体辅导实施的情境，在学校大多以班级为单位，在企业大多以班组、科室为单位，这些团体客观存在，不用刻意组织，可以直接实施团体辅导。

第一节　团体辅导准备阶段的任务

团体领导者带领团体辅导首先要做好准备，充分的准备是成功的一半。如果仓促上阵，没有任何准备，在带领团体辅导的过程中缺乏方向和目标，也不清楚团体会给成员带来哪些改变，就失去了带领团体辅导的意义，因此团体辅导前的准备阶段很重要。

一、团体辅导的准备流程

在团体辅导准备阶段有两项重要工作：一是设计团体方案。要根据成员的发展需求，设计有助于他们问题解决和行为改变的团体辅导方案，也就是说，要根据成员的需要来设计团体方案；二是组织和招募成员。有方案就像有指南针和导航图，知道怎么来带领一群人，有一群人才能实施团体辅导。可以用"三个 P"来概括准备工作，每个团体领导者在带领团体辅导前都必须考虑"三个 P"（person、purpose、process）。第一个 P 指团体成员。谁适合参加这个团体，他的心理发展特点和需求是什么，在生活中面临的困扰是什么，引发困扰的因素是什么，他的期望是什么。第二个 P 指团体目标。为什么要带领这个团体，想让成员在团体中发生怎样的变化，用什么方法能促进变化发生，期望经由团体达到什么目标。第三个 P 指团体过程。怎样安排、设计、带领团体？团体实施的方法丰富多样，可以安排简短的讲解活动（10~15 分钟），或者播放视频、组织讨论、组织团体练习和活动等。具体而言，团体辅导实施前的准备工作如图 2-1 所示。

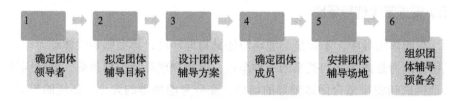

图 2-1 团体辅导前的准备流程

二、准备阶段的主要任务

（一）确定团体领导者

确定团体领导者就是确定谁来带领这个团体，以及团体领导者的背景、专业训练方向、理论取向、过往经验等。确定团体领导者后，可以开始考虑团体要达成什么目标。

(二) 拟定团体辅导目标

拟定团体辅导目标就是确定带领这个团体想达到什么目的，要帮助哪类人，促成什么改变。团体辅导目标特别重要，团体领导者需要根据目标来设计团体辅导方案和确定团体成员。团体辅导目标还有评估团体效果的功能。

(三) 设计团体辅导方案

团体辅导目标确定后，团体领导者需要设计团体辅导方案。这部分内容将在第二节中详细阐述。

(四) 确定团体成员

团体成员的选择必须符合团体目标，团体领导者需要确定成员人数、团体规模、怎样招募和确定成员。可以通过设计广告来招募成员，招募以后甄选；也可以在班级辅导中以班级为单位整班参加。设计广告是招募的前提，也可以用手机应用程序招募。

(五) 安排团体辅导场地

在团体辅导中，不管是心理环境还是物理环境，都会影响团体动力。虽然团体动力是成员之间关系的一种呈现，但是物理环境一样重要，要特别精心地挑选和安排适合团体辅导的场地。充分考虑场地的大小、环境的整洁、隔音的程度、私密的空间、椅子的舒适、室温的高低、灯光的亮度等。一般场地要宽敞，能够活动得开，但是也不能太大，太空旷让人感到不安全，太狭窄让人感到压抑。如果是小规模的团体需要有 8～10 个围成圈的椅子，如果是超过 20 人的团体，需要更大的空间，既可以大团体活动，也可以分成多个小团体交流，见图 2-2。

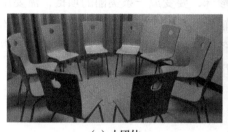
（a）小团体

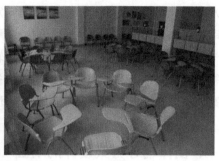
（b）大团体

图 2-2　团体辅导场地

（六）组织团体辅导预备会

组织团体辅导预备会的目的是让准备进入团体的人理解团体辅导这种体验式、互动式、参与式的学习方法与老师讲授式的课程有什么不同，需要怎么参与，需要做好哪些准备，以便积极投入团体辅导。一般单次的团体辅导较少安排预备会，但对于多次、连续的团体辅导，比如我在清华大学给研究生开设的《积极心理训练》团体课（贯穿整个学期，共 16 周，一周一次，每次三个学时），为了保证为期 16 周的教育性、成长性团体辅导有效，我会利用第 1 周团体课开预备会，而不是直接进入团体辅导。首先，我会向学生介绍团体辅导的目标、设计、整体框架，以及团体辅导能够帮助大家什么。其次，我会特别说明，参加这样的团体辅导跟日常上课有很大的不同，上课可能准时坐在教室里认真听课就可以了，团体辅导课则需要每个人全身心投入，无特殊情况不缺课、保证全程参加，有个人不可控的原因不能出席时必须提前请假。衣着宽松一些，在团体过程中会有一些身体放松练习，穿着宽松可以让身体和心情更自在、更自如。然后，我会告诉学生，这是一个封闭的课堂、封闭的团体，不能插听、旁听。团体成员必须全程参与和投入，还要承诺遵守课堂契约，保守同学在课堂分享的秘密。最后，我会分享以前参与团体辅导的同学有哪些收获和反馈，让同学对参与团体辅导更有期待、更有准备。

第二节　团体辅导的方案设计

方案设计这个概念不是心理学、心理辅导独有的，很多管理工作都使用。

方案设计是把一些活动或练习根据一定的目的做出系统安排。方案设计就像串珍珠，各种练习和活动像一颗一颗珍珠，要变成一条美丽的项链，需要用一条主线把它串起来，主线就是团体辅导的目标。团体辅导方案设计是团体领导者必备的能力，也是团体辅导准备阶段最重要的任务。有了团体辅导方案，团体领导者才能更有方向地带领团体，促进团体成员的积极改变。

一、团体辅导方案设计的基础

团体辅导方案设计是指运用团体动力学与团体辅导的专业知识，有系统地将一连串的团体活动或练习，根据团体目标进行设计、组织、规划，以便团体领导者带领成员在团体内实施，达到团体辅导的目标。设计团体辅导方案不是一件容易的事情，需要扎实的基础和充分的准备，设计团体辅导方案需具备的基础如图2-3所示。

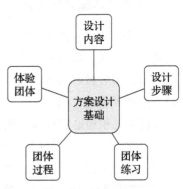

图2-3　设计团体辅导方案需具备的基础

第一，要了解方案设计涉及哪些内容。第二，要了解方案设计的基本步骤。第三，要熟悉各类结构式的练习。每一个团体领导者，都要有一个看不见、摸不着的工具（练习）箱，但它实实在在存在于团体领导者的头脑中。这个工具箱装有很多练习，根据团体目标，找到最契合主题和成员的练习来使用。工具箱要丰富一些，装的练习多一些。要想拥有更多的工具（练习），团体领导者需要经常参加团体学习，多多体验。一般先体验，再模仿，然后根据需要改造，最后根据经验去创造，这样来不断积累工具。第四，了解团体的发展过程。团体选用的练习必须符合团体的发展阶段，不同阶段选用不同练习。例如，在团体开始阶段，不适合做与心理创伤有关的练习，"每个人说出你的创伤经验"就很不恰当。安全的氛围还没有形成，彼此的信任还没有建立，这时就带领团体进行开放度很深的练习，会增加阻抗，团体很难成功。因此在设计团体辅导方案时，要清楚团体的不同发展阶段，知道在哪个阶段做哪些事情。第五，团体领导者最好自己有参与团体的经验。如果自己从来没有参加过团体，很难理解成员在团体中的感受。只有亲身经历，才能真正明白成员在不同阶段、在做练习时的内在感受，明白那些恐慌、焦虑、担心，体验到支持、鼓励和帮助，这样才能引导到位，贴近成员的需要。

二、团体方案设计的内容

美国心理咨询教育家柯瑞（Corey G，1990）认为评价一个团体辅导方案设计的水平可以从五个方面考虑，第一，目标的明确性；第二，计划的合理性；第三，发展的过程性；第四，实施的可行性；第五，效果的可评价性。可见，在方案设计中，团体目标的确定很重要，同时要考虑并体现团体过程不同阶段的特点和任务，由浅入深，由表及里，层层深入。另外，方案必须可实施、可操作，团体效果评价要有科学的方法，这些评价要素都会在团体辅导的方案设计中体现出来。我从多年的团体辅导研究、教学、实践和培训中总结出团体辅导方案设计的七个评价依据，见图2-4。

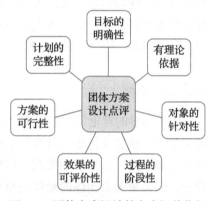

图 2-4　团体方案设计的七个评价依据

团体辅导方案设计的内容大致包括：团体名称、团体目标、理论依据、团体成员、团体性质、团体领导者及其训练背景，还有时间、次数、进行地点、效果评估等。

(一) 团体名称

团体辅导的名称必须体现团体辅导目标，同时好听、有美感和诗意，能吸引人。比如，自我探索的团体名称可以是"遇见更好的自己"；人际关系的团体名称可以是"人生路上相伴行"；压力管理的团体名称可以是"与压力相伴，与健康同行"；职业生涯探索的团体名称可以是"我的生涯我做主"；大学生亲子关系改善的团体名称可以是"风筝与线的对话"；网络依赖干预的团体名称可以是"网络伴我健康成长"；亲密关系探索的团体名称可以是"金星火星同闪耀"等。特别需要注意的是，名称避免标签化，尽量积极正向。

（二）团体目标

团体辅导的目标其实与主题有很大关系，团体领导者希望帮助成员提升自信，改善人际沟通，探索未来的生涯发展，还是舒缓学习生活压力，目标主题要明确。尤其是辅导性团体，时间较短，有教育功能，针对成员共有的成长主题或烦恼，比如，怎样提高学习效率，怎样改善人际沟通能力，怎样规划职业生涯发展，怎样促进心理成长。经过团体讨论和分享，团体成员获得新的觉察和方法。团体辅导一般不会集中精力去处理成员的个人问题，常见的团体辅导主题有自我探索、自信提升、价值澄清、生涯抉择、情绪管理、压力应对、环境适应、人际关系、社交技巧、冲突解决等。如果是多次的团体辅导方案设计，还需要考虑团体总目标和单元目标，以及为达成单元目标而开展的活动或练习的具体目标。

（三）理论依据

团体辅导的理论依据包括三个方面：首先是团体相关理论，如团体动力、社会学习、社会支持等；其次是心理辅导与咨询理论，如心理动力取向、体验与关系取向、认知行为取向、后现代取向等；最后是具体干预主题的相关理论，如亲密关系团体的爱情三角形理论、生涯规划团体的生涯发展理论或特质因素理论等。图 2-5 所示的团体辅导与咨询的理论取向参考柯瑞（Corey G，2014）的观点概括形成。举例说明，如果团体辅导的目标是提升团体成员的职业生涯适应能力，方案设计的理论依据除了团体动力学，还可能包含个人中心治疗和特质因素理论。

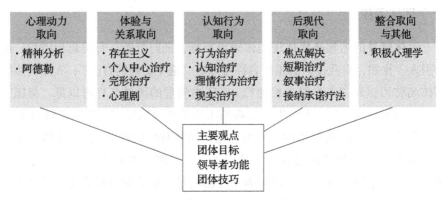

图 2-5　团体辅导与咨询的理论取向

（四）团体成员

团体成员的确定很重要，按照年龄分为儿童、青少年、大学生、成年人、老年人；按照性别分为男性、女性或混合团体；按照身份分为学生、职场人士、离退休人员、家庭主妇等；按照职业分为医护人员、教师、警察、企业员工、社区居民、军人等；按照问题类型来分，种类就更多了。团体成员一定要和团体目标契合，比如提升自信团体，如果所有学生都渴望进一步提升自信，就不用特别筛选成员。如果想帮助那些自信程度较低，希望经由训练提升自信的人，就要去招募和筛选成员。通过广告招募的成员需要进行甄选，甄选的方式可以是访谈、问卷、推荐等。重点看他对团体有什么期望，他的期望和团体的目标是否契合，是否愿意保证全程参加团体，能否做到保密，以及他的自我状态和人际沟通能力是否适合参加团体，将适合的团体成员挑选入组。同时，要有排除的标准。辅导性团体最好不选择充满敌意、极端批评、自我强度较低的成员，反社会、有攻击性、有自杀倾向的人也不太适合。

如果是在各级各类学校里，利用大、中、小学的班会课实施的班级团体辅导就不需要刻意招募和挑选成员，全班同学都参加。团体领导者也可以根据班主任或者任课教师推荐，某些同学可能在某方面有困扰，比如常常感到考试焦虑，平时成绩很好，一考试就考不好，这时可以组织考试焦虑的情绪管理小组。班主任或者任课教师推荐的人是否合适，一般还要通过面谈确定。

团体成员的确定还要考虑团体规模，多少人参加为宜。辅导性的团体成员人数可多可少，建议不少于5人，最少不少于3人，大部分情况是6~12人。但是，在班级辅导或者比较大的团体情境中，有几十个团体成员是很常见的。几十个成员的团体，会在大团体暖身以后，分成6~8人的小团体来交流。分享、交流确实需要一个安全的、有交流功能的团体。如果团体太大，你看不清我、我听不见你说话，就容易分神，形成亚团体，资源信息多样化的作用受限。因此，团体辅导在40人以内为宜。

（五）团体性质

团体辅导的性质涉及团体是结构式还是半结构式，是封闭的还是开放的，是同质性的还是异质性的。关于团体的结构化在第一章中已做介绍，在团体辅导设计时结构式团体比较常见，但也有半结构式团体，结构化程度开始比较高，后期较低。封闭团体就是进来的成员和离开的成员是一拨人，在这个过程中没有成员流出，也没有成员进入。封闭式团体的好处就是安全感很强，关系越来越紧密，关系不断深化，彼此信任后团体成员愿意敞开心扉。开放式团体就是随时可能有成员进入团体，也可能有成员离开团体，人员流动会带来新的议题和挑战，也会让关系处在不断重建的过程中。关于异质团体和同质团体，成员相似性越少就越异质，相似性越多就越同质。比如大学生团体，同质性高，年龄、经验、背景都相似。相似性多、共同话题多，就容易产生共鸣、拉近距离、建立关系。如果异质性高，那么团体开始可能比较艰难，但是一旦团体成员建立好关系，不同成员会带来不同的、更开阔的视野，可以互相学习。

大学新生适应的团体辅导，在确定团体成员时会有两种可能。入学后的适应，每个新生都有需求，团体领导者设计的团体成员是所有新生，讨论他们进入大学后产生的困扰和问题，以及进入大学后的新想法、新打算。可以以班级为单位来讨论新生活、新起点、新方向，也可以选择新生中适应不良的学生，他们可能不能控制地想家，注意力无法集中，产生学习困难，他们不是病人，而是无法适应一个新环境。可见，在同样性质的团体辅导中，团体成员的情况也可能不一样，还要看团体辅导的目标是什么。

(六) 团体领导者及其训练背景

团体领导者的配备及其训练背景也会影响团体效果，在设计团体方案时需要考虑团体领导者是一个人还是两个人，有没有观察员，有没有协同领导，团体领导者是社会工作背景、心理咨询背景，还是精神医学背景，是否经过团体专业训练，以往带领过哪类团体，是新手还是资深团体工作者。如果是新手，有没有督导的指导；如果是两个团体领导者带领，两人的配合怎样。是同等重要的、平等的，还是有主有次的、带有助手的。在一般情况下，团体领导者需要经过专业的培训，团体辅导如果是小团体，由一个人带领为宜，如果是大团体，要考虑团体成员情况，最好带几位助手进入每个小团体中，引导团体成员，这样团体效果更佳。例如，灾后危机减压团体辅导，如果在班级进行，需要每个小团体都由专业人员按照规范带领。

（七）时间、次数

需要确定团体是单次还是多次，每次时间多长。常见的团体设置如表 2-1 所示。

表 2-1　团体类型与时间

类　型	时　间	特　点
单次团体工作坊	3 小时，或 1~2 天连续团体	有明确的主题，结构式
短程团体辅导	4~8 次，每次 60~90 分钟	有特定的主题，结构式
中程团体辅导	8~15 次，每次 60~90 分钟	有主题，结构式或半结构
长程团体辅导	16 次以上，每次 60~90 分钟	以个人成长为主

团体工作坊也称单次团体（one-session group），经常是一次性的，可以在班级或者大、中、小学社团中开展。学校中团体工作坊的常见主题有时间管理、生涯选择、学习风格、价值观澄清、考试焦虑、如何度过学业观察期、毕业准备、学校生活指导、应对节日抑郁、创造良好关系、应对变化、自尊、压力管理和放松等。时间由团体成员的年龄和特点确定，一般来讲，小学生 45~60 分钟，初中生 60~90 分钟，高中生 90~120 分钟，大学生和成年人 120~180 分钟，相当于半天。年龄越小，注意力集中时间越短。实践证明，无论是在学校心理健康教育还是在企业 EAP 员工援助计划中，单次团体都很受欢迎，效果也得到证明。EAP 的员工援助计划是指组织买单、员工及其家属受益的、以心理健康服务为核心的综合员工福利计划。单位掏钱，员工及其家属（孩子、妻子、父母）都可以接受服务。企业不可能让员工花很多时间参加团体辅导，一方面成本高，另一方面耽误工作时间。

设计团体时，要考虑单次团体和多次团体。一般而言，团体次数越多，团体成员在团体中的开放程度就越深，团体也走得越深。从成员互动来讲，单次团体主要围绕主题本身，更多在认知层面工作，而不是个人卷入很深的探讨。单次团体也要考虑团体的阶段，包括开始阶段、工作阶段和结束阶段。如果是多次团体，以 8~16 次的团体为例，一般来讲，在初创阶段 1~2 次，过渡阶段 2~3 次，工作阶段 3~7 次，结束阶段 7~8 次。这只是一个参考，有的团体很快就进入，有的团体到了第5次还没有建立好安全感，都有可能。设计团体要从逻辑上说得清楚，前后呼应，有衔接，有递进。

（八）进行地点

　　团体辅导场地的物理环境布置很重要。在这次疫情中建立的方舱医院病房适用于轻症新冠肺炎确诊患者，到处都是白色和灰色，很快医护人员、精神科医生、社会工作者、心理治疗师就开始用色彩和图画来布置环境，让环境更温暖、温馨、安静，封闭，不被打扰。

　　座位的安排也很重要，团体是个神奇的圆圈，成员要围圈而坐。团体辅导不适合在室外进行，需要不被打扰，成员能集中精力，全身心投入，专注地聆听，真诚的分享。室外环境虽然美，但是会过多吸引成员的注意力。当注意力不在当下，成员东看看、西看看，看看天、看看草、看看鸟、看看行人，怎么能够投入团体中?

（九）效果评估

　　团体辅导效果怎样评估，用什么工具评估，这些也是团体方案设计需要考虑的。效果评估一是看团体辅导目标达成的程度，二是看是否有不妥、需要修改的地方，三是看团体领导者的工作状况。一般而言，在团体辅导结束时评估内容包括：团体辅导目的是否达到，团体成员的反应是否良好，团体工作方法是否正确，团体合作是否充分，团体方案有无可改善之处。团体效果评估可以根据团体辅导目标自编问卷，也可以选择标准化的心理测量工具，还可以搜集团体成员的主观报告或访谈记录，或者通过录像进行成员行为分析。比如，提升成员自尊的团体辅导，可以选用自尊量表进行团体辅导前后测，看看经过团体辅导有无变化，效果是否显著，还可以追踪辅导效果持续的时间。除了上述主要方法外，还可以通过团体成员的日记、自我报告、团体领导者的工作日志、观察记录、录像、录音等方法来评估团体的发展和辅导的效果。效果评估的主体可以是团体领导者，也可以是团体成员，还可以是观察者、相关者（如家长、老师）。最常用的是对团体成员的评估，毕竟团体辅导的根本目的是促进团体成员经由成长而发生积极改变。团体成员在团体辅导结束后的自我评估表范例见表2-2。

表 2-2　团体成员自我评估表

1. 团体辅导经验对你的个人生活有哪些影响
2. 团体辅导给你留下最深刻的印象是什么
3. 有什么特别的原因使你对自己的生活、个人态度及人际关系更为了解
4. 你生活中的哪些改变是来自团体辅导经验的
5. 当你想在现实生活中完成你在团体内所做的决定时，你会遇到什么问题
6. 团体辅导经验对你是否有负面影响
7. 你参加这个团体辅导对你生活周围的人是否造成影响
8. 如果你没有参加这个团体辅导，你的生活与现在的生活会有什么区别
9. 你喜欢团体辅导的哪些地方？你不喜欢团体辅导的哪些地方
10. 你对团体领导者带领团体辅导的方法有什么意见
11. 如果要你用一两句话来说明团体辅导对你的意义，你将如何回答

团体辅导设计要不要考虑预算经费？在疫情期间，网上的团体辅导很多都是志愿者免费提供的，但是等到疫情结束，生活秩序回归正常，灾难援助的经费支持减少，这时还是要考虑带领团体的成本。对于需要花费的经费，需要预算，除了人力成本，还有场地费和道具费（如海报纸、彩色水笔、油画棒等）。

三、团体方案设计的步骤

团体方案设计是从成立方案设计小组开始的。首先，相关人员各自分享自己在心理健康教育工作中常见的服务对象的困扰和问题，多名成员共同提到的问题具有一定的普遍性，团体辅导特别适合处理成员相似的困扰和共同的问题。接着，设计小组在充分讨论后确定设计主题，如生涯适应、情绪管理、压力调适等。然后，设计小组讨论什么样的人参加团体，也就是确定合适的团体成员。比如，生涯适应的团体成员可以是所有的大三、大四学生（面临毕业的选择，每个学生都有这种需要）。团体成员不同，团体辅导的目标和进行方式也会不同。确定了团体成员和团体目标后，设计小组要讨论成员的需要和问题，以及产生这些问题的原因或影响因素。找到问题的影响因素也就知道了辅导干预的靶目标。比如新生入学，要尽快适应大学环境，投入新生活，对他们进行团体辅导，必须了解新生入学面临哪些挑战：第一，人生地不熟容易孤单，需要尽快认识新同学，建立新的支持系统；第二，对大学生活过于理想化会带来失落感，需要协助新生接纳理想和现实的差距；第三，不习惯自主安排学习计划主动学习，需要协助他们了解大学学习与

中学学习的不同；第四，实现了高考目标有松口气、歇歇脚的想法，需要协助他们从入学起探索生涯目标，规划好大学生活，让学习生活有方向、有内容、有行动。团体辅导设计步骤见图 2-6。

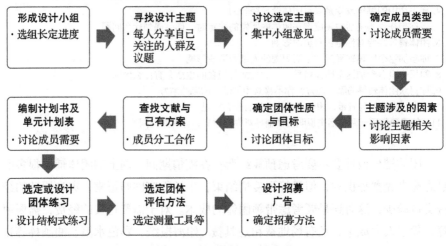

图 2-6　团体辅导设计步骤

之后是确定团体辅导的目标、性质、次数，编制团体辅导总计划表和分单元计划表（见表 2-3、表 2-4），这个过程需要设计小组成员分工合作，查找相关文献，找到合适的理论依据，以及借鉴前人经验。分单元计划表如果没有可以现场参考的练习，就需要自己设计结构式练习。最后，选定团体效果评估的方法和工具，设计招募广告。

表 2-3　团体辅导总计划表

次数	单元名称	单元目标	单元活动	所需时间	所需道具
一					
二					
三					
四					
五					
六					
七					
八					

团体辅导总计划表可以记录多个单元的团体辅导，记录每个单元的名称、目的，达成目的所选用的练习，需要花多少时间，需要准备什么道具和材料。单元之间要体现出内在的逻辑联系，以及层层深入、逐步推进的过程。团体初创阶段、开始阶段会有热身活动，让成员尽快相识和熟悉，能够彼此互动，为团体做准备。接着是工作阶段，最后是结束阶段。

但只有团体辅导总计划表还是无法操作，比较笼统，需要进一步设计分单元计划表。每单元的目标是什么，达成目标的活动是什么，每个练习需要多长时间，每个练习需要准备哪些材料或道具？在设计团体辅导分单元计划时，需要了解每次团体辅导的设计框架，包括热身练习、主题练习、结束练习。

表 2-4 团体辅导分单元计划表

单元名称		次数		人数	
		时间		地点	
单元目标					
所需器材					
练习名称	练习流程	目标		时间	器材
实施情况与注意事项					

（一）热身练习

目的是为团体开场打破僵局，促使成员进入团体，增加团体凝聚力，增进成员彼此互动，为主题练习做准备。为什么要热身？热身不是团体成员高高兴兴地一起做几个小活动，而是为了开启团体。热身练习无论是语言的还是非语言的，都有三个非常重要的功能：第一，帮助团体成员放下担心和焦虑。团体开始时，成员不知道要干什么，会紧张、焦虑，做一些小活动放松，可以帮助他们放下担心和焦虑，融入团体，温暖团体气氛，增加彼此之间的交流，这样整个团体的氛围就会很温暖。第二，把团体成员的注意力拉回到当下，拉到团体中。团体成员人坐在团体中，脑子不一定在团体中，可能在想别的事，也可能还在担心：一会我要不要去跟别人说我自己的事啊，周围的人值不值得我信赖？团体是需要全身心投入的，通过一些活动把团体成员的注意力拉回到当下，后面的工作就容易一些。第三，增进团体成员互相了解。比如热身练习"大风吹"（"刮大风"）。团体领导者会说"大风刮过来了，刮到了XXX（一个特征）"，比如"戴帽子的"，所有戴帽子的人都要起来换位子。团体领导者可以由表及里、由浅入深，从外在特征到内在特征，开始说的是戴帽子的、戴眼镜的、穿裙子的，这些是看得见、摸得着的特征，一目了然，不需要浪费很多认知资源。然后可以稍微深入一点，拥有心理咨询师证的、学理工科专业的、30岁以上的、有孩子的等。这样的活动温暖了团体，帮助团体成员放松了身心，强化了注意，还能增进相互了解。

（二）主题练习

主题练习是团体的核心练习，是达成团体辅导目标的关键。根据团体方案设计，在这个阶段要围绕团体主题选择恰当的练习，强化主题学习，经由团体来达成辅导目标。

（三）结束练习

结束前5～10分钟，团体领导者对该次团体辅导进行总结，让成员分享心得与巩固所学，预告下次的团体辅导主题，指定家庭作业让成员实践所学。结束练习主要是总结大家的收获、感悟、启发。如果还有下次团体辅导，就要预告下次的主题。如果有家庭作业，也在这个时候布置。如果是单次团体辅导结束，需要让成员分享参加团体辅导的心得，哪怕一句话、一个词，团体领导者也要做一个总结，鼓励大家把在团体中学到的东西带到生活中。团体进行的模式见图2-7。

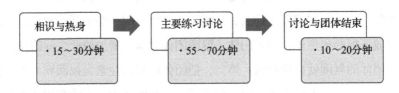

图 2-7　团体进行的模式（以 1.5～2 小时／次为例）

第三节　团体辅导中结构式练习的应用

结构式练习也称团体练习、团体活动、团体习作，是针对团体成员的需要、个人行为、建设性反馈、过程作用、心理整合而设计出来的演练性活动，是一种经验性的感受体验，体验后分享和交流。结构式练习的意义在于经由练习引发成员的感受、体验、想法、心得、启发，通过团体成员之间的分享、交流、讨论、反馈来帮助成员，从而达成团体辅导的目标。下面介绍结构式练习的功能、形式和设计。

一、结构式练习的功能

团体治疗大师欧文·亚隆博士（Yalom，1985）和心理咨询教育专家虽然主要带领的都是非结构式团体，但他们都对结构式练习在团体工作中的应用给予了积极的评价，肯定了结构式练习的三大价值功能。第一，活跃团体气氛，减少成员参与团体的焦虑，尤其是对短程团体，以及在团体初期；第二，增进成员的自我觉察，经由练习进行反思和觉悟；第三，有助于团体领导者的干预，如通过练习可以聚焦话题。

杰克伯等人（Jacobs，Harvill，Masson，1988）所著的《团体心理咨询的策略》一书谈到在团体中运用练习可以达到以下目的：

（1）促进团体讨论和成员参与。

（2）使团体聚焦，注意力集中。

（3）使团体的焦点改变、转移。

（4）提供一个经验性学习的机会。

（5）为团体成员提供有用的资料。

（6）增加团体的舒适度。

（7）为团体成员提供乐趣和轻松。

团体领导者了解结构式练习的功能很重要。运用练习是为了协助达成团体目标，因此，什么时候用练习，用哪类练习，需要慎重选择。做练习必须符合团体目标，不能为了练习而练习，会带领结构式练习（比如滚雪球、同舟共济、信任之旅、信任跌倒等）不等于会带领团体。结构式练习只是一种团体的催化剂，是团体辅导的一种手段，不是目的。只会带领练习而不懂团体辅导是危险且不负责任的，误用练习会给成员带来伤害，可能违反专业伦理。因此，在使用团体练习前必须了解团体的理论与知识，了解团体的动力如何形成、如何影响人，学习和改变如何在团体中发生，团体氛围、成员关系如何维系，团体沟通如何形成与运作，团体的历程如何发展等。

在学习团体辅导的人中有一种误解：带领团体等于带领练习或做活动，活动做完了，就觉得团体做完了。团体辅导的目的是什么，练习的理论依据是什么，练习是怎么设计、怎样操作的，练习在什么情况下对什么人使用，可以达到什么目的？如果回答不出这些问题，仅仅会做练习，是不负责任的表现，也是违反专业伦理的。一定要根据团体目标选择练习，团体的重点不是做练习，而是练习引发的思考、探讨，那才是重中之重。总之，结构式练习有特别的目的，一定要与目标契合。有了这些基础，再使用恰当的练习，才能够真正把练习的功能发挥出来。

我在现实生活中观察到，在做督导、到基层调研时也发现，很多学校心理老师、社会上带领团体的人很热情，他们确实很喜欢团体，也愿意带领团体，但都是自己学会或掌握了几个练习，就开始带领活动。如果我去问他：你带领这个活动的目的是什么，有没有事先设计？他们都说不清楚。

团体辅导最终成了什么样子？大家觉得团体辅导就是做活动，一个活动接着一个活动。也许这个活动让人真的很开心，但是达到了真正目的吗，这个活动的目的到底是什么？我们要特别强调，准备阶段的工作非常重要。

二、结构式练习的形式

结构式练习有很多种形式，从活动性可以分为静态讨论和动态练习；从练习的目的可以分为自我探索和人际互动；从练习的形式可以分为语言和非语言，非语言类的练习有音乐表达、绘画表达、戏剧表达等，语言类的练习有纸笔练习、角色扮演、拍卖练习、行为训练等。表 2-5 展示了一些常用的练习名称和练习形式。

团体领导者最好对各种练习都有一些初步的了解，也有很多亲身体验，掌握一些常用练习。对于团体领导者而言，结构式练习就像是工具箱里的工具，工具越多，带领团体时选择就越多，越容易找到合适的练习。就像木匠的工具箱里常有锤子、锯、刨、钉子等，经验越丰富的木匠工具箱里的工具越多，分类越细。而且，每位有经验的木匠都知道，什么样工作需要什么工具，也知道如何使用这些工具，以及什么时候使用它们。认真的木匠会保持工具锋利，维持其良好状态，并与时俱进。团体领导者需要不断充实自己的工具箱，以开放的心态接触和了解不同类型的练习，在团体方案设计和团体带领过程中选择最合适的练习。

表2-5　结构式练习的多种形式

音乐表达（如感恩的心）
绘画表达（如图画接力赛）
纸笔练习（如我的五样）
角色扮演（如信任之旅）
拍卖练习（如人生价值拍卖）
行为训练（如放松练习）
幻游技术（如生涯幻游）
媒体运用（如影视作品）
绘画表达（如自画像）
戏剧表达（如心理剧）
动作分析（如舞动治疗）

怎样才能不断丰富自己的工具箱，装进更多练习呢？我的建议有三：第一，通过模仿，应用自己学习和体验过的练习；第二，通过改造，将自己学习和掌握的练习加以修改；第三，通过创造，生成新的独特练习。建议团体领导者应用自己熟悉的练习。

三、结构式练习的设计

结构式练习是要有设计的，包括练习的名称是什么，练习的目的是什么，它适合在什么情况下使用，练习的内容和操作过程是什么，需要什么样的材料，需要花多少时间，适用团体的哪个阶段。例如，团体初期相识及互动的练习（如滚雪球）、增进团体信任感的练习（如信任跌倒）、增强团体凝聚力的练习（如头脑风暴）、促进成员自我探索的练习（如自画像）、促进人际互动的练习（如突围闯关）、评估团体发展过程的练习（如此刻的感受）、团体后期的结束练习（如真情告白）。由此可见，设计结构式练习有许多需要考虑的因素。徐西森从团体成员的年龄、性别、学历、性格特点和成员的相似或相异的角度提出几点设计参考，见表 2-6：

表 2-6 设计结构式练习需要考虑的因素

年龄层次	低龄适合动态活动	高龄适合静态讨论
性别分布	同性别适合肢体活动	两性适合分享
同质异质	同质适合情感性、支持性活动	异性适合多元化活动
性格特点	内向适合催化性活动	外向适合多元化活动
学历层次	低层次适合技能性、训练性活动	高层次适合认知性、学习性活动

表 2-7 是常用的结构式练习设计表，其中的项目都是设计者需要考虑和充分了解的。

表 2-7 结构式练习设计表

活动名称		活动方式 参加人数 所需时间	
活动目标			
活动内容与操作过程			适用阶段
所需材料			

我带领团体辅导时，在团体初期我喜欢使用练习"相似圈"（见表 2-8），这是一种行动式练习，目的是找相似，成员找到与自己相似的成员就会产生共鸣，不孤单。在团体初期成员围成圈，一般 8～12 人。该练习的目的：第一，经由练习增进团体成员互动与相互了解，拉近彼此的心理距离；第二，通过体验练习看到成员的一致性、相似性，降低焦虑，找到共鸣，为开启分享奠定基础。操作过程是团体成员围成圈，通过手心手背随机决定第一个开始的人，顺序为顺时针。第一个人开始提问，"我很想知道在这个团体里有谁和我一样，具有×××特点。"之后有相似特点的人同时往圈内跨一步，就知道哪些人相似。然后再退回来，顺时针第二个人提问，一共转两圈。如果有

8 个团体成员，两圈就可以提问 16 个问题，大家一下子熟络起来，不那么陌生了，还看到很多成员跟自己相似，自己没有那么特别。这个练习在团体初期非常好用。比如，第一个成员问，"我很想知道在这个团体里有谁跟我一样，是半路出家学习心理学的？"言毕，具有此特点的人同时往圈内跨一步，团体成员就会发现很多人往圈内跨步，这样就增进了彼此了解。同时这种共同性会拉近心理距离，"原来这么多人跟我一样，我还以为只有我半路出家，心里还忐忑不安呢！"这么多成员都是半路出家学习心理学的，是什么让他们有这样的经历？好奇心会让团体成员希望在后面的团体过程中互相深入交流和了解。

表 2-8　相似圈练习设计举例

活动 名称	相似圈	活动方式：演练与分享 参加人数：8～12 人 所需时间：10 分钟
活动 目标	1. 增进团体成员互动与相互了解，拉近心理距离 2. 体验团体成员的一致感并为开启分享奠定基础	
活动内容 与 操作过程	1. 成员围圈，每人之间相隔一人的距离 2. 全体手心手背随机确定第一个开始的人，此后顺时针 3. 第一人问：我很想知道在这个团体里有谁和我一样，具有×××特点（如喜欢运动），言毕，有相似特点的人同时往圈内跨一步 4. 接着，顺时针第二位提问找相似，一共转两至三圈 5. 领导者邀请成员分享在活动中的感受和发现	
其他	适用阶段：适合团体初期 所需材料：无 理论依据：社会心理学中人际吸引规律中的相似性吸引	

再进一步，团体领导者还要知道这个练习设计的理论依据——社会心理学人际吸引规律中的相似性吸引。在陌生、不熟悉的人中找到相似，容易增强彼此的接纳，可以让人更快建立情感上的联结。任何结构式练习都要不仅知其然，更要知其所以然，这样才能用好练习，达成团体辅导的目标。

第四节　团体辅导设计实例与解析

下面给大家举两个团体辅导方案设计的实例，自我探索团体辅导和危机压力管理团体辅导。这两个方案都是单次的团体辅导，可以独立实施，也可以成为某个多次团体辅导方案中的一节。

一、《发现独特的我》自我探索班级团体辅导

（1）团体名称：发现独特的我——大学生自我探索、增强自信团体辅导。

（2）团体目标：协助学生了解自己、引导学生看到自己和他人的独特之处，学习接纳自己和接纳不同的人，增强自信，为发展出自己独特的人生奠定基础。

（3）理论依据：自我认知理论、积极心理学性格优势。

（4）团体对象：愿意探索自己，愿意了解他人的大二学生 20～30 人（其他年级学生也可以，或者全班同学参加）。

（5）工作时间：3 小时。

（6）工作地点：大学团体辅导室，或可以挪动桌椅的小教室。

（7）团体领导者：有团体辅导训练的心理健康教师或辅导员。

（8）效果评估：自尊量表、自我肯定量表或团体评估问卷。

（9）团体辅导计划表：表 2-9。

表 2-9　团体辅导计划表（樊富珉，2010）

阶段	练习名称	辅导目标	团体练习	时间	材料
开始	热身活动	活跃团体气氛 增加熟悉程度 形成工作小团体	手动操 生日圈 优点糖葫芦串 选组长、定组规	30～40 分钟	白纸 水彩笔
工作	与众不同	观察每一粒橡树籽的独特性，从而接纳人的独特性	我的橡树籽	20 分钟	每人一粒橡树籽
休息				15 分钟	
工作	独特的我	了解自己的优点与局限	独特的我	45 分钟	每人一张练习纸
工作	天生我才	找到最欣赏自己的具体特征	天生我才	45 分钟	每人一张练习纸
结束	优点热坐	彼此给予积极反馈，总结团体收获	我欣赏你 一人一句总结 牵手道别	15 分钟	无

该方案虽然是单次团体，但从实施的效果看还是比较理想的。团体辅导目标既有团体走向引领的功能，也有效果评估的功能。本辅导方案的目标：第一，了解自己。通过团体成员的自我探索，听到别人的分享，以及别人的反馈，以他人为镜，团体成员可以对自己有新的了解。第二，学会接纳。接纳自己、接纳他人，接纳每个人的独特、也接纳每个人的局限，接纳自己是自我肯定的前提，接纳别人可以优化人际关系。第三，提升自信。当我们能够更了解自己、接纳自己时，也就更懂得接纳和宽容别人，可以提升自信。自信的提升可以让我们每个人活出自己，保持自己的独特，不需要凡事都与他人比，不需要活在他人的期待中。自信和自我探索特别重要，无论是在亲密关系中，还是在职业生涯发展、工作选择中，前提都是"你是谁，你到底对自己了解多少"。

该团体辅导方案最初是为大学二年级学生设计的，大学二年级是人自我分化的时期，也是心理健康水平比较低的时期，急需探索自己，建立积极自我形象。团体辅导时间为 3 小时，可以利用班级活动时间，也可以利用周末休息时间实施。地点在学校的团体辅导室或者开放的教室，最好有扶手椅，不需要桌子。团体领导者是要接受过团体训练的心理健康教师，评估使用自尊量表或者团体评估效果量表，参考资料是自我认知相关的文献。

每一个团体辅导方案，哪怕是一次性的，都要体现出团体辅导的发展过程，包括开始阶段、工作阶段和结束阶段。在开始阶段，热身活动的目标是活跃团体气氛，增强成员的相识或熟悉程度，形成可以工作的小团体，建立团体工作规范。自我探索团体辅导成员一般为 20～30 人，也可以一个班的学生一起参加。如果成员不相识，需要先进行相识练习。如果成员相识，就可以进行一些活动，比如手动操、生日圈、优点糖葫芦串，然后起组名、定组规、签组约，大概持续 30 分钟。在开始阶段花费大概 30 分钟，对 3 小时团体辅导是合适的，目的是让成员轻松进入团体，通过"生日圈"等互动练习，进一步增强相互了解，用"优点糖葫芦串"让每个成员在强化其他成员优点的同时，增进相互了解。

开始时，团体成员围成一个大圆圈，团体领导者说明本次团体辅导的目的和要求，用"手动操"活跃气氛，一边动手指一边用语言强化团体成员对目标的知晓，如"进团体嘿，来交流嘿，自我探索促成长嘿"，先从左右手的食指开始，接着左右手掌，最后伸出左右手臂，团体成员一起做。团体成员会在团体领导者的示范下，集中注意力，投入团体，也温暖了团体氛围。接着，"生日圈"要求全体起立，每个人不能说话，用非语言的手势或姿态表达，按照每个人的生日顺序，在互动中围成大圈，随后可以按1～3月一组，4～6月一组，7～9月一组，10～12月一组，根据人数分成6～8人的小组若干。

在每个小组里面用"优点糖葫芦串"练习强化成员之间的了解和联结，成员先用手心手背的方式随机确定第一个开始讲的人，然后顺时针转，每个人介绍自己最欣赏自己的三个优点，而且每个人都要从第一个人的优点说起，就像串糖葫芦，越串越多。比如，第一个人说"大家好，我是自信的、乐观的、孝顺的王大明"，第二个人要说"大家好，我是自信的、乐观的、孝顺的王大明旁边的安静的、善良的、谦虚的张小平"，以此类推，一直到最后一个小组成员把所有成员的名字和优点全部说出来。有成员担心说不出来，或者记不住这么多信息，团体领导者要提前告诉大家规则"不能用纸笔等任何工具记录，但可以善用小组资源"。这是一个增加团体凝聚力的练习，练习完成后，可以邀请每组最后一名成员站起来向大团体介绍小组成员。即使是同班同学，也未必知道别人会怎样描述自己的优点。这个练习还可能因为相似的优点而增强成员之间的接纳和共鸣，也可以增加彼此的欣赏。

然后，小组要选组长、起组名、定组规。组长的任务是：第一，让小组自始至终充满关爱、安全、温暖、支持的氛围；第二，让每个成员都有机会分享和交流；第三，掌控好时间；第四，代表小组与其他小组交流。组长选定后，要带领成员给小组起组名，并制定小组的行为规范。起组名的目的是促进小组成员的互动，让成员了解到小组是属于每个成员的，充分讨论小组的特点后达成共识，组名体现了小组的特点和价值。比如，来自各个省市的成员起组名"五湖四海"，渴望美好生活的成员起组名"幸福一家人"等。组规是成员参与团体需要遵守的行为规范，比如尊重、守时、不批评、不指责、真诚、积极聆听、保守秘密等，3～5条即可，成员自己制定的更容易遵守。形成了有组长、有组名、有组规的团队，就可以进入工作阶段，对主题进行探索。

在团体辅导的工作阶段，我设计了3个结构式练习。第1个练习叫"我的橡树籽"。每个成员拿到一粒橡树籽，用心观察，2分钟后全组（6～8人）的橡树籽放在一起，每个成员各自重新从一堆橡树籽里找到自己的橡树籽。如果观察得仔细，你就可能找到那个属于你的特别的橡树籽；如果没有认真观察，你可能就找不到。通过这个练习可以看到，每粒橡树籽其实都是独一无二的。如果用心去观察、去了解，没有两粒是一模一样的。橡树籽尚且这样，那人呢? 人比橡树籽复杂，每个人都是独一无二的。你不喜欢某个人，看不到他的优点，是因为你没有走近他，每个人都有值得欣赏的优点，观察橡树籽这个练习可以让成员分享很多思考和感悟。第 2 个练习是"独特的我"。从看橡树籽、找橡树籽这个练习引申到每一个人的独特，"作为一个独特的人，我有什么样的特点?""独特的我"是一个纸笔练习 (writing exercises)。先要书写，写写自己的长处是什么，局限性是什么，再一次看清了长处和局限，现在感觉怎样。练习纸见表 2-10。写出来后，每个成员在小组内交流，说说自己的，也听听别人的，就会有新的感悟和发现。人无完人，正是这些特点让我们每个人如此不同而独特。接纳了自己的不完美，也就更容易接纳别人的限制。

表 2-10　独特的我

我的优点	我的限制
再一次看清自己的优点和限制后，我	

在工作阶段的第 3 个练习是"天生我才"。自信来自对自己的欣赏，这个练习要求成员先写出最欣赏自己的是什么 (见表 2-11)，然后在小组里大声说出对自己的欣赏。包括我最欣赏自己的外表、最欣赏自己的性格、最欣赏自己对家人的态度、最欣赏自己的一次成功经验等，共 7 个方面。

表 2-11　天生我才

我最欣赏自己的外表是 _____
我最欣赏自己的性格是 _____
我最欣赏自己对家人的态度是 _____
我最欣赏自己对朋友的态度是 _____
我最欣赏自己对学习的态度是 _____
我最欣赏自己做事的态度是 _____
我最欣赏自己的一次成功经验是 _____

先让每个成员自己填写，然后在组内分享。完成"天生我才"练习后，每个人都很开心，原来自己这么好，自己平时很少去想自己有那么多值得欣赏的地方，还给大家一个欣赏自己的机会，彼此欣赏。由于单次团体辅导时间短，结束时一定要在正向的经验上停留，这样成员就可以带着力量和希望离开团体。

结束阶段有 10～15 分钟时间。听过每个成员介绍自己的长处、短处、欣赏自己的地方，每个成员要给小组成员一句肯定的、欣赏的、赞美的话。比如，"贝贝，我最欣赏你从挫折中崛起时那股不放弃的坚韧。"每个人的赞美和欣赏都是直接从本人的故事里听到的，很具体、很及时。结束时，每个成员用一句话总结在团体辅导中的收获，带着自信和他人的欣赏离开团体。

在这个自我探索的团体辅导方案设计中，我使用了 10 多个结构式练习，但团体成员在辅导过程中不一定能够觉察。包括：手动操、生日圈、优点糖葫芦串、小组契约、拳拳之心握手、我的橡树籽、独特的我、天生我才、积极反馈、一人一句总结、牵手道别等。

二、《灾难与危机压力管理》团体工作坊

（1）团体名称：《灾难与危机压力管理》团体工作坊。

（2）团体目标：通过放松训练，平复紧张焦虑的状态；通过感受分享，了解危机中自己压力的来源；通过整理危机对自己带来的影响，学习面对；通过集思广益，探寻减轻危机压力的途径和方法。

（3）理论依据：危机心理干预理论、压力管理理论。

（4）团体对象：经历了危机事件的普通人群（非灾难幸存者）20 人。

（5）工作时间：3 小时。

（6）工作地点：团体辅导室，或可以挪动桌椅的教室。

（7）团体领导者：有危机干预训练的团体领导者。

（8）效果评估：行动式的评估、压力量表或团体评估问卷。

（9）团体计划表：表 2-12。

表 2-12 团体计划表（樊富珉，2008）

阶段	练习名称	辅导目标	团体练习	时间	材料
开始	热身活动	评估压力程度 增强熟悉程度 稳定情绪，提升安全感 形成工作小团体	呼吸放松 压力光谱测量 就近分组、选组长、 定组规 评估日常生活改变	45 分钟	白纸 水彩笔
工作	压力来源	接纳灾后反应并正常化	压力感受图	40 分钟	练习纸
工作	所失所得	梳理正反经验价值澄清	灾难给我带来什么	40 分钟	练习纸
工作	增强应对	找到更多压力应对方法	头脑风暴	40 分钟	练习纸
结束	逆风飞扬	从灾难中崛起	从头再来（手语操）	15 分钟	歌曲 音箱

这个团体辅导方案与灾难有关，属于"结构式、教育性、压力应对的团体"。2008 年 5 月 12 日汶川大地震，震区有很多伤亡，余震不断，电视新闻每天都在不间断地播报救灾实况和死亡、失踪人数，全国人民都很关心灾区。当时清华大学的学生虽然人在北京，没有现实的危险，但是面对这么重大的自然灾害，每个人都很牵挂灾区。那段时间，有的学生积极组织捐款，有的学生待在宿舍每天看电视，甚至不吃不喝，成天哭泣，生活被打乱，上课时萎靡不振。我问学生"你怎么看上去如此疲惫？""老师，我昨天一夜没睡。""那你在干什么？""我就在看电视，看到灾区的惨状我一直在哭。"因此，即使是看电视，也会让人生活改变，让人受伤。让学生不要去看不可能，我自己也天天看，想知道这个灾难到底有多大影响，心理学工作者可以做些什么。我当时想从帮助课堂上的这些学生入手，针对观看和了解地震灾难对生活产生明显影响的学生，设计一个结构式团体辅导，通过课堂把学生的注意力抓回来，营造一个安全的氛围让大家说出自己的担忧、压力、困扰，处理焦虑的情绪，找回掌控感。能够回归正常生活继续学习。团体目标有四个：第一，通过放松训练，平复紧张、焦虑的情绪；第二，通过感受分享，了解危机中自己真正的压力来源；第三，通过了解危机对自己带来的影响，学习怎样面对危机；第四，通过团体的集思广益、团体的智慧和力量来寻找减轻危机压力的方法，学习管控好生活中的压力。

课堂上有 20 多个研究生，课程时间是 3 个学时，即 9:50～12:15。我用的方法有活动、书写、团体讨论和分享。灾难与危机压力管理团体从评估压力开始。首先，我需要了解每一个学生的情况，有好几个学生眼睛肿肿的、精神疲惫，我请他们先做压力光谱测量。我请学生站起来，应用光谱测量的方法，询问地震发生后学生自己感觉到的压力有多大。请学生按照压力 1～10 分站在对应位置，体会分数压力给自己身心带来的影响。分数越高，压力越大；分数越低，压力越小。光谱测量是一种社会计量方法，是用行动的方式做评估，可以马上知道团体成员受影响的程度，很多人站在 8～10 分之间。在日常生活中做评估，压力是正态分布的，但在灾难时期，大家压力都特别大，全挤在 8～10 分之间。随后，请学生就近 7 人一组，分成 3 组，围圈坐下，开始放松情绪，做一些肌肉放松、呼吸调节放松。肌肉放松依次放松头、身体、手、腿、脚。等学生情绪稳定后，在小组中选组长、定组规。

请学生评估地震这个灾难事件给自己现在的生活带来的具体影响。我设计了一个对日常生活感觉的简单表格"危机后生活影响评估"（见表 2-13）。在压力状态下，尤其在灾难压力状态下，人的认知受阻，因此评估越简单、便捷越好，最好只写几个数字。可以评估睡眠状况、饮食状态、时间运用等，来反映一个人的整体健康状况。我记得有一个学生，他给自己的评估是 9 分，可见影响很大。他原来每天睡眠 8 小时，现在 4 小时；他以前每天吃 3 顿饭，现在没规律，饿了就塞点东西，也不去食堂吃饭，有时甚至连白天、黑夜都分不清楚，生活受影响很大；他原来每天只看 2 小时电视，现在看 8 小时，只要一回到宿舍就看电视，全部都是救灾的画面。虽然我们都非常关心灾区的救灾情况，但是悲惨画面、负面信息的过度摄入对人的消极影响很大，会使人出现替代性创伤；他原来每天学习 10 小时，是很努力的学生，现在每天只学习 2 小时，学习受影响非常大。类似地，请每个学生打完分后，在小组里讲，原来我的生活怎样，现在我的生活怎样，有哪些变化。很多人看到自己生活的失控，但也有不一样的情况，有人可以很好地把握自己。成员之间的经验分享，就是一个很好的互相学习的机会。

表 2-13　危机后生活影响评估

评估项目	原来状况（小时）	现在状况（小时）	影响程度（1-10 分）
睡眠状况	8		
饮食状况	3 顿		
看电视时间	1～2		
工作学习时间	10		

　　进入工作阶段，首先请团体成员梳理压力感受，设计压力感受图（见图2-8）。压力给你带来的感受是什么？压力应激反应可能产生很多感受，负面情绪有愤怒、伤心、难过、悲痛、担心、混乱、无助等，把这些写下来，把最强烈的感受写在大圈上，把没那么强烈的感受写在小圈里，并在小组内说一说。写下来就是整理和思考，说出来就是疏解和处理，听成员讲可以再次整理和思考。经过这样几个环节，成员慢慢地梳理自己的压力来源和影响大小，也知道了从哪里着手应对。"偷偷地哭"等反应是在灾难时期的正常反应，要接纳这些反应再去应对。

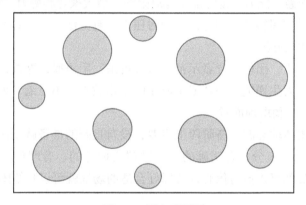

图2-8　压力感受图

　　接下来，我设计了"灾难给我带来的"有关所失所得的练习（见表2-14）。危机干预的一个重要议题是从灾难中学习和成长。地震灾难确实给人带来很大的丧失感和痛苦，但灾难都是有两面性的，逆境中有成长，危险中有转机，总会有得有失，我们有时常常陷入困境，看不到积极的方面。灾难中我失去了什么，为什么恐惧灾难？灾难确实会让我们失去很多，我们没有在一线、地震灾区，失去的可能不是生命，但可能是正常的生活秩序、学习效率、朋友。写下这些失去的，也知道这些失去的带来哪些反应。之后，灾害中我获得了什么？换一个视角，看积极的、有希望的东西，比如获得了同情心，锻炼了能力，因为一个一个宿舍地去募捐而锻炼了勇气，以前不会做这样的事情，或者获得了同学之间的理解等。小组分享后，再看一看对失去和获得有怎样的感觉。大部分人会说，有些失去的东西是我不能控制的，但对于我从中获得的东西，我可以努力让它保持下去。因此，一个结构式练习可以为我们提供一个更清晰的话题，来帮助我们聚焦讨论。

表2-14　灾难给我带来的

灾难中我所失去的	灾难中我所获得的
看清楚上面所列影响后，我觉得	

　　最后用头脑风暴这种集体讨论法，用团队的力量找到应对压力的方法。人的经验、智慧、能力、视野都是有局限的。当大家齐心协力、集思广益时，就能够在短时间里得到很多方法。面对压力，有方法、有信心就不会那么焦虑，就可以找到办法。

　　在结束阶段，团体领导者示范"从头再来"手语操，这是针对下岗工人创作的。面对人生逆境，团体成员能做的是不放弃、不退缩，大不了从头再来，要有信心，勇敢地面对。

　　总之，团体辅导的准备阶段很重要，没有良好的准备就无法达到团体预期的效果。准备充分，有明确的、经过精心设计的、有理论支持的团体方案，团体成员就可以更有信心，选择好合适的场地就可以开始团体辅导。

参考文献

[1]　白羽，樊富珉 . 团体辅导对网络依赖大学生的干预效果 [J]. 中国心理卫生杂志，2007，21（4）：247-250.

[2]　樊富珉 . 结构式团体辅导与咨询应用实例 [M]. 北京：高等教育出版社，2015.

[3]　樊富珉，何瑾 . 团体心理辅导 [M]. 上海：华东师范大学出版社，2010.

[4]　樊富珉，何瑾 . 团体心理咨询的理论、技术与设计 [M]. 北京：中央广播电视大学出版社，2014.

[5]　官锐园，樊富珉 . 综合心理辅导模式对大学生心理应对能力的影响 [J]. 中国心理卫生杂志，2004，18（4）：219-221.

[6]　何瑾，樊富珉 . 团体辅导提高贫困大学生心理健康水平的效果研究——基于积极心理学的理论 [J]. 中国临床心理学杂志，2010，18（3）：397-402.

[7]　邵瑾，樊富珉，鲁小华 . 团体咨询成员互相共情的影响因素——基于社会关系模型 [J]. 中国临床心理学杂志，2018，26（3）：610-614.

[8]　TROTZER J P. 咨询师与团体 [M]. 邵瑾，周子涵，冯瑜涵，等译 . 北京：机械工业出版社，2016.

第三章

团体辅导的带领过程

::: 樊富珉 :::

清华大学心理学系教授

中国科协全国临床与咨询心理学首席科学传播专家

中国心理学会危机干预工作委员会副主任委员

中国心理卫生协会团体心理辅导与治疗专业委员会荣誉主任委员

团体领导者在做好团体辅导的准备工作后，就要开始实际带领团体了。任何一个团体辅导与咨询都会经历启动、过渡、成熟、结束的发展过程。在整个团体过程中，每个阶段都是连续的、相互影响的，团体成员经由与团体领导者以及其他成员的互动产生积极改变，因此有人称团体辅导与咨询是神奇的圆圈，人一进入圆圈就会发生改变。一个能胜任的团体领导者必须对团体辅导的发展阶段及特征有清晰的了解，明确并完成不同阶段团体领导者的主要任务，还要掌握和灵活运用团体辅导的策略和方法，这样才能有效地引导团体向既定目标前进，而不至于出现混乱和焦虑，直到达成团体辅导目标。

第一节　团体辅导的不同阶段及团体领导者的职责与练习

团体辅导是心理教育团体，更多针对团体成员的共有议题设计结构式团体方案，工作层面更多在认知领域，经由一些练习和活动尽快建立团体成员的信任感和安全感，聚焦主题，引发反思和觉察。团体辅导会经历开始阶段、工作阶段和结束阶段，不同的阶段有不同的特点。一个团体领导者需要知道团体每个阶段的任务，现在团体走到哪一步，这一步和下一步的关联和衔接，做些什么可以使团体往更健康、更有建设性的方向发展。团体辅导发展阶段及工作重点如图 3-1 所示，本节将介绍团体辅导三个阶段的团体特征、团体领导者的职责，以及常用的练习。

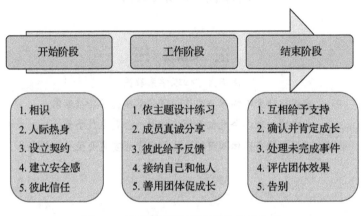

图 3-1　团体辅导发展阶段及工作重点

一、团体辅导开始阶段团体领导者的职责与练习

（一）开始阶段成员的感受

在团体开始阶段，成员彼此不认识、不熟悉，表面上看起来彬彬有礼、客客气气，但内心会局促不安、有很多担心，想认识其他团体成员，又担心被排斥或者无法被成员接受。有时甚至会出现沉默与尴尬，成员会产生忐忑和矛盾的心情，对团体既有怀疑，也有好奇和期待。成员对团体缺乏了解，做事说话会小心翼翼，比较依赖团体领导者，谈论的内容也比较表层和浅显，较少开放自己。在这个阶段，安全感与信任感的建立很重要。

（二）开始阶段团体领导者的职责及任务

团体开始阶段的团体领导者的职责如表 3-1 所示。

表 3-1　团体开始阶段团体领导者的职责

1	清晰地说明团体辅导目标
2	使成员尽快相识，建立安全感和信任感
3	订立团体契约，制定团体规范，重申保密的重要性
4	开放性地处理成员关心的问题和疑问
5	鼓励成员投入团体，积极促进成员互动

1. 团体领导者自我介绍及团体辅导目标介绍

团体领导者在团体开始阶段到底要做什么？团体领导者需要介绍自己，尤其在团体开始之前团体领导者与团体成员没有交流时。即使在入组前访谈中与成员有过交流，团体领导者在团体正式开始时也要介绍自己，并清楚地说明团体目标。

2. 成员彼此相识

成员彼此相识是建立安全感的基础。可以请成员逐个自我介绍，自我介绍的方法有很多种，比如滚雪球、连环自我介绍、表达性自我介绍等。可以两人一组自我介绍，再回到团体里，每人再介绍自己刚才认识的朋友。

3. 订立团体规范

订立契约（团体规范）非常重要。团体规范就是成员要在团体中共同遵守的一些行为的常模，也就是在团体中可以做什么、不可以做什么，参加到团体中可以怎样表达、怎样参与。最常见的五条团体规范是：第一要守时；第二要坦诚，要说自己的真心话；第三要投入，全身心地投入，不做和团体无关的事情；第四不批评、不指责，每个团体成员都独一无二，要尊重每个成员的个人特征，不用自己的价值判断去衡量他人；第五要保密，保密是指不在团体之外透露团体成员的个人信息，但可以分享自己在团体中的收获。团体领导者所做的努力就是促进安全感和信任感的建立，哪怕是单次团体也要制定团体规范，最好是团体领导者请成员来讨论制定，哪怕只是花费 3~5 分钟来讨论；如果时间充裕，可以花费 10 分钟来讨论团体规范，成员自己制定规范更可以约束其行为。

4. 促进成员互动

团体领导者尽量采取一些方法让成员互动起来，在互动过程中，成员之间的熟悉程度加深，彼此的联结建立起来，团体凝聚力就出现了。比如，给小组起名时组名要体现团体特色。"阳光小组"是因为每个成员都很阳光，心里充满了温暖；"五湖四海"是因为成员来自全国不同的地方。给小组起名的目的不是仅仅为了结果，而是经由这个过程，每个成员都能关心自己的小组，为小组出主意。通过积极地参与和互动，成员会发现这个团体是我的、是我们的，就会产生认同感。在互动的过程中，成员也能够学会聆听别人、学会合作。在这个过程中，每个成员都可以充分发表意见，这是一个非常好的联结、投入的过程，是一种凝聚力的建设。

5. 总结

最后团体领导者做一个总结来结束这次团体。团体领导者可以用观察、聆听等方式来理解团体成员。如果是持续的、多次的团体，这时可以预告第二次团体；如果是单次团体，可以邀请成员一句话总结收获。团体领导者在团体辅导第一次带领时，可以参考表3-2。

表 3-2　团体领导者在团体辅导第一次带领时的参考

青少年 / 成人团体辅导 第一次团体进行程序	团体领导者带领团体	时间分配 （分钟）
1. 团体领导者自我介绍并说明团体框架	团体领导者自我介绍可以结合团体主题、专业背景等。介绍团体框架让成员理解团体	10
2. 引导成员自我介绍、彼此认识	为增进成员之间的彼此熟悉和深入了解，可使用结构式练习和活动	30
3. 提出、讨论和订立团体规范	邀请成员共同对团体规范提出见解，对执行中可能出现的问题进行讨论，形成共识，自觉遵守	20
4. 邀请成员表达与讨论参加团体的动机与期待	团体领导者可以运用开放式询问、对话、具体化等技术，协助每个成员明确和澄清自己的个人目标	20
5. 初次团体经验分享与结束	运用观察、聆听、澄清等技法，回应和引导成员参与分享。简要总结，并预告第二次团体。若为单次团体，邀请成员一句话总结收获	10

（三）开始阶段的常用练习

　　良好的开始是成功的一半，团体的开始阶段非常重要。如果在开始阶段安全感、信任感没有建立，后面的团体过程可能会不顺利。如果前期工作做得好，团体氛围非常好，后面的过程就会顺畅很多。由于辅导性团体时间有限，又有明确的任务要完成，因此在开始阶段常用结构式的团体练习打破陌生感，让成员快速相识。当团体成员知道身边的人是谁、有怎样的背景时，就会比较容易开放自己。团体开始阶段常用练习举例如表 3-3 所示。

表 3-3　团体开始阶段常用练习举例

目　　的	练习名称
彼此相识	滚雪球、寻找我的另一半、表达性连环自我介绍、自制名片等
热身暖场	手动操、大风吹、相似圈、光谱测量等
建立规范	签署、小组讨论、海报纸呈现等
分成小组	报数分组、生日分组、工龄分组、抓阄分组、爱好分组等

　　"滚雪球"练习是为了彼此相识，是一种 1 变 2、2 变 4、4 变 8、8 变 16 的快速相识方法。"寻找我的另一半"练习，每个人进入团体时抓一个图形，这个图形有色彩、有形状，但需要和另外一个图形拼在一起组成完整的图形，拿另一半的人是随机的。团体成员在寻找的过程中，开始跟其他团体成员互动，找到并拼成一个完整的图形，如蝴蝶或小鸟，这时两个人就可以坐下来交流。还有一些其他练习，如表达性连环自我介绍、自制名片等，最好选择团体成员熟悉的、喜欢的、擅长的练习来使用。

　　热身暖场练习可以使用手动操、大风吹、相似圈、光谱测量等。在讨论和订立团体规范时，如果时间紧，团体领导者就可以提出团体规范，成员来认可和签署；如果有时间的话，可以让成员自由发言讨论。

　　分组是指在一个超过 10 人的团体中，如 20 人、30 人，甚至 40 人的大团体中进行团体辅导，这时一定要分成 6～8 人小组，方便交流和分享。假如 40 人坐一大圈，一头看不到另一头，也听不到彼此说话的声音，就会无法交流。分组的技术和方法也是团体领导者必须掌握的，可以用报数分组、生日分组、工龄分组、抓阄分组、爱好分组等，选择团体成员感兴趣且方便的方法，最简单的就是报数分组。团体领导者最好掌握多种分组方法，每一次使用不同的方法，可以让成员感到新鲜、有趣。

（四）热身练习的功能与类型

1. 热身练习的功能

热身练习到底要做什么，有什么意义？在团体辅导中，尤其在结构式团体中，热身练习对于快速建立关系有很重要的意义。

第一，放松身心、降低焦虑

团体成员刚刚进入团体时，不知道要做什么，也不知道如何参与，多少会产生焦虑和担心。一些热身练习可以让成员放松下来，更容易自在地投入。

第二，活跃气氛、温暖团体

团体成员刚刚进入团体时，成员之间没有情感交流。通过热身练习，团体氛围一下子就能变得温暖。比如"刮大风"练习，刮到了戴眼镜的人，那么有这个特征的人必须站起来换位置。在练习过程中，成员为了找到自己的位置而积极行动，整个团体就变得活跃，成员也开始彼此互动，互相了解。

第三，集中注意、存于当下

人在团体中，心不一定在团体中，注意力不一定在当下。要让团体有效果，就要把成员的注意力抓回来，每个成员把注意力放到任务中，就会人在此、心也在此。对于接下来的团体辅导活动，成员就能够集中精力参与。

第四，促进互动、凝聚人心

每个热身练习都有自己的功能。团体开始阶段的热身练习可以增强成员的联结感，让成员看到自己不是一个人，是跟成员有关联的，有一种团队的感觉，能够凝聚人心、促进合作。

第五，突出主题、增加了解

有些热身练习可以用来强化团体主题。比如，我在带领压力管理团体辅导时，喜欢在团体开始阶段做手动操，边动手指、手掌和手臂，边说："进团体嘿，来分享嘿，压力管理促健康嘿！"这样一下子就带出压力管理主题，以及促进健康的目的。如果做自信训练，可以用"自信训练促成长嘿"，团体领导者可以根据主题编词。主题被强化，成员就能知道团体的目的，还可以增加成员之间的了解。

2. 热身练习的类型

热身练习不一定都是动态活动，如大风吹、花样接龙、光谱测量等，也可以是静态讨论。动态活动比较有趣、生动鲜活，既适合儿童、青少年，也适合成年人；静态讨论比较适合成年人。比如，我带领的一个研究生团体辅导持续了 15 次，每次团体开始我都请成员讲一讲：对上次团体印象深刻的是什么，对这次团体有什么期待；也可以用"心情报告"练习，询问成员在一个星期中，有哪些愉快或不愉快的经历，是否愿意跟成员分享。热身方法要根据团体辅导主题、团体对象特征来选择。

二、团体辅导工作阶段团体领导者的职责与练习

工作阶段是团体辅导的关键时期。团体发展到这个阶段，团体凝聚力和信任感已经形成。团体成员最主要的需求是利用团体情境，讨论共同关心的问题和解决自己的困扰。个别咨询特别强调形成一个具有治疗功能的关系，这样来访者才可能发生改变。在团体辅导中，这种具有治疗功能的关系就是团体氛围。在工作阶段，团体氛围应该是温暖的、自由的、安全的、支持的、真诚的，成员之间彼此是尊重的、接纳的、合作的。在这个过程中，团体领导者可以根据团体辅导主题来设计一些练习，在带领练习的过程中让成员说说自己的故事增进自我觉察，听听别人的故事给自己启发；可以鼓励成员彼此给予回应和反馈，在这个过程中更加接纳自己、更加接纳别人，更好地解决自己的一些困扰，用团体来获得个人成长。

(一) 工作阶段成员的感受

经过开始阶段，成员逐渐彼此熟悉，能够不以个人标准要求所有人，能够明白每个人其实都有自己的特点，每个人都不一样。最好的信任就是接纳、尊重每个人的独特性，包括接纳自己的独特性。团体工作阶段是凝聚力最强的时刻，随着团体的进展，团体成员之间的沟通越来越顺畅，越来越有安全感、归属感，能够彼此共情、互相接纳、互诉衷肠，成员之间关系越发亲密，愿意开放自我，坦诚地面对自己，表达更多个人信息及生活中的问题。在这个阶段最适合进行深入探讨、问题解决和积极改变，善用团体来获得成员的成长是关键。

(二) 工作阶段团体领导者的职责及任务

团体工作阶段团体领导者的职责如表 3-4 所示。

表 3-4 团体工作阶段团体领导者的职责

1. 促进团体成员互动
2. 引发团体成员讨论
3. 在支持和面质中取得平衡
4. 通过团体合作，寻找解决对策
5. 鼓励成员从团体中学习并获得最大收益
6. 评估成员对团体的兴趣与投入程度

　　工作阶段的特征就是彼此信任、凝聚力高，成员之间的交流不像开始阶段那么含蓄和间接，现在更加直接、自如和公开，愿意分享自己的真情实感：我过去是怎么想的、我当下是怎么想的。成员也更加愿意被其他成员了解——当成员讲自己的故事，其他成员都在认真聆听时，有一种被关注、被重视的感觉，所以更加愿意分享。团体领导者和成员的积极反馈，能够鼓励成员尝试做出新的改变。

　　团体领导者在工作阶段的职责就是要鼓励成员进一步互动，进行坦诚的、真实的、有深度的讨论，通过团体合作来寻找一些问题解决策略。比如，针对压力管理的团体，可以使用"头脑风暴"练习，让成员一起寻找"压力管理到底有哪些有效方法"。其他成员的分享为成员的自我反思拓展了思路，通过团体的智慧可以找到更多有效的方法。在整个过程中，团体领导者也要评估团体成员的投入程度、整个团体的工作效果。

（三）工作阶段的常用练习

　　在工作阶段，很多练习可以使用，但一定要根据团体辅导目标来设计练习。比如，如果团体的重点是成员的自我探索、自我认知、自我开放，就可以使用自画像、我的五样、生命线等练习，适合工作阶段的练习举例见表3-5。

表 3-5 适合工作阶段的练习举例

作　　用	练习名称
促进成员自我探索的练习	如自画像、我的五样、生命线等
促进人际互动的练习	如信任之旅、角色扮演等
促进积极反馈的练习	如红色轰炸、热坐等
促进问题解决的练习	如头脑风暴、问题树等

"自画像"练习，先画一幅自画像，然后看看自己眼中的自己是什么模样，为什么是这个模样；对自己有哪些满意的、哪些不太满意的，有什么可以改善的地方。"我的五样"练习，先写出自己生命中最在乎、最重视的五样。写完后与小组成员分享，为什么这五样对自己那么重要。之后删除一样，成员思考并分享删去哪样，删去后会给生活带来怎样的影响。接着删去第二样、第三样，直到只留下一样。这是一个价值澄清的练习，经由练习让成员觉察自己生命中最重要的是什么。如果团体主题是人际关系，可以做人际关系训练。比如"信任之旅"，也就是"盲行"，体验共情与互助，还有"角色扮演"、沟通和聆听类训练，这些都是可以促进人际沟通、建立关系的练习。

还有一些练习可以促进积极反馈。成员在听到其他成员的分享后，重点发现在其他成员身上让自己欣赏的特质、特别感动的事情，给他积极反馈，比如"优点轰炸""红色轰炸""热坐"等，让每个团体成员在团体中看到其他成员对自己的欣赏和肯定，可以强化成员自信。

促进问题解决的练习有"压力管理""时间管理""生涯规划""头脑风暴"等，围绕成员共同关心的、突出团体主题的问题来讨论。比如，有哪些有效的方法可以帮助学生尽快度过大学新生适应阶段？围绕这个明确的问题，成员展开头脑风暴，群策群力，在很短的时间内就可以碰撞出很多火花，激发出很多新的创意。阶段练习的选择和设计一定要依据团体辅导的主题展开。

三、团体辅导结束阶段团体领导者的职责与练习

到了团体辅导的结束阶段，成员会产生一些不舍的情绪。团体领导者最重要的几项任务是：让成员总结自己在团体中的收获，肯定成员在团体中的进步和成长，处理未完成事项，处理分离的情绪，还要选用科学、客观或主客观结合的方法来评估团体效果。

(一) 结束阶段成员的感受

在团体结束阶段，成员心情比较复杂。经过团体过程，成员不仅彼此熟悉，而且在心理上的联结和情感上的卷入很深，有成长的喜悦和彼此欣赏

的感动，也有即将分离的不舍和焦虑，甚至有人担心离开团体后没有人如此关心和支持自己，生活会再回到以前，因此产生孤独感、失落感，对团体有强烈的依恋和不舍。有的成员特别珍惜最后时刻，想好好表达对团体成员的感谢和祝福。在这个阶段，处理离愁别绪、总结团体收获和评估团体效果很重要。

（二）结束阶段团体领导者的职责及任务

团体结束阶段团体领导者的职责如表 3-6 所示。

表 3-6　团体结束阶段团体领导者的职责

1. 回顾与总结团体经验
2. 评价成员的成长与变化，提出希望
3. 协助成员对团体经历做出个人评估
4. 鼓励成员表达对团体结束的个人感受
5. 让全体成员共同商议如何面对、处理已建立的关系
6. 提供机会让成员彼此提出建设性反馈
7. 对团体辅导与咨询的效果做出评估
8. 检查团体中未解决的问题
9. 帮助成员把在团体中的转变应用于生活
10. 计划团体结束后的追踪调查

表 3-6 清楚地列出了结束阶段团体领导者的 10 项任务，概括起来就是几个词：回顾与总结、效果评估、道别。回顾与总结指帮助每个成员总结他在团体中有什么感悟、收获、启发，对今后的生活改进有哪些帮助；效果评估指考察团体辅导有没有达到预期目标；道别指在团体结束阶段处理成员的分离情绪，进行一些告别的仪式、活动。另外，很重要的一点是鼓励成员把在团体中学到的东西应用到生活中。参加团体不是在团体中"嗨"一下，团体是生活的实验室，在团体中所体验到、感受到、领悟到的东西，可以迁移到现实生活中，让成员因为参加了团体辅导而让生活有一些积极的改变。

（三）结束阶段的常用练习

团体结束阶段常用练习举例如表 3-7 所示。

表 3-7 团体结束阶段常用练习举例

作 用	常用练习名称
成员互赠礼物道别	如赠送心意卡、送祝福和赞美、真情道白等
团体领导者总结	在结束时对团体辅导做简要的回顾与总结
团体成员总结	每个成员反思自己在团体中扮演的角色是否达到期望，回顾自己切身的感受，如用一句话、一个词概括
展望未来	成员明确今后应该怎么做，如何巩固团体辅导效果并迁移到现实生活中，如我的计划、行动纲要等

比如，以互赠小礼物、赠送心意卡或者真情道白，来处理道别、给予祝福、表达感谢。有一个练习叫"礼物大派送"，要给每个成员送礼物。当然，成员不需要花真金白银，而是用心、用情写在纸上，需要认真想一想每个团体成员曾经表达出的个人需要与渴望。如果成员收到的是自己真正需要的，就会有一种被深深理解的感动。团体领导者可以开总结会回顾团体，请每个成员做总结；也可以订立一些离开团体后的生活改变计划，跟成员交流。通过团体反馈鼓励成员，强化成员行动的动力和改变的信心。

（四）结束阶段的团体辅导效果评估

结束阶段还有一项很重要的工作——对团体辅导效果进行评估。

1. 团体辅导效果评估内容

结束阶段的团体辅导效果评估重点有五个方面：

第一，团体辅导的目标是否达到？为什么要组织团体，希望达成哪些具体目标，已在多大程度上达成，未达成是什么原因。

第二，团体成员反应是否良好？带领团体的目的是让成员有所收获，因此团体成员的反馈才是团体效果评估的最重要信息。了解成员的反应是最重要的，一定要听听成员对这个团体的反应如何、收获如何。

第三，团体辅导的方法是否正确？这些方法包括我们所选用的练习、团体过程中的氛围、团体领导者干预的技巧等。如果团体辅导的方法不恰当，那么下次该怎样改善。

第四，团体成员的合作是否充分？团体最可爱、最有魅力的地方是成员之间的互助、合作，有无可改善之处。

第五，团体方案有无可改善之处？带领团体其实很灵活，虽然有一个结构式方案，但是在带领的过程中，团体领导者不会刻板地遵循方案，而是看成员的反应和时间情况，并非为了完成练习而练习。如果方案中的一个练习已经让成员充分地交流和讨论，就不需要继续练习了。

2.团体辅导效果评估方法

用哪些方法来评估团体效果呢？可以使用自编问卷，也可以选用一些标准化的心理测验、量表。评估方法的选取要考虑团体目标，如团体目标是积极情绪训练可以使用积极情绪的量表，自信训练可以使用自尊量表，乐观训练可以使用乐观量表。

团体中自我改变的主观报告也是一个团体效果评估的方法。可以让成员用记日志或者访谈的方式来表达他们在团体中的自我改变；可以通过质性研究方法来处理成员的主观报告，发现影响成员改变的因素；可以利用团体过程或者团体结束后的焦点团体访谈；可以记录成员在团体过程中的行为表现并分析，比如人际沟通的团体，成员最初不喜欢主动说话，后来话就多了，这些都是行为记录；可以通过录音、录像来呈现成员的行为改变；还可以用一些行动测量方法、社会测量方法等。团体领导者需要掌握一些评估的技巧方法。

评估对象可以通过团体领导者的自我反思和团体成员的自我觉察有所收获。带领团体时的评估，一方面是评估给成员带来了多大帮助，另一方面是反思团体领导者今后如何经由带领团体不断提升胜任力，提升带领团体的能力。团体领导者可以进行回顾：自己是否满意，在哪些方面做得好，在哪些方面做得不够好。如果有督导，可以提出问题，接受督导的指导。团体领导者的自我评估见表3-8。

表3-8　团体领导者的自我评估

团体领导者的自我评估可以在每次会面结束时进行，也可以在团体结束时进行，常用的评估题目有：

- 我是否严格遵循团体的计划
- 我对自己领导行为的满意程度如何
- 我能在多大程度上满足成员的个体需要
- 在团体过程中是否出现未曾计划或预期之外的事情
- 在团体过程中有哪些地方可以改善
- 在1~10分的量表上，我怎样评定对这次会面的总体满意度，和上次相比有什么改变团体领导者可以对成员进行问卷调查，也可以提问一些开放式问题：在团体中，你印象最深刻的是什么？哪些地方你不喜欢？你对团体领导者带领团体有怎样的意见？团体对你的生活有什么影响？团体成员自我评估表见表3-9。

表3-9　团体成员自我评估表

1. 团体的经验对你个人生活有哪些影响
2. 团体给你留下最深刻的印象是什么
3. 有什么特别的原因使你对于自己的生活、个人态度及人际关系更为了解
4. 你生活中的哪些改变来自团体经验
5. 当你想在现实生活中完成你在团体中所做的决定时，你会遇到什么问题
6. 团体经验对你是否有负面影响
7. 你参加这个团体对你生活周围的人是否造成影响
8. 如果没有参加这个团体，你的生活与现在的生活会有什么区别
9. 你喜欢团体的哪些地方，不喜欢团体的哪些地方
10. 你对团体领导者带领团体的方法有什么意见
11. 如果要用一两句话来说明团体对你的意义，你将如何回答

我研究室的学生在做团体辅导研究时，一般都会使用"量化研究""质性研究"，或者两者结合的混合研究方法，来互相映衬和佐证。即使是单次团体，也可以进行评估，见表3-10。

表3-10　单次团体评估表

我们很想了解你对今天的团体有什么看法和反馈，可以帮助我们确定团体是否符合你的需要和目标。请真实地填写下列各题，这将对我们有很大的帮助。

姓名：　　　　　　　日期：	非常不同意　　　　　非常同意
（1）我觉得今天的团体内容与我的需要和目标是有关的	1　2　3　4　5
（2）我发现今天的团体对于我要达到的目标是有帮助的	1　2　3　4　5
（3）在今天的团体中，我觉得有被了解和支持的感觉	1　2　3　4　5
（4）我觉得今天的团体时间是充分的	1　2　3　4　5
（5）在今天的团体中我觉得自己是投入和积极的	1　2　3　4　5
（6）在今天的团体结束时我对于自己的进步是有希望的	1　2　3　4　5
（7）我发现今天的团体任务对我是有帮助的	1　2　3　4　5
（8）我觉得团体带领者对今天团体的处理是恰当的	1　2　3　4　5

今天有什么特别让你觉得有帮助，而你希望未来可以增加的事情？

今天有什么特别让你觉得没有帮助，而你希望能减少的事情？

其他意见

第二节 带领团体辅导的常用策略与方法

团体领导者为了达成团体目标、发展团体动力、促进成员互动、提升团体效果，适时运用的某些方法、态度、策略和手段，都可视为"技术""技巧""技能"。因此，凡是有助于形成团体动力、运作团体发展的一切领导行为，都可称为"领导技巧"或者"带领技巧"。

一、团体辅导实施的基本策略

（一）基本策略一：关注

关注指团体领导者对团体成员无条件地接纳与关怀，尊重成员的人格，以爱心、耐心和诚恳、亲切的态度与成员建立良好的信任关系。

（二）基本策略二：反馈

反馈指团体领导者作为成员的一面"镜子"，引导成员自我探索，以达成自我了解。团体领导者首先要认真聆听，回应时要表现出共情，熟练运用尊重、温暖、坦诚、具体化、即时化和面质等技巧。

（三）基本策略三：认知改变

对于那些由认知问题引发行为偏差或情绪困扰的成员，使用认知改变策略，可以帮其恢复理性思考。例如，使用教导、暗示、说服、面质等方法，可以消除成员的非理性认知，从而改变成员的情绪与行为。

（四）基本策略四：行为改变

团体辅导常常运用可操作行为改变策略，例如，运用奖赏以增加良好行为，运用惩罚、系统脱敏以减少不良行为，运用角色扮演使成员习得适应行为。注重加强行为练习、布置行为作业，以帮助成员克服缺乏自信、行动勇气等行为。

（五）基本策略五：示范作用

在团体中，团体领导者本身就是团体成员学习的榜样。团体领导者要时刻注意自己的言行，如平等、公正、热情、亲切、尊重，自觉为成员提供行为示范。

（六）基本策略六：自我管理

心理辅导的最终目的是助人自助。团体辅导要注意激发团体成员改变的动机，引导他们主动参与团体，学习自我观察、自我控制、自我评价，增强自我指导，获得更好的能力以解决问题。

二、团体辅导实施的常用技术与伦理

（一）团体辅导的基本技术与技术分类

1. 团体辅导的基本技术

关于团体辅导的基本技术有不同的观点，如12种基本技术（Jacobs，Harvill，Masson，1988）、18种基本技术（Corey，2006）等。包括倾听、反映、澄清、总结、解释、提问、联结、面质、支持、阻断、探索、评估、促进、同理、终结等。

2. 团体辅导的技术分类

团体辅导的技术分类见表3-11。

表3-11　团体辅导的三类技术

反应技能	互动技能	行动技能
• 积极倾听（接纳、尊重、关怀、共情） • 复述 • 反映 • 澄清 • 总结 • 视线扫视（目光） • 重构	• 调和 • 解释 • 联结 • 阻断 • 支持 • 限制 • 保护 • 达成一致	• 提问 • 探索 • 设定基调 • 面质 • 个人分享 • 示范

3. 美国团体工作专业协会提出的团体带领技术

美国团体工作专业协会于 1992 年提出团体领导者应具备的 12 种技巧如下。

（1）有能力选择合适的团体参加者。

（2）对团体有清晰的界定，有能力对成员解释团体目标和程序。

（3）有能力对团体成员的行为进行积极干预。

（4）对团体成员进行适当的示范。

（5）对团体中的非语言行为做出正确而适当的解释。

（6）可以在适当的时候有效地运用技巧。

（7）在团体过程中的紧张关头做出调停。

（8）有能力使用主要的团体技巧、策略和程序。

（9）在团体中推动导致改变的具有治疗功能的因素。

（10）懂得如何有效地结束一个团体过程。

（11）用追踪的方法来维持和支持团体成员。

（12）用测量的方法来评估团体的结果。

（二）团体领导者应遵循的专业伦理

1. 团体辅导专业伦理的重要性

在团体辅导中，伦理常被界定为团体领导者的行事准则。团体伦理的重要性可以从以下两个方面阐述。

第一，团体辅导是一种助人的专业工作，团体成员是否得到帮助，是否会受到伤害，与团体领导者的能力直接相关，为了保证专业服务的质量，对团体领导者的行为必须有一定的规范。

第二，团体辅导涉及多人互动，不只是咨询师与来访者的关系，更多地涉及成员之间的复杂关系，要想使成员通过互动受益，团体领导者与成员必须共同遵守一些行为准则。

2. 团体辅导专业伦理的功能

（1）保证团体领导者有专业能力与资格带领团体，从而使团体成员受益。

（2）团体领导者在带领团体的过程中可以实施规则，从而顺利带领团体。

（3）团体辅导专业伦理规范有助于明确在团体过程中团体领导者与成员间，以及成员之间的权利与义务，各自负起应尽的责任。

（4）团体辅导专业伦理规范可以协助团体领导者与成员在团体过程中面对问题、做出决定，从而规避可能出现的道德问题。

（5）团体辅导专业伦理规范可以协助希望成为团体领导者的人审视自己的伦理水准和自身能力，从而谨慎地、负责地运用团体辅导技巧。

3. 团体辅导专业伦理的内容

樊富珉在《团体心理咨询》（樊富珉，2005）一书中谈到，团体领导者应遵循的专业伦理涉及团体领导者的胜任力、专业、知情同意、保密、伦理总则等议题，具体如下。

（1）团体领导者必须接受系统的团体训练，具有专业资格。

（2）团体领导者必须遵守社会的道德标准。

（3）尊重当事人的权益，保护当事人利益不受侵害。

（4）尊重成员参加团体的自愿选择权。

（5）个人做到保密，以及要求团体成员保密。

（6）精心选择团体活动方式。

（7）团体领导者必须了解自己的限制，不做超越自己能力的事，在必要时将成员转介。

（8）不利用成员满足自己的需要。

（9）不为自己的家人、朋友咨询，避免建立双重关系。

（10）团体心理咨询的资料，如文字记录、录音、录像、测验资料及其他文件属于专业资料，使用时必须获得当事人的同意。若使用在研究、教育训练中，应当对当事人的身份完全保密。

三、协助团体成员投入团体的方法

（一）寻找相似

在第一次团体聚会时，成员互不认识，一般会进行表面的接触，例如询问年龄、学校、工作单位等。团体领导者协助肯定成员间的相似性，有助于团体发展。寻找相似性最常用的话题是"谈谈你为什么来参加这个团体"。

（二）促进互动

团体领导者鼓励团体成员相互交谈，并创造机会让成员相互交谈，针对成员的不同特点采取不同的鼓励方式。例如，对于过于谦虚的成员，可以说明人人都有机会表达，不必最后开口；对于表达能力较差的成员，不宜在其未准备好时点名发言，以免增加其焦虑。

（三）专心倾听

在第一次团体聚会时，有些成员急于表达自己，有些沉默寡言，有些为准备自己所要表达的话题而无暇注意别人的表达，有些会窃窃私语。这些行为都会影响团体互动。团体领导者要用专心倾听的技巧协助成员沟通，同时要求成员注意其他成员所表达的内容，学习倾听他人的心声，可以直接问成员是否了解他人所说的意思，来促进倾听。

（四）运用练习

言语与非言语活动有助于增加成员参与团体、增强兴趣、促发讨论、深化话题、总结经验的机会。

四、团体中个体的学习过程与成长

（一）团体中个体的学习过程

在团体辅导中，个体怎样经由团体获得新的成长，这是每个团体领导者需要了解的。可以用学习循环图来解释个体的学习过程（见图3-2），用成长过程示意图来显示个体的成长过程（见图3-3）。在团体辅导中，设计一些练习让成员先去体验，从实践到理论，再从理论到实践，经过这样的循环过程，有体验就会有感受、有思考、有启发，通过与其他成员分享这些感受和看法，团体成员就会对自己有更多的了解，形成一些新的想法、信念、智慧和原则，并将这些运用到生活中，产生新的改变。

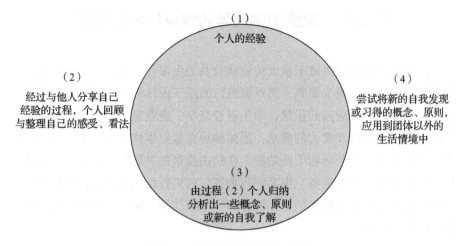

图 3-2　团体中个体的学习过程

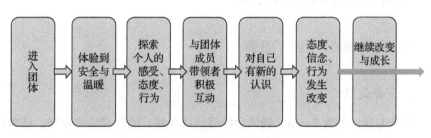

图 3-3　团体中个体的成长过程

(二)团体中个体的成长

团体辅导本身不是目标,用团体的情境帮助个体更好地成长、促进身心健康,才是团体辅导的意义所在。当我们进入团体时,如果体验到团体的安全和温暖,就愿意去探索个人的感受、态度、行为、困扰。在团体辅导中,通过主动、积极地与团体领导者、团体成员互动,聆听他人、回应他人、分享自己、得到反馈,就会对自己有一些新的认识。当成员越来越信任团体和团体成员,更包容、更开放地接纳个体的独特性时,就能够接纳自己的独特性,肯定自己,提升自信。成员的个人态度、信念、行为会随之发生改变,离开团体后,成员可以在日常生活中继续改变、成长。团体给成员带来了这种改变的可能,提供了一个机会,让成员可以理解自己、了解自己。

第三节 网络团体辅导的特点与实施过程

此次新冠肺炎疫情属于重大传染病公共卫生事件，为避免病毒传播，人们需要居家隔离，减少聚集，面对面进行的线下团体辅导较难开展。等到疫情结束，人们的生活回归正常，学生返校复学、企业复工复产时，线下面对面的团体辅导会有非常大的需求，团体辅导在危机事件发生后的心理康复中也有着重要的心理疏导和干预功能。在抗击疫情的关键时期，通过网络来实施团体辅导是现实的需要。很多同行询问如何进行结构式网络团体辅导，我的研究团队正在设计和尝试，下面分享一下具体的、操作性强的结构式单次团体辅导，以抛砖引玉。

一、网络团体辅导的注意事项

(一) 网络团体辅导开始前的准备

1. 设备调试

登录电脑，下载 Zoom、腾讯会议等应用程序，确保网络信号好、环境私密安静。如果使用手机，最好使用手机支架，并且避免在团体辅导中接听电话等。保证设备电量充足，避免因设备电量不足而中断团体辅导。

2. 所需材料

一支笔、A4 白纸 2～3 张，用于团体辅导中的纸笔练习。

3. 参与原则

尊重团体领导者和团体成员，不批评，不指责：团体为成员营造自由的讨论空间，尊重每位成员，不对观点进行评判，鼓励成员分享观点。

4. 专注与互动

为保证互动，所有团体成员需要全程打开摄像头，请提前检查电脑的音频、视频是否正常工作。团体过程中无须记笔记，只需全神贯注于团体辅导。

5. 保密与隐私

团体辅导结束后，成员可以分享感受，但禁止以录音、录屏、截屏等方式将他人分享的内容进行传播。

6. 上网环境

为保证团体讨论氛围良好，请在安静、私密、无干扰、无背景噪声的环境中进行团体辅导。如有家人、宠物、电视机和其他电子设备，请提前安顿好。团体辅导过程中不使用任何其他电子设备，不接听电话。

（二）线上与线下的不同特点

线上与线下团体辅导有很多不同。我们在团体辅导开始前通过微信群等提醒成员线上团体辅导的注意事项。团体辅导开始前 10 分钟，要求全部成员上线，调试好设备，充好电，保证网络信号稳定，保证环境私密、不受打扰。虽然我们在网络空间会面，但每个成员的空间要足够私密，避免在网吧等公开场所参与网络团体辅导。在团体的过程中尽量避免干扰，专心投入，除非有紧急情况，否则不能接听电话。

线下团体辅导可以事先准备所需要的道具、打印纸笔练习，在团体辅导中分发给成员使用。线上团体辅导在网络虚拟空间，无法发放练习纸或其他材料，所以我们要求成员准备两支笔用于练习，一支记号笔，一支签字笔，还要准备三张 A4 白纸，这样在需要书写时就不必到处找纸。团体开始前将纸笔放在自己的手头、桌上。在虚拟的网络环境下，团体成员之间其实很难产生互动，但还是要争取为成员提供互动、交流的条件，因此要求全部成员（包括团体领导者）全程打开摄像头，团体领导者提前检查电脑音频是否可以正常工作。在团体辅导中，有的成员以为是上课，会拿笔记本认真记录，这时告诉成员不需要记录，只需要全神贯注地投入团体辅导，不做和团体辅导无关的事情。

二、网络团体辅导方案设计

由于新冠肺炎疫情影响，高校不开学，但是不停课，学生都是在家里通过网络上课，因此生活不如在学校里有规律，变得懒散，经常玩游戏、睡懒觉、不运动等。我们希望帮助团体成员了解时间管理，让生活走上正轨，更加可控。成员知道找回掌控感对于稳定情绪、恢复正常生活是非常重要的。

（一）团体方案简介

（1）名称与主题：做自己生活的主人——时间管理团体辅导。

（2）团体目的：协助成员了解疫情期间自己生活的变化、时间的运用情况，帮助成员从管理时间入手，增强对疫情中生活的掌控。

1）评估疫情中自己对生活的感受。

2）了解疫情给自己带来的具体改变。

3）通过梳理目前的时间运用情况，学习管理时间，尽快回归正常生活。

（3）团体形式：网络单次结构式心理教育团体（运用 Zoom 平台）。

（4）设计依据：危机理论与时间管理理论。危机破坏了人的正常生活，导致心理失衡，引发各类应激反应，威胁心理健康。在新冠肺炎疫情中，封城、封社区、居家隔离、寒假延长、无法返校，不少学生的生活被迫改变，变得失眠或嗜睡、三餐不规律、无心学习、反复刷手机、恐慌、焦虑、无聊、压抑等。协助成员尽快回归正常生活，最容易的就是从时间管理入手，管理时间也是管理人生，善用时间也是经营生命。

（5）实施时间：某日 19:20～21:20，120 分钟。

（6）团体人数：20 名大学生（自愿报名参加，有意愿了解和改善疫情中的生活状态，希望回归正常的、可以掌控的生活），同质团体（如本科生和研究生分开）。

（7）团体领导者：2 人（临床与咨询心理学方向博士生和硕士生），1 名领导者，1 名助手（联系成员、随机分组、过程观察、提醒时间等）

（8）团体计划书：表 3-12。

（二）团体练习设计

1. 练习一"疫情给我生活带来的变化"

指导语：疫情期间，大部分同学有更多时间待在家里，空间上的限制多少影响到生活与时间安排。相比疫情到来之前，你的生活发生了哪些变化

（见表 3-13）？

表 3-12　团体计划书

阶　段	目　标	练习（活动）	时　间	所需道具
开始阶段	相识 建立团体规范	1. 领导者自我介绍 2. 团体规范介绍 3. 增加了解，温暖团体"谁和我相似" 4. 让成员评估自己的生活和时间管理能力 5. 成员分组自我介绍并选组长	30 分钟	无
工作阶段	1. 了解疫情给生活带来的影响和变化 2. 通过对时间运用现状的梳理，找到可以改善的方面，对今后的生活做出规划	1. "疫情给我生活带来的变化" 2. "生活馅饼图"	80 分钟	1. 练习纸 2. 每人一支笔
结束阶段	个人总结收获 领导者总结 团体评估	1. 每人用三个词描述参加团体的感受 2. 领导者鼓励成员将团体中所学运用到生活中 3. 在聊天里表达满意程度	10 分钟	无

表 3-13　疫情给我生活带来的变化

相比疫情到来以前，我在……投入的时间增加了	相比疫情到来以前，我在……投入的时间减少了
1.	1.
2.	2.
3.	3.
疫情结束后，我想在……投入更多的时间	疫情结束后，我想在……投入更少的时间
1.	1.
2.	2.
3.	3.

2. 练习二"我的时间馅饼图"

指导语：你可曾想过在每天的生活里，你都在做哪些活动？请你将这几个月在家里的生活状态记成流水账（见表 3-14），随后画到生活饼图上（见图 3-4）。

表 3-14 流水账

生活事件	每天所花费的时间（小时）
睡眠（包括午睡）	
用餐（每日三餐）	
个人卫生（洗漱等）	
陪伴家人，与家人聊天	
学习	
上网课	
刷手机	
运动	
娱乐（看电视、玩游戏等）	
与朋友聊天（网络电话）	
参加志愿或公益活动	
发呆、无所事事	
其他	
总计	24 小时

我的时间馅饼图

指导语：假如我们把一天 24 小时当成一块馅饼，请你列出学习、睡眠、与朋友聊天、娱乐、运动、用餐等每项活动所花的时间，填入"现在的时间馅饼"。接下来，想一想你对目前的时间使用满意吗？在你的理想中，应该怎样使用时间？你希望在哪些方面花更多时间，在哪些方面花较少时间？填入"理想的时间馅饼"。

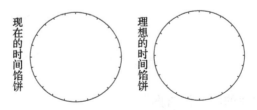

图 3-4 我的时间馅饼图

对比两个馅饼图，你的发现是什么？你打算从哪项开始做出改变？

三、网络团体辅导实施过程

网络团体辅导实施过程如图3-5所示。

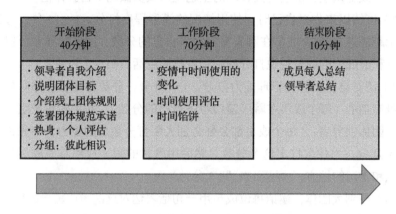

图3-5 网络团体辅导实施过程示意图

(一) 团体准备阶段

（1）提前10分钟邀请团体成员进入：播放音乐暖场《相逢是首歌》。

（2）邀请成员提前签署《知情同意书与保密承诺书》。

（3）请每位成员实名参与，在名字后面写上所属院系和出生月份，以便分组时参考（按照出生月份分组），如"马克－航院－12"。

（4）邀请每位成员打开视频、音频，在同一个界面上看到彼此。保证视频和音频的通畅，提醒准备纸笔。

(二) 团体开始阶段

（1）团体领导者自我介绍，并介绍团体助手，与成员打招呼。介绍本次团体目标与团体规则，如全身心投入、无环境干扰、坦诚、开放、不批评、不指责、互相尊重、互相支持等。

（2）热身练习"谁和我相似"。通过找相似活跃团体气氛，减少成员的拘谨和陌生感，增加成员之间的联结感。

团体领导者先示范：我很想知道在这个团体中有谁和我一样，现在每天刷手机超过8小时（成员有此特点的举手示意，包括示范者）。按照屏幕顺序，每人问一次。练习结束，成员会发现自己并不孤单，有不少成员有和自己一样的地方，可以放松心情，增加彼此的了解和接纳。

（3）线上调查：围绕时间管理的主题邀请成员做两个自我评估

1）疫情以来你对自己时间使用情况的满意程度打分，1～10分，分数越高表示越满意。（每个成员在聊天窗口写下自己的分数，团体领导者可以邀请最高分和最低分的成员说说打分理由和自己的生活。）（1～2分钟）

2）请对自己的时间管理能力打分，1～10分，分数越高表示你对自己的能力越有信心（每个成员在聊天窗口写下自己的分数）。助手随机分组，两两交流。团体领导者："每个成员都会好奇别人所打分数后的能力，请先说说自己打了几分，为什么打出这个分数，然后用欣赏的眼光找到其他成员身上让你敬佩和学习的地方，表达出来。"（3分钟）

（4）回到大团体，邀请每位成员用一句话表达对这次团体辅导的期望。

（5）互相认识，选组长：按照成员的出生月份，分成4个5人小组（第1组是1～3月，第2组是4～6月，第3组是7～9月，第4组是10～12月，人数平均，性别平衡），请每人在小组内做限定内容的自我介绍（自己来自哪里、现在人在哪里、所属院系、兴趣爱好、姓名）。团体领导者先示范：成员好，我是上海人，现在我在家里，我是心理学系的老师，喜欢游泳的樊富珉。

团体领导者告知组长，任务有四项：第一，掌控好时间；第二，让每个组员都有机会分享；第三，保持小组始终互相尊重、支持关心的氛围；第四，代表小组或者请一位组员在大团体中分享组内的讨论和观点。

接着，请各位成员进入5人小组内自我介绍、自由交流，然后选出小组长。（5分钟）

（6）所有组员回到大团体，团体领导者邀请各组组长向大团体介绍自己小组的每个组员，被介绍者举手示意，向全体成员打招呼。全部成员初步相识后休息，并播放音乐《时间都去哪儿了》。（5分钟）

（三）团体工作阶段

1. 练习一"疫情给我生活带来的变化"（25分钟）

步骤：团体领导者将练习纸呈现在共享屏幕上，并说明练习步骤。

指导语：这个练习的目的是帮助你了解疫情期间自己的生活发生了哪些改

变，在哪些事情上投入了更多时间，在哪些事情上投入的时间变少。如果疫情结束，你想花费更多时间做什么？疫情给你的时间管理带来什么变化？你有什么新发现？请组长利用好时间（20分钟），现在可以进入小组了。（助手分组）

进入5人小组，拿出笔和一张A4白纸，每个组员先思考填写（3分钟），之后进行分享（4分钟），全体组员分享完成后，进行组内自由讨论（12分钟），谈谈自己通过这个练习有了哪些发现，疫情带来哪些变化，自己的感受是怎样的。

所有组员回到大团体，每组派1名代表交流本组成员从练习中获得的感悟。（5分钟）

团体领导者对练习进行简单总结。

2. 练习二 "我的时间馅饼图"（30分钟）

步骤：团体领导者将"流水账""我的时间馅饼图"练习呈现在共享屏幕上，并说明练习步骤。

指导语：这个练习的目的是帮助你通过梳理疫情期间自己的典型生活流水账，来看看自己的时间是怎么使用的，帮助你通过对自己时间使用的梳理，找到想改善的地方，对今后的生活做出合理的规划。

请先填写流水账，再将在各个项目上花费的时间画到"现在的时间馅饼"上（一圈24小时代表一天），看看是否有想改变的地方。比如睡觉时间太长了、学习时间太短了、运动太少了等。把你理想的生活画在"理想的时间馅饼"上，那就是你最想拥有的时间使用状况。看看哪些地方要改变，做些什么可以让这些改变发生，在小组内分享。（25分钟）

（助手将成员分组）

进入5人小组，组长邀请成员先写流水账、画馅饼图，有新的觉察后再画出理想的馅饼图（10分钟）。全都完成后，成员在小组内交流，自己做得最好的和最想改变的地方分别是什么？打算怎么行动？

所有组员回到大团体，每组派1名代表交流本组成员从练习中获得的感悟。（5分钟）

（四）团体总结与分享

根据全体成员的屏幕顺序排序。团体领导者告知成员团体即将结束，邀请团体成员每人用三个词表达此时此刻的心情，或者今晚参加团体的感受。成员自我总结。助手在聊天中记录成员使用的词。

团体领导者总结，并鼓励成员将团体辅导中的觉察和收获带到生活中，做出实实在在的改变。管理时间就是经营人生，改变生活就从时间管理入手。团体领导者提醒成员结束后对团体满意程度打分（1～10 分），填写团体反馈表。

在屏幕上合影，并互相挥手道别，退出视频、音频，离开会议，结束团体。

参考文献

[1] 陈丽云，樊富珉，梁佩茹 . 身心灵全人健康模式：中国文化与团体心理辅导 [M].北京：中国轻工业出版社，2009.

[2] 樊富珉 . 结构式团体辅导与咨询应用实例 [M]. 北京：高等教育出版社，2015.

[3] 樊富珉 . 团体咨询：心理咨询师必备的核心能力 [J]. 心理与健康，2018（6）：6-8.

[4] 樊富珉 . 心理咨询师核心能力之我见 [J]. 心理学通讯，2018，1（3）：177-180.

[5] 樊富珉，何瑾 . 团体心理辅导 [M]. 上海：华东师范大学出版社，2010.

[6] 樊富珉，金子璐 . 品格与责任：儿童和青少年学校团体辅导教师实践手册 [M]. 北京：人民日报出版社，2019.

[7] DELUCIA-WAACK J L，GERRITY D A，KALODNER C R. 团体咨询与团体治疗指南 [M]. 李松蔚，鲁小华，贾烜，等译 . 北京：机械工业出版社，2014.

[8] TROTZER J P. 咨询师与团体 [M]. 邵瑾，周子涵，冯瑜涵，等译 . 北京：机械工业出版社，2016.

第四章

团体辅导中的凝聚力

::: 贾 烜 :::

北京印刷学院心理中心专职心理教师

清华大学心理学博士

中国心理卫生协会团体心理辅导与治疗专业委员会委员

第一节　团体凝聚力的作用

一、团体凝聚力的重要性

团体凝聚力是团体辅导成功的前提，它为团体提供了向前发展的动力。如果团体没有凝聚力，团体就会四分五裂，团体成员无法感受到充分的安全，产生很强的防卫心理，使得团体工作流于表面。凝聚力是团体成员和团体领导者共同投入、采取措施增强团体整体感的结果。团体领导者与团体成员之间充满信任、温暖、共情性理解及接纳的关系有助于团体辅导的成功。一个高凝聚力的团体，不仅团体成员对团体认同感较强，有归属感、责任感、荣誉感、自豪感，而且团体成员之间关系融洽、和谐，有密切的情感联系。团体成员能够遵循团体的规范和目标，对团体做出贡献和履行义务。团体凝聚力产生于成员坦诚相待并敢于冒险之时，团体成员能真诚地表露深藏内心的重要个人体验和苦恼，通过在别人身上看到自己并认同别人而联结在一起。

团体成员间的联结、接纳和赞赏对成员个体的发展很重要。归属于儿时的同伴团体、兴趣小组及适当的社会团体，对个体有着不可小觑的重要性。例如，对青少年的自尊心及心理健康而言，没有什么比被某些社会团体接受和纳入更重要了，也没有什么比被排除在外更具毁灭性了。团体归属感提升了成员的自尊，满足了成员的归属需要，同时促进学员承担责任、享有自主权，每个成员对团体的关心和内化都有助于团体凝聚力的形成。成员在团体中感觉温暖、舒心、有归属感，会更加重视团体，并在其他成员无条件的接受和支持中感受到自身价值。

凝聚力是团体过程的重要变量，Butler 等认为凝聚力是团体治疗体验的基础（Butler & Fuhriman，1983）。Yalom 等将团体治疗因素分为 11 个治疗因子，其中团体凝聚力是团体治疗的核心因素，其重要性相当于个体咨询中的治疗关系（Yalom & Leszcz, 2005）。

二、团体凝聚力对团体效果的影响

许多研究表明凝聚力和患者的状况改善之间存在显著正相关，在一些请来访者对治疗因素进行排序的研究中，凝聚力都被认为是最重要的疗效因子之一（Pan & Lin，2004；Reimer & Mathieu，2006）。总而言之，高凝聚力可以有效预测心理症状的减少，成员在凝聚力高的团体中能够体验到更高的自尊，减少不良症状（Johnson，2010；Braaten，1989）。Kivlighan 等研究表明凝聚力和患者状况改善的自我报告之间存在显著正相关（Kivlighan & Lilly，1997）。在贪食症团体中，低水平的凝聚力和差的治疗效果密切相关（Hilbert et al.，2007）。Alonso 对以往的团体凝聚力和团体效果关系的 40 项研究进行元分析，发现团体凝聚力和团体效果之间存在正向的弱关系，而且在这个过程中，团体规模、团体持续时间、团体设置以及团体聚焦等对凝聚力都有显著影响（Alonso, 2011）。但由于操作上的困难，患者心理状况的客观改善（如治疗师评估、精神医生诊断、临床症状标准化测量）与团体凝聚力之间的关系目前还不明确。

还有实证研究指出，良好疗效的一个必要条件是适当的治疗关系。Yalom（2005）进一步强调，团体凝聚力本身不只是一个强力的治疗力量，也是其他团体疗效因子得以运作的必要条件，堪称团体疗效因子的核心因子。团体的凝聚力和真正有治疗性的接纳，能使成员产生归属感。当对成员的困难进行面质而使其感到特别焦虑时，团体的凝聚力可以让成员去忍受这些可能让他逃离个别治疗的焦虑（Guttmacher & Birk，1971），因此团体凝聚力对于咨询与治疗历程非常重要。

Burlingame 等人（2011）有关凝聚力与团体治疗效果的研究，在凝聚力方面贡献了很重要的研究报告，对团体领导实务来讲有很高的参考价值。他们发现，在凝聚力与治疗效果之间会受到一些中介因素调节的影响，比如团体成员的年龄、团体的理论取向、团体成员数量、团体时间等，这些中介因素对于凝聚力与治疗效果之间的相关有显著影响。Burlingame 等人从研究结果中获得的主要结论为：（1）凝聚力有助于明显改善症状困扰和人际功能；（2）成员评定，人际取向的领导的团体凝聚力，高于心理动力学与认知－行为取向的领导的团体凝聚力，而三种取向的团体的凝聚力确实都与患者的改善有关；（3）鼓励成员互动很重要，有利于提高团体凝聚力和治疗效果；（4）用团体凝聚力来解释治疗效果，需要成员有较多的互动和时间；（5）成员年纪轻且凝聚力高的团体，评估效果好，因此大学生和青少年团体要特别重视凝聚力；（6）不管是门诊还是住院患者，针对不同的疾病和问题，凝聚力都有助于改善状况，因此团体领导者需要刻意介入，促进团体凝聚力。

三、团体凝聚力对团体成员的影响

（一）罗杰斯的观点

罗杰斯认为，当治疗师与来访者之间存在着理想的关系时，就会产生下面的特征性过程：

（1）来访者越来越自在地表达自己的感受。

（2）来访者逐渐具备现实检验能力，能更多地区分对周围环境、对自身和对他人的感受与知觉。

（3）来访者更能意识到体验与自我概念间的不一致。

（4）来访者能意识到以往被自己扭曲或否定的感受。

（5）来访者现在的自我概念能包容以前被扭曲或否认的方面，渐渐能和自己的体验更多地统一起来。

（6）来访者能更多地、不受威胁地体验治疗师无条件的积极关怀及自身无条件的积极自尊。

（7）来访者逐渐体会到自己才是对客体及体验的本质进行价值评判的核心。

（8）来访者较少表现出受到他人评价的影响，更多表现出他人评价对自身发展的推进效果。

（二）欧文·亚隆的观点

亚隆认为有凝聚力团体的成员与缺乏凝聚力团体的成员相比较，有下列不同：

（1）较努力去影响团体中的其他成员。

（2）对团体中其他成员对自己的影响持开放态度。

（3）较愿意倾听别人，且更能接纳别人。

（4）在团体中较有安全感，且能消除自己的紧张情绪。

（5）能坚持参加聚会。

（6）自我暴露较多。

（7）维护团体规范，且会对偏离团体规范的人施加压力。

（8）当成员退出团体治疗时，其他成员不易受到影响。

（9）体验到在团体中拥有更多的自主权。

四、团体凝聚力对团体出勤率的影响

来访者越被团体吸引，继续参与治疗团体的可能性就越高，这个现象同样存在于交友团体、实验团体（为某些研究目的而成立）及工作团体（为执行预定的工作而形成）。Lieberman、Yalom 和 Miles 对交友团体的研究发现，低凝聚力与团体最终的脱落率显著相关。这些脱落者并不觉得在团体中有归属感，而且大多因为感到被拒绝、攻击或排斥而退出。凝聚力和成员持续参与团体活动之间的关系，对整个团体也很重要。凝聚力差的团体，成员会脱落，难以从团体中获益，对其他成员而言，成员流动率高会使治疗效果变差。

五、团体凝聚力对团体内敌意表达的影响

若将凝聚力与舒适感画等号，这将是个错误。虽然有凝聚力的团体可

能展示出更多的接纳、亲近及理解，但也有证据显示，这种团体同样允许敌意及冲突的发展与表达。有凝聚力的团体有鼓励并支持公开表达不同意见或敌意的规范（被团体成员普遍接受的不成文的行为规则）。事实上，除非敌意能公开表达，否则持续且隐蔽的敌对态度，可能对凝聚力的发展及有效的人际关系都产生妨碍。没有表达出来的敌意将会积压在心底，以各种间接的方式流露出来，这些都不利于团体的治疗过程。

第二节 团体凝聚力的概念及测量

一、团体凝聚力的概念

团体心理治疗研究在早期较为缺乏对凝聚力的实证研究。Frank（1957）是较早尝试对凝聚力进行概念化的心理咨询师之一，他将凝聚力定义为"成员对团体的归属感或者团体对成员的吸引"，然而并未对其进行操作化。Bednar（1974）将凝聚力视为"个体卷入、温暖团结的氛围和被接纳的个人感受"，Budman 等人（1987）认为凝聚力是在具有共同治疗目标并一起治疗的个体间的联结。Yalom 将凝聚力定义为"团体成员被团体及其他成员所吸引的程度"，团体的吸引则被操作化定义为个体在团体中的卷入感、接纳感，及对于团体持续进行的渴望。正如 Bednar（1974）所说，凝聚力是团体治疗中讨论最多却研究很少的变量，尽管这一概念应用非常广泛，但是始终没有形成一致的可操作化的定义。综上所述，笔者认为在研究早期，团体心理治疗中的凝聚力大多被定义为团体对成员的吸引（attraction-to-group）及成员之间的吸引（interpersonal attraction），并从人际信任（trust）、吸引（attraction）和卷入（involvement）等方面对其进行操作化。

还有研究者从人际关系的视角对凝聚力进行分析。Mills 和 Clark（1982）认为：友谊即共享关系（communal relationship），而泛泛之交指一般的社交关系（social relationship）。共享关系常存在于爱情伴侣、家庭成员、夫妻以及亲朋好友等人际关系之间；交换关系（exchange relationship）则存在于泛泛之交的人际关系当中。从人际关系的发展历程来看，社交关系可能发展为友谊。换言之，交换关系可能发展为共享关系。为了探究"友谊"与"社交关系"

之间究竟存在关系的性质差异还是关系的程度差异，Clark，Mills 和 Corcoran（1989）进行了实验研究，证实两者的差异主要体现在关系的性质上，而不是关系的程度上。在友谊（共享关系）中交往的双方有一种默契，即关心对方的需求与福祉，并以满足对方需求为个人职责，愿意不求报酬地为对方付出，且期望与对方建立长久的亲密关系；相反，处在社交关系（交换关系）中的人，只关心自己的利益，彼此计较关系之间的得失，不会无报酬地为对方设想或做任何事。显然，共享关系和交换关系的最主要差异，在于关系中的互动规范。Shutz（1958）认为团体凝聚力是一种成员关系亲密和关心的程度，感受到"我们一体"（we-ness），Shutz 界定的凝聚力的概念与共享关系很相似。因此，当团体有凝聚力时，成员彼此将感受到归属（belonging）、同在（togetherness）和关联（relatedness）的感觉（Ohrt，Ener，Porter，& Young，2014）。吴秀碧（2017）认为，凝聚力可视为团体中的人际关系，在团体发展的过程中，团体成员的人际关系随之成长与发展。他们从陌生到形成社交关系，再从社交关系发展出友谊，并对团体产生认同；或者从交换关系发展为共享关系，再产生团体认同。在具有凝聚力的团体中，成员能互相关心对方的需求与福祉，并以满足对方需求为个人职责，愿意不求回报地为对方付出，团体领导者可以协助成员运用自己的资源去帮助伙伴。由此提出凝聚力的理论性定义：凝聚力，是一种共享性质的人际关系。

随着对凝聚力认识的不断深入，研究者开始尝试将不同方面综合起来，用多维的视角对凝聚力进行分析。团体中存在着成员、团体领导者等不同角色，而所有参与者又构成一个整体，团体所呈现的关系结构为凝聚力的探讨提供了一种视角。如 Piper（1983）等将凝聚力定义为"一种基本的联结或者团结的驱力"，分为成员对团体中其他成员感受到的凝聚力、对团体领导者感受到的凝聚力。Burlingame，McClendon 和 Alonso（2011）在回顾有关文献之后，认为凝聚力包含两个基本层面：一是关系的结构，二是关系的质量。关系的结构是指关系的方向和功能；关系的质量是指正向联结、正向工作和负向关系三个因子。正向联结，为成员与团体领导者，以及成员与成员之间的情感性关系；正向工作，为团体的目标与任务；负向关系，为团体领导者没有共情，以及团体冲突。此外，他们还指出凝聚力有两个结构因素，即团体领导者与成员，以及成员与成员。Burlingame 等人的研究，对于凝聚力有更具体和清晰的建构概念，由于采取元素结构的观点，对于理解凝聚力的内涵非常有帮助，只是无法说明凝聚力的性质及其如何发展。另一些研究者从凝聚力的内容出发对其进行分析。受到运动团体领域区分任务凝聚力和社交凝聚力的影响，Stokes（1983）认为治疗团体的凝聚力包括"团体对于个体成员的吸引"和"团体的工具价值"，并提出治疗团体还包括一个独特的因素，即"团体中的风险承担行为"。之后又有研究者对其进行细分，如 Braaten（1991）提出的团体治疗凝聚力五因素模型，包括"自我暴露和反馈""吸引和联结""倾听和共情""过程表现和目标达成""支持和关心"。Forsyth（2010）也提出多元结构的凝聚力概念，主张凝聚力包括：（1）社会凝聚力（social cohesion），指成员之间及团体对于成员的吸引力；（2）任务凝聚力（task cohesion），指作为合伙的单位或团体有成功表现的能力；（3）知觉的凝聚力（perceived cohesion），对于团体的归属感；（4）情绪的凝聚力（emotional cohesion），指团体和个人在团体中的情绪强度。还有研究者尝试将凝聚力从结构和内容两个方面综合起来进行探索。Johnson 等（2005）用团体心理治疗关系的四个变量（团体氛围、凝聚力、治疗联盟和共情）进行测量，通过探索性因素分析得到一个三维结构模型，分别是积极情感关系、积极工作关系、负性关系。尽管都是从多维视角进行分析，不同研究者的认识差异却很大，多维测量是直接从操作出发来研究凝聚力，研究者回避了对凝聚力的定义，并未解决凝聚力到底是什么的问题。

随着心理学理论的发展，凝聚力的概念受到了进一步的批评，Hornsey 等（2009）对凝聚力的讨论指出，以往研究对凝聚力有各种各样的解读，如人际喜欢、自我表露、对人际空间的容忍、关心、共情、倾听、支持、信任、团体接纳、情感幸福感、出席率、眼神接触次数、团体中拥抱的时长等，团体中任何有积极效果的行为都被当作凝聚力的指标。在 20 世纪 80 年代之后，研究者逐渐认可凝聚力是一个多维的结构，但缺乏正式的、有涵盖力的理论框架来对这一重要的团体过程因素进行定义，理论的缺乏导致研究者几乎都是用"自制配方"来操作凝聚力。因此，研究者提出将社会心理学的理论引入团体心理治疗的研究，在社会认同理论等基础上提出了凝聚力可以用"团体认同（group identification）""团体一致性（homogeneity）""任务互依性（task interdependence）"等概念进行替代（Hornsey，Dwyer，& Oei，2007），但这一构念还需要进一步的实证支持。

综合上述观点，笔者认为凝聚力在本质上是一种对个体产生吸引的关系，这种关系包括多个方面：有个体感受到的情感性关系，有个体感受到的任务性关系，有个体与团体中其他成员之间的关系，也有个体与团体整体之间的关系，等等。这些关系能够产生维持个体投入在团体中动力的作用，包括认知上的认同感、情感上的亲密感与行为上的投入度。

二、团体凝聚力的内涵

团体凝聚力的内涵非常丰富。团体凝聚力包括：团体对参与者的吸引程度、团体成员的归属感、包容和团结。虽然团体凝聚力在团体初期便开始发展，但在工作阶段凝聚力才成为团体过程中的关键要素。团体凝聚力是一种成员之间的爱，是一种紧密的个人关系，是一种对团体的忠诚；团体凝聚力是成员之间的关爱与承诺，以及能让成员留在团体内、维持他们与团体关系所付出的一切行动力量；团体凝聚力是成员之间彼此开放、自由分享、互相关照；团体凝聚力是一种团体吸引力，它使成员喜欢参与团体并在团体中自由表达。

体现团体凝聚力的指标有：团体成员合作的程度，参与者表现的自发性程度，出勤率，守时、信任的程度，在互动中所表现的支持、鼓励、关怀的程度。Johnson 将团体凝聚力的表现特征从个人和团体两个方面的行为来衡量。个人方面包括：会努力实践对团体目标的承诺，会更坚定地接受团体指定的工作和角色，会更愿意遵守团体的规范，更反对那些违反团体规范的人，忠于自己的团体，激发对团体的工作动机且能持续得更长久；团体方面包括：团体间的互动更友善、更民主，能更适当地互相影响去促进团体的决定产生，在团体过程中更愿意去聆听和接纳别人的意见，为团体能更加忍受痛苦和挫折，对来自团体之外的批评和攻击会立即予以还击。

有强凝聚力和成效的团体所具有的特征：

（1）成员集中于此时此地，直率地讨论在团体中的所感所为。

（2）成员感到自己被团体包容，被接纳、被尊重。

（3）成员更能够确定自己的目标和关心的问题，而且学会为自己承担责任。

（4）成员愿意在团体之外工作和实践，以实现行为的改变，并愿意把实践中遇到的困难带到团体中讨论。

（5）成员在团体中相互倾听，并共同从事有成效的工作。

（6）团体成员不断评价他们对团体的满意程度，并会采取积极的步骤做出调整。

三、团体凝聚力的测量

与凝聚力的单维概念相对应，一些研究者在凝聚力测量中倾向于将其视作单维变量进行操作。Gross（1952）的凝聚力量表是被使用频率最多的量表之一，这个量表使用的是根据 Festinger 的凝聚力定义建立的单维测量方法，研究表明这个量表是个稳定的单维结构。

另外，由 Evans 等（1986）开发的团体态度量表用 20 个条目来测量团体对于成员的吸引力。Lese 等（2000）根据亚隆的疗效因子理论开发了自陈式治疗因素量表，其凝聚力分量表包含 9 个条目。这些单维测量主要通过评估个体对团体的态度以及在团体中的感受来说明团体的凝聚力状况，结果明确，易于分析，但反映的凝聚力信息有限。

凝聚力概念的多维建构在测量中也有所体现。Piper 等（1983）开发的凝聚力量表有 9 个题目，包括积极品质、对领导角色的不满、人际相容性三个维度。MacKenzie 在 1983 年开发的团体氛围量表是一款测量团体过程中关系状况的自陈式量表，是目前被使用最广泛的工具之一，包含投入、回避和冲突三个维度，共有 12 个条目（Johnson et al，2006）。Stokes（1983）开发了三因素团体问卷，包括风险承担、对团体成员的吸引以及工具价值三个方面，共 13 道题目。多维测量丰富了凝聚力评估的内容，对凝聚力感受进行了细分，同时增加了一些反映凝聚力行为表现的测量，比如支持、投入、冲突等。凝聚力的自陈式测量存在着应答偏差。Budman 等（1987）开发了一个对团体治疗过程进行客观评估的工具"哈佛社区健康计划 – 团体凝聚力量表"，其有五个分量表，退缩 – 专注自我 VS. 兴趣 – 卷入；不信任 VS. 信任；破坏 VS. 合作；口出恶言 VS. 表达关心；茫然 VS. 聚焦。这种观察评估完全放弃了对凝聚力态度及感受的评定，而只从行为表现出发来测量凝聚力。这一方法有效克服了主观评估带来的误差，但由于其操作困难而并未得到有效推广。

将凝聚力的结构和内容两方面综合探索，Johnson 等建构了凝聚力的三维结构，Krogel（2008）在这一基础上开发了团体问卷，包括三个维度，共40个7级计分条目。这一探索拓展了凝聚力测量层面，细分了凝聚力感受、表现类型及来源，从多个层次评估凝聚力的状态。在最近的研究中，Hornsey（2012）等还尝试用一道图画题目来测量凝聚力，让成员从六幅图画中选择一幅来形容自己对于凝聚力的感受，经检验证明非常有效。

对凝聚力的测量方法还有很多，并没有一种测量方法得到广泛认可，在研究中探讨这一变量时使用的工具比较多样。目前，MacKenzie 的团体氛围量表、Lese 等的治疗因素—凝聚力分量表及 Piper 的凝聚力量表是美国团体心理治疗协会（AGPA）所推行的临床效果标准化测量中指定的评估团体过程的工具（Strauss，Burlingame，& Bormann，2008）。

对凝聚力的测量，实际上反映的是测验编制者对凝聚力的看法。这种测量方法上的不一致，在一定程度上也反映了对凝聚力概念理解的不统一。有些测验试图测量凝聚力的本质，有的则试图通过一些外显内容获得凝聚力的客观指标（例如出勤率）或特征，有些内容可能仅是凝聚力的促成因素，而非凝聚力本身（例如倾听、自我暴露等）。

笔者在前人研究的基础上，从团体成员及团体领导者对团体凝聚力的感受描述出发，开发了一套30题的凝聚力问卷。测量计分采用7级李克特式量表，1～7分别对应"完全不符""比较不符""有点不符""说不清""有点符合""比较符合""完全符合"。

因素1由10道题目构成，分别是"我觉得团体本身很吸引我""我觉得在团体中有一种归属感""团体成员彼此之间有很深厚的联结""在结束时我对这个团体会有很多情感上的不舍""在这个团体里，我一想到要去见他们就会觉得挺开心""离开之后我会对这个团体很怀念""我觉得团体本身很吸引我""在团体中大家都觉得心靠得很近""在整个团体中大家会有一个共同的期望""团体有一种力量让我们聚在一起，觉得我们是属于一个地方的"，这些题目均是反映成员之间以及成员与团体之间的情感联结。因此，将该因素命名为"情感联结"，主要反映的是团体中成员在情感上的紧密程度。

因素2由10道题目构成，分别是"我在团体中不太投入，过程中觉得自己分享不分享无所谓""这个团体跟我没有关系，讨论不会对我有什么帮助""在团体里我基本上没有投入，都在冷眼观察""我不认可这个团体的目标""这个团体其实有特别多阻抗，我会觉得交流很不顺畅""在团体里我只是说一些很表面的话""在团体里大家都会有很多顾虑，彼此不信任""我觉得自己在团体中一直是在忍受的状态""在团体里我感觉很无力，很不舒服""团体成员参与不积极，有人只是坐在那儿干别的"，这些题目均是反映成员在团体过程中不愿意投入团体以及在团体中的负面感受。因此，将该因素命名为"团体回避"，主要反映的是团体中成员与团体保持距离的程度。

因素 3 由 10 道题目构成，分别是"在团体中我们能够相互维护，相互扶持，相互理解包容""在团体中，我能感到互相的欣赏和鼓励""在团体中，我们都在彼此真诚关注""在团体中我们彼此有很多很真实的互动""大家在团体开始前会坐得很近，互相打招呼""在团体中，我能感受到彼此在情感上的关心和支持""我想起团体和其中的每一个人时，觉得都是那么鲜活""在团体中，我能感受到其他成员对我的帮助""我在团体里特别愿意表达，跟大家暴露一些我原来可能不愿意暴露的东西""我们在团体中能够直接对彼此表达负面的感受"，这些题目均是反映成员之间情感、语言以及行为上的互动，通过互动表达凝聚在一起的状态，因此将该因素命名为"团体互动"，主要反映的是团体中成员的投入程度。

第三节　团体凝聚力的影响因素

一、团体领导者的影响与权威

团体领导者的特点，如团体领导者的作风和领导方式，以及团体领导者个人的素质等，都会直接或间接地影响团体凝聚力。

二、团体的外部压力

团体所遇到的外部压力，也能够在一定程度上促进团体凝聚力的提高。有关的社会心理学研究证明，来自团体外部的压力，无论是积极的（如各种荣誉性竞赛、竞争、评优活动等）还是消极的（如团体领导者对团体的批评、处分或惩罚等），都会较为显著地提高团体凝聚力。

三、团体活动的定向

团体活动既可以团体定向，也可以个体定向。一般来说，团体定向（团体成员所承担的任务相互联系，形成一个目标体系）有利于团体凝聚力的提高，而个体定向（团体成员所承担的任务联系不大或彼此孤立）则不利于团体凝聚力的提高。

四、团体成员的集体意识

团体成员的集体意识，是指团体成员对团体的态度和接受与认同的程度，主要包括团体成员对团体的归属感、责任感、荣誉感，以及作为团体成员的成就感和满足程度等。

五、共情与团体凝聚力

共情是心理咨询中非常重要的一个概念，对共情的理解大体上分为三类：第一类是将其视为人格特质或者能力，指能够体会他人的主观感受；第二类是将其视为在与人交流过程中对他人进行回应的一种情绪状态；第三类是将其视为多阶段的动态体验过程。尽管对共情有不同的理解，但一般认为共情是指一种能够从对方的角度去感知、去思考、去行动的理解过程（刘聪慧，王永梅，俞国良 & 王拥军，2009）。研究表明共情对于心理治疗过程及效果有积极的作用（Schnur & Montgomery, 2010）。Persons 和 Burns 用一份10 个条目的问卷来测定治疗过程中治疗师带给来访者温暖、信任和共情的感受，发现在治疗抑郁的过程中，患者对于治疗性温暖及共情的感知和抑郁改善程度存在正相关（Persons & Burns, 1985）。如果治疗性共情和抑郁改善存在相关，那么这种关系可能是直接的，也可能是间接的。共情可能导致的是患者情绪的提升，换言之，治疗性共情可能提升的是患者的自我改善动机，从而导致抑郁症状的缓解。为了进一步确定治疗性共情和疗效之间的关系，Burns 等又继续对认知行为疗法治疗抑郁的过程中治疗性共情对恢复状况的影响进行了研究，发现在控制了一些变量之后，治疗性共情对于抑郁的改善程度存在显著的影响（Burns & Nolen-Hoeksema, 1992）。团体咨询领域的研究者也发现共情与咨询效果之间存在着显著的相关关系（Roark & Sharah, 1989；

Roffers & Waldo, 1983)。Greenberg 等对共情和咨询效果之间关系的研究进行分析发现,有四个因素对两者之间的关系起调节作用,分别是共情影响下的咨访关系、共情影响下的矫正性情感体验、共情影响下的认知情感过程、共情影响下的自我治疗积极性(Greenberg, Watson, Elliot, & Bohart, 2001)。在团体咨询中,咨访关系就相当于团体成员之间以及团体成员与团体领导者之间的关系,而这一关系就是团体凝聚力。团体领导者的共情,不仅能够促进成员之间的互动,而且能够增进成员彼此理解,同时对成员产生良好的示范作用,成员之间的共情能够帮助成员更好地理解彼此,并由此带来深入的接纳和温暖的氛围,这都有助于提升团体凝聚力。

六、自我表露与团体凝聚力

自我表露是指个体将个人信息以及内心的真实想法、感受或体验与他人进行交流的过程(蒋索,邹泓 & 胡茜,2008)。自我表露在心理咨询领域受到广泛关注,咨询过程中咨询师与来访者的自我表露对于咨询效果的影响是一个重要的研究主题。在咨询过程中,适当的自我表露能够增加亲密性,提升交流的深入水平,促进咨访关系的发展,并且能够推进咨询的深度,增进咨询效果(Farber, Berano & Capobianco, 2004)。自我表露的数量和治疗效果的关系并不显著,而自我表露的质量(表露的内容和表露的深度)及来访者表露的时间,与治疗效果存在显著相关(Farber, 2006)。Roark 等(1989)的研究发现在治疗团体中,自我表露和团体凝聚力存在显著正相关,Bunch 等的研究表明自我表露的增加与成员之间心理距离的缩短相伴随(Bunch, Lund, & Wiggins, 1983),Stokes 等用实验方法验证了自我表露的增加能够带来更高的凝聚力(Stokes, Fuehrer, & Childs, 1983)。Tschuschke 等的研究也表明自我表露可以增强凝聚力,带来更好的团体效果(Tschuschke & Dies, 1994)。

七、其他因素

团体的规模、团体的规范、团体的气氛、团体的形象和团体的社会地位,以及团体成员的个性特征、知识水平、对团体活动价值的认识和认同等,都会在不同程度上影响团体的凝聚。

第四节　增进团体凝聚力的方法

一、增进团体凝聚力的策略

团体成员在团体开始时由于对团体感到陌生、一无所知，所以谈不上有凝聚力。只有随着团体活动的进行，成员从相识到相知，才可能从松散的团体凝聚为一个整体。怎样才能发展、维持和增强团体凝聚力呢？

1. 在团体初期阶段必须培养信任

团体领导者应协助成员发展彼此友好、互动的合作关系。提供机会让团体成员开放而主动地表达他们的顾虑，对成员的意见、情绪表示关心，有助于建立团体信任的气氛。

2. 鼓励团体成员将自己的生活与团体分享

团体领导者可以率先说出对于团体中所发生事情的个人反应，以此鼓励成员大胆发言。当成员表现大胆的行为时，团体应给予鼓励及支持，这样会增强他们与其他人的亲近，从而增强团体的凝聚力。同时，团体应尽量满足成员的个人需求。

3. 明确团体目标，强化团体规范

团体的目标越清楚，个人的目标越具体，成员就越会产生希望而使凝聚力增强。当然，团体目标与个人目标应由成员及团体领导者共同决定。团体领导者应该协助团体建立互相依存的团体目标，以使每位成员都能学习到如何为团体做贡献。既然团体本身是一种有机的组织，那么强化团体规范十分重要。团体规范能够强化成员的团体意识，维护团体的凝聚力。因而，应提倡正向的团体规范，如尊重成员的个人特质，鼓励成员自由地表达意见，成员之间应互相支持、彼此鼓励等。

4. 领导功能交由所有成员分享会增加凝聚力

在专制气氛的团体中，所有决定由团体领导者做出。而在一个合作的团体中，成员自己决定想要讨论的主题，互动的模式是"成员－成员"。在团体咨询中应鼓励所有成员积极主动地参与整个互动过程，对其他人做出反应、反馈。

5. 公开处理团体内冲突可增强凝聚力

在团体中，冲突是不可避免的。当冲突发生时，团体领导者应该察觉到冲突的来源，公开处理成员意见上的差异，使成员间真诚地交换意见，从而增强凝聚力。

6. 增加团体的吸引力可强化凝聚力

团体吸引力与凝聚力关系密切。团体对成员吸引力越大，则凝聚力越强。如果团体所讨论的事、所组织的活动使成员感兴趣、积极参与，团体成员相互尊重、互相支持，团体必然有吸引力。团体内部的合作有助于团体成员之间的沟通和提高心理相容程度，有助于提高团体内部的一致性，有助于提高团体成员对团体的向心力，有助于提高团体凝聚力。

7. 多组织团体活动

活动是团体存在的基本条件，也是增强团体凝聚力的杠杆。团体活动不仅可以促进团体成员之间的交往和合作，而且可以促进团体成员形成一致的认识和态度，增进团体成员之间的相互了解，使团体成员之间关系融洽，从而形成良好的人际关系。因此，多举办一些有意义的活动，如工作坊、研习会、联谊会，让成员有机会探讨自己的问题、困难及创造一些属于该团体的经验，不仅对增强团体的凝聚力具有重要意义，而且对团体的巩固和发展也有重要作用。

8. 利用外部影响

外部的影响和压力，如来自其他团体的竞争，可以有效地促进团体凝聚力的提高。有效与适当地利用外部压力，让团体感受一些外来的威胁，或设计一些善意的竞争场面，可以刺激和强化成员忠于自己团体的迫切感，增加团体的凝聚力。

二、提升团体凝聚力的结构化练习

1. 信任之旅

目的：通过助人与受助的体验，增强对他人的信任与接纳。

时间：约 60 分钟。

准备：指导者事先选择好盲行路线，道路最好不是坦途、有阻碍，如上楼、下坡、拐弯，最好室内外结合。每人准备蒙眼睛用的毛巾或头巾。

操作：团体成员两人一组，一位做盲人，一位做帮助盲人的人，盲人蒙上眼睛，原地转三圈，暂时失去方向感，然后在帮助人的搀扶下，沿着指导者选定的路线，带领"盲人"绕室内外练习。其间不能讲话，只能用手势、动作帮助"盲人"体验各种感觉。练习结束后两人坐下交流当"盲人"的感觉与帮助别人的感觉，并在团体内交流。然后互换角色，再来一遍，再互相交流。交流讨论集中在以下几个方面：对于"盲人"，你看不见后是什么感觉；使你想起什么；你对伙伴的帮助是否满意，为什么；你对自己或他人有什么新发现；对于助人者，你怎样理解你的伙伴；你是怎样想方设法帮助他的；这使你想起什么。

2. 红色轰炸

目的：学习发现别人的优点并欣赏之，促进相互肯定与接纳。

时间：约 50 分钟。

操作：5～10 人一组围圈坐。请一位成员坐或站在团体中央，其他人轮流说出他的优点或长处（如性格、相貌、处事……）。被称赞的成员说出哪些优点是自己以前察觉的，哪些是不知道的。每个成员到中央接受一次大家的红色轰炸。规则是必须说优点，态度要真诚，努力去发现他人的长处，不能毫无根据地吹捧，这样反而会伤害别人。参加者要注意体验被人称赞时的感受如何；怎样用心去发现他人的长处；怎样做一个乐于欣赏他人的人；练习结束时，大家心情愉快，相互接纳性增高。此练习一般适合比较熟悉的成员间使用。

3. 信任考验

目的：增强成员间的相互信任。

时间：约 50 分钟（8～10 人团体）。

准备：纸、笔。

操作：指导者让成员从下列事件中选择一个写在纸上：①最怕发生的事；②最不敢想的事；③最不容易忘记的事；④从未告诉过别人的事。等全体成员写完后，指导者请其中一位朗读自己所写的，然后问他能不能对外公开，如果不能，是否可以告诉某人，表示可以向谁吐露，并说明原因。接着请其他组员发表意见，说说各自的看法，认为这件事可以告诉谁。看一看个人与其他成员的选择有无区别，为什么。成员依次发言。最后讨论时重点放在对团体内成员间的信任有什么发现；团体内哪些行为阻挠彼此间的信任；为获得别人的信任有什么办法等问题。

4. 同舟共济

目的：集思广益，团体合作，创新思维，努力尝试，靠团体力量克服困难、达成目的。

时间：约 50 分钟。

准备：每组 1 张大报纸（或其他替代物），可视为大海中的一条船，每组 8 人。

操作：练习开始时，指导者要求将报纸铺在地上，代表汪洋大海中的一条船。之后，需要团体成员 8 人同时站在船上，一个也不能少，必须同生死共命运。随后让成员想方设法，使全体成员同时登上船。行动之前团体可以充分讨论，拿出最佳方案。常常会出现成员同心协力，集思广益，使用人拉人、人背人、叠罗汉等各种方法，体现团体的合作。当任务成功完成后，团体领导者可以要求将船的面积减半，继续实验。完成后可以继续将面积减半，随着难度增加，成员也会越来越努力，团队的凝聚力空前提高。在练习的过程中，成员会忽略性别、年龄等因素，全组一条心，练习的结果常常出乎成员的想象，成员创造性地发挥智慧，也会充分体会到团结合作的力量。

参考文献

［1］　樊富珉 . 团体心理咨询 [M]. 北京：高等教育出版社，2005.

［2］　贾烜 . 团体辅导中的凝聚力及其影响因素 [D]. 北京：清华大学，2014.

［3］　贾烜，樊富珉，鲁小华 . 团体心理治疗中凝聚力的概念及测量研究述评 [J]. 心理科学，2013, 36（6），1476-1479.

［4］　吴秀碧 . 团体咨询与治疗——一种崭新的人际 - 心理动力模式 [M]. 北京：中国轻工业出版社，2018.

［5］　ALONSO J T. Cohesion's Relationship to Outcome in Group Psychotherapy: A Meta-

Analytic Review of Empirical Research [D]. United States-Utah: Brigham Young University, 2011.

[6] BERNARD H, BURLINGAME G, FLORES P, et al. Clinical Practice Guidelines for Group Psychotherapy [J]. International Journal of Group Psychotherapy, 2008, 58(4), 455-542.

[7] BURLINGAME G M, MCCLENDON D T, ALONSO J T. Cohesion in group therapy [J]. Psychotherapy, 2011, 48(1), 34-42.

[8] BUTLER T, FUHRIMAN A. Curative factors in group therapy: A review of the recent literature [J]. Small Group Behavior, 1983, 14(2), 131-142.

[9] JOHNSON J E, PULSIPHER D, FERRIN S L, et al. Measuring group processes: A comparison of the GCQ and CCI [J]. Group Dynamics: Theory, Research, and Practice, 2006, 10(2), 136-145.

[10] KIVLIGHAN D M, LILLY R L. Developmental changes in group climate as they relate to therapeutic gain [J]. Group Dynamics: Theory, Research, and Practice, 1997, 1(3）, 208-221.

[11] YALOM I D, LESZCZ M. 团体心理治疗—理论与实践（第 5 版)[M]. 李敏，李鸣，译. 北京：中国轻工业出版社，2010.

第五章

团体辅导领导者的胜任特征

::: 肖丁宜 :::

北京科技大学心理中心教师

清华大学心理学硕士

第一节　团体领导者的胜任特征

一、胜任特征的概念

在讨论本章内容之前，我们需要先界定几个概念。

"胜任特征"这个词来源于拉丁语 competere，意思是"适当的"。其英文是 competency，也有研究使用 competence，两者在英文文献中常互换使用。胜任特征常常与 skill，ability，talent 等同时使用。国内对 competency 有多种翻译，常见的有"胜任特征""胜任力""胜任素质""素质""素质模型""能力素质模型""资质""能力"等。"胜任特征"一词通常在学术研究中使用。在企业人力资源管理领域多使用"胜任力"，这个词被更多人所接受和使用。考虑到学术研究的使用习惯，本书主要使用"胜任特征"一词。

本书所说的胜任特征是指个体在完成工作中所具备的各项个体特征。这里所说的个体特征可以是知识、技能、态度、动机、特质、价值观、社会动机或自我形象。

胜任特征分为基准性胜任特征和鉴别性胜任特征。基准性胜任特征是指能够胜任工作的个体所需要具备的个人特质。鉴别性胜任特征是指能够将卓越者与绩效一般者区分开的个人特质。

本书涉及胜任特征模型的概念，这个概念是针对具体职业来讲的，指的是从事某个职业，工作绩效达到合格或卓越，个体在各项胜任特征上所应达到的最低标准，是各项胜任特征的集合。

二、胜任的团体领导者特征

胜任的团体领导者需要有特殊的人格特质，应该是一位专业的、受过训练的、有足够能力的团体领导者。国外也有研究表明团体领导者的资历、经验和技能对团体心理咨询的效果产生影响，团体领导者的人格特质也会影响到团体的效果。

一名胜任的团体领导者必须首先是一名胜任的心理咨询师。

在美国，要注册成为一名团体领导者，首先要完成个别心理咨询师的专业教育与训练，然后完成以下专业学习和训练：①团体理论及实践学习（12学时以上）；②作为团体领导者或协同团体领导者实际带领团体（300小时以上）；③接受已注册的团体领导者督导（75小时以上）。

美国团体工作专业协会颁布的《团体工作者专业训练标准》（1983年修订版）（*Professional Standards for Training of Group Counselors*，1983）中规定，一个合格的团体领导者必须有知识能力和技术能力，并有督导下的临床团体经验。美国团体工作专业协会（1998）在界定团体领导者的胜任特征时，特别强调自我觉察、对团体成员世界观（worldview）的觉察，以及多种干预策略。

Slavson（1962）对团体领导者的个人特质提出了如下要求：（1）稳定性和判断力。情感自由带来的稳定性，安全、平衡的判断力，基于健康的人生观与价值观的现实感知能力；（2）直觉和洞察力；（3）同理心和同情心。治疗师经历过或者正在经历着与来访者相似的痛苦；（4）想要帮助人的愿望；（5）有想象力；（6）对自身状态的觉察。不受困于对自身能力、思维过程的自恋，能够觉察到自己的状态改变，并能控制和处理它们；对挫折和失败的忍耐能力；（7）其他需要，如团体领导者的经验、个人背景和性格能够保证他在坦诚的团体中感到舒适，等等（樊富珉，2005）。

Parker（1972）提出高效能的团体领导者的五种特质："广泛的个人经验，

自觉，接纳，善于表达情感，个人的安全感"（樊富珉，2005）。

Jacobs，Harvill 和 Masson（1988）认为成功的团体领导者的人格因素应为：关心、开放、弹性、温暖、客观、可信任、诚实、有力量、忍耐、敏感、自觉、喜欢人，无论与己还是与人相处都自如而安全，身处权威亦安然，对自己的领导能力有信心，有能力洞察他人的心理健康水平（樊富珉，2005）。

Acobs 等提出有成效的团体领导者的特征：关怀、坦白、灵活、温和、客观、值得信赖、诚实、强壮、耐心和敏感，以及与他人和睦相处，喜欢他人，在权威位置上感到舒适，对自己的领导能力有信心，对他人的情感、反应、情绪、言语产生同感的能力（樊富珉，2005）。

Coreys 和 Callanan（1988，1994）提出了团体领导者应具备的 17 项特征：（1）良好意愿，对他人的兴趣，尊重他人，信任他人；（2）体会他人的情绪，对团体成员充满感情；（3）认识自己的能力，并接纳自己；（4）学习不同治疗流派的理论技巧，形成稳定风格；（5）与人分享想法和情绪；（6）尊重自己，欣赏自己，肯定自己的价值，善于与他人建立关系；（7）愿意发挥示范作用；（8）愿意冒险，敢于承认曾经的错误；（9）具备成长意愿，不断探索自我，扩展自己的眼界；（10）有幽默感；（11）对人生模糊性的忍受力；（12）同理他人的经验；（13）关心他人的福利；（14）投入工作，从工作中找到意义；（15）以现在为导向；（16）觉察自己和他人；（17）诚信。

Corey 等人（2010）提出有效团体领导者的个人特质包括：勇气，愿意示范，在场，良好的意愿、真诚和关爱，相信团体过程，开放，非防御性地应对批评，觉察自己的文化，愿意寻求新的经验，个人力量，耐力，自我觉察，幽默感，创造性，个人投入和责任。

林孟平（1993）提出团体领导者的特征：（1）接纳自我、自爱自信；（2）知觉自己，把握环境；（3）肯定自我，了解自己并欣赏自己；（4）投入团体过程，以身作则；（5）内心和谐；（6）严格要求自己，愿意作为典范；（7）接纳个人的需要；（8）清楚个人价值观；（9）信任团体成员，相信团体的功能；（10）不断成长；（11）有力量，勇于创新（林孟平，1993；樊富珉，2005）。

樊富珉（2005）认为成功的团体领导者应具备：（1）良好的人格特质；（2）对团体咨询理论的充分理解；（3）掌握基本的领导才能与专业技巧；（4）丰富的团体经验；（5）遵守职业道德。其中，良好的人格特征包括：健康的自我形象，敏锐的自我意识，建立良好的关系的能力，不断成长的意愿（樊富珉，2005）。

吴玲等人（2007）认为，团体领导者的胜任特征可以归纳为知识能力素养、心理素养和基本技能三部分。其中，知识能力素养包括：对团体心理咨询理论有充分的理解，构建自己的团体心理咨询理论；广博的知识与实践经验；基本的领导才能；具体的组织领导团体的能力。心理素养包括：良好的人格特质（健康的自我形象，自爱自信，敏锐的自我意识，建立良好关系的能力，不断成长的愿望，勇于创新）；基本态度（对来访者无条件的积极关注，共情，真诚）；遵守基本职业道德（以成员利益为重，保守秘密，尊重成员隐私权等）。基本技能除了共情、积极倾听、澄清、支持、发问、反馈、面质等个体咨询技巧外，团体领导者还应具有一些团体中的特有技巧，如开启、催化、保护、折中、联结、调律、摘要、整合等（吴玲等，2007）。

李国强等人（2003）认为要成为团体领导者，首先要掌握团体咨询的理论与应用，拥有广博的知识和经验。然后，在职业素质方面，应具备良好的心理素质，对组员能够做到同情、尊重与真诚。此外，团体领导者应该具备设计组织、引导促进、信息表达的能力。

团体领导者应具备良好的人格特质、组织领导团体的能力，理解和掌握团体的理论并构建自身团体理论的框架，掌握并熟练使用团体咨询的基本技巧。此外，团体领导者还应将团体的经验与个别咨询的经验相结合，并遵守基本的专业伦理道德（廖秀红，2009）。

肖丁宜等（2012）在研究中提出了团体领导者的胜任特征模型，指出了合格的团体领导者所需的基准性胜任特征，和卓越的团体领导者所需的鉴别性胜任特征。

第二节　团体领导者的胜任特征模型

在肖丁宜等（2012）提出的团体领导者的胜任特征模型中，团体领导者的胜任特征被分为基准性胜任特征和鉴别性胜任特征，并组成了 10 个胜任特征族。

一、基准性胜任特征与鉴别性胜任特征

基准性胜任特征是指合格和优秀的团体领导者都需具备的胜任特征；鉴

别性胜任特征则指能够将优秀的团体领导者与合格的团体领导者相区别的胜任特征。团体领导者胜任力模型见表 5-1。

表 5-1 团体领导者胜任特征模型

胜任特征族	基准性胜任特征	鉴别性胜任特征	基准性胜任特征与鉴别性胜任特征共有
专业素养	专业知识	专业知识	专业知识
分析判断	洞察力 观察力 变化觉察 把握环境 判断力	洞察力 观察力	洞察力 观察力
思维认知	分析性思维 全面思考 条理性思维	分析性思维 全面思考	分析性思维 全面思考
行动能力	目标明确 解决问题 灵活应变 积极主动	目标明确 解决问题	目标明确 解决问题
个人成长	自我觉知 真诚 反思能力 压力承受 情感表达	自我觉知 真诚 勇于尝试 意志坚定 稳定性	自我觉知 真诚
积极心态	积极自我评价 关注他人积极面	积极乐观	—
沟通交流	同理心 人际理解力 沟通能力	同理心 有耐心 倾听能力	同理心
友善待人	尊重他人 包容他人 关心他人 助人愿望	尊重他人 包容他人	尊重他人 包容他人
管理驾驭	影响力 指导和培养他人	驾驭能力	—
伦理规则	敬业负责	遵守规则	

　　该胜任特征模型共包含30项基准性胜任特征和20项鉴别性胜任特征。其中有12项，既属于基准性胜任特征，也属于鉴别性胜任特征，这意味着在这些条目上，合格的团体领导者应该具备基本的素质，而成为优秀的团体领导者，还需要有进一步的提升。

　　从模型中可以看到，无论是合格的团体领导者所普遍具备的基准性胜任特征，还是优秀的团体领导者区别于合格团体领导者的鉴别性胜任特征，都不仅包括知识技能，也涉及团体领导者的人格特质。

　　胜任特征模型中的10个胜任特征族分别是：（1）专业素养；（2）分析判断；（3）思维认知；（4）行动能力；（5）个人成长；（6）积极心态；（7）沟通交流；（8）友善待人；（9）管理驾驭；（10）伦理规则。

　　团体领导者的培训和选拔，应该在这10个维度上有针对性地进行。

二、基准性胜任特征的定义

　　合格的团体领导者，需要在这些基准性胜任特征上有较好的表现，见表5-2。

表5-2　团体领导者的基准性胜任特征的定义

胜任特征族	基准性胜任特征	定　义
专业素养	专业知识	与心理学及团体相关的理论或实践知识，包括诊断方法及团体技术，以及对知识的应用
分析判断	洞察力	在观察活动中不止于表面现象，还能够深入认识事物或问题的能力
	观察力	观察环境或人际互动的能力
	变化觉察	对变化的感知能力和洞察力
	把握环境	感知及把握环境的能力
	判断力	评估信息和行动措施，做出符合逻辑的、不带偏见的决定
思维认知	分析性思维	对所获信息进行评价、整合和比较，从而得出符合逻辑的结论和推论
	全面思考	分析和处理问题时根据客观事物所具有的特征，考虑到事物的整体的一种思维方式
	条理性思维	思维过程有条理

（续）

胜任 特征族	基准性 胜任特征	定　义
行动能力	目标明确	有明确的目标
	解决问题	解决现存或预见到的各种问题的能力
	灵活应变	为达成工作目标，愿意并能够调整自己偏好的做事方式
	积极主动	能够在他人要求或形势所迫之前发现问题，并在实际工作和学习中积极主动地采取行动，而不是坐等任务分配
个人成长	自我觉知	了解自己，能够认识到自己的状态，并觉知到自己的改变
	真诚	与人相处时真实诚恳，对人坦诚相待
	反思能力	以事件或活动为思考对象，对自己及他人的想法、决策或行为以及由此产生的结果进行审视、分析和调整的能力
	压力承受	在压力下，或遭到反对时，维持稳定表现
	情感表达	能够通过语言或其他形式表达出自己的情感
积极心态	积极自我评价	是一种积极的心态，具备这种心态的人关注自己的积极面，善于通过各种方式肯定自己的优点，对自我的评价比较正面，也容易记得他人对自己的正面评价
	关注他人积极面	习惯于关注他人身上积极的一面，并给予他人支持
沟通交流	同理心	站在当事人的角度和位置，客观地理解当事人的内心感受，且把这种理解传达给当事人的一种交流方式
	人际理解力	能够觉察、理解和预测他人的想法、情绪和行为，能够察觉自己与他人、他人之间的关系
	沟通能力	围绕目标，根据对象特点，有效交流信息和想法的能力
友善待人	尊重他人	重视且不侵犯他人的尊严、隐私、权利和意见
	包容他人	接纳他人的情绪和行为
	关心他人	把他人或他人的事情放在心上，重视和爱护他人
	助人愿望	想要帮助他人
管理驾驭	影响力	可以影响他人想法和行为的能力
	指导和培养他人	对他人进行指导，或有意识地帮助他人成长
伦理规则	敬业负责	能够清晰认识到自己的职责，对待工作态度认真，承担应有的责任与义务

上述是各个基准性胜任特征的定义，为了帮助读者清晰地理解这些胜任特征，下表列出其外延描述，如表 5-3 所示。

表 5-3 团体领导者的基准性胜任特征定义的外延

胜任特征族	基准性胜任特征	外延
专业素养	专业知识	• 心理学基础知识 • 判断他人的心理健康状况所需的知识 • 团体辅导、咨询或治疗的基础知识及理论 • 对团体心理咨询理论有充分的理解 • 团体动力学的知识 • 对团体变化及其发展过程的了解 • 不同治疗学派的理论与技巧 • 有意识地使用团体咨询的技巧，如澄清、邀请成员进行讨论等（强调"有意识"） • 使用提升团体凝聚力的技术 • 有意识地促成团体成员之间产生互动（有意识使用时，这是一种技术，因此编为专业知识） • 对专业知识进行应用
分析判断	洞察力	• 能够觉察他人的状态 • 有能力发现他人的心理健康状况（同时编为专业知识） • 有一种无意识的敏感性 • 敏锐地觉察到重要的东西或事件 • 能够透过表象看到事物的本质 • 理解情境所暗示的含义的能力 • 善于集中精力，能很快读懂形势，作为解决问题的起点 • 具备较高的体察自我和他人的情绪、感受的能力，能够通过表情、语气和肢体等非言语信息，准确判断和体认他人的情绪与情感状态
	观察力	• 发现一些重要或关键的事物 • 看到事物的细节或者互动的事件 • 能够发现极其微小的容易被忽略的东西 • 敏锐地观察到人际互动中发生的事情
	变化觉察	• 敏锐地觉察到环境、政策以及工作条件的变化 • 能够感知团体的变化（成员状态等） • 能够感知组织外界的变化，了解环境中变化的信息 • 能够看清变化趋势以及可能的最终形态
	把握环境	• 关注外部环境，花时间于感知外部环境 • 识别环境变化信息背后的原因及相互关联的变动模式 • 把握环境信息变化带来的可能机遇 • 了解环境变化与团体的关联和互动模式

（续）

胜任 特征族	基准性 胜任特征	外　　延
分析判断	判断力	• 在信息不全的情况下，也能够做到当断则断 • 做决定时能够因地制宜，对具体情境的特殊性有深刻理解 • 基于相关知识、经验和信息做决定
思维认知	分析性思维	• 将事物整体分解为多个部分，并看到相互间的联系 • 运用合理的演绎推理和归纳推理，思路清晰 • 对事件发生的原因进行分析推理 • 从多个角度分析造成问题现状的各种原因 • 对问题的解释合理，找到问题发生的根源 • 进行理性的分析
	全面思考	• 在分析和处理问题时，以整体或全局为着眼点，对事情全面思考 • 搜寻信息时，考虑到事物的多方面 • 兼顾到团体内外的事情 • 能够分清主次轻重 • 将事物构成的各个部分进行整合 • 理解任务各部分的关系，认真考虑要做的事情的优先性
	条理性思维	• 思考方式有条理 • 按照事情的重要性或紧迫性逐步开展工作
行动能力	目标明确	• 采取行动前，明确要达到的目标 • 有针对性地采取行动 • 设定明确的工作目标 • 制定长期和短期目标，促进任务的完成 • 了解团体的工作目标和当前的工作重点 • 设定明确而现实的个人目标
	解决问题	• 为及时形成最优方案，系统地识别、分析和解决现存或预见到的问题 • 妥善处理突发事件和危机，最大程度减少其负面影响 • 解决紧急事件的能力 • 处理情感问题 • 能够想办法克服困难 • 提出的问题解决方案切实可行 • 能够积极地、执着地寻找有效的方法解决困难、缓解压力
	灵活应变	• 能处理变化的情况，随机应变 • 具有一定的弹性或灵活性，在坚持规则的同时，考虑具体情境的特殊要求 • 不盲从，在必要时对规则进行修改或重新制定规则 • 在获得新信息时能够及时重新评估决策 • 在遇到反对意见时，能够对之前坚持的观点进行修正

（续）

胜任特征族	基准性胜任特征	外　延
行动能力	积极主动	• 当预见到可能出现的情况时，在事情未发生之前主动采取行动 • 不需要他人的提示，凭自己的判断做出行动 • 主动搜集信息，提前做好准备，以应对可能出现的情况 • 在进行团体前做好准备，主动了解团体成员的情况 • 预先判断在落实过程中可能遇到的困难，并事先做一些准备工作 • 展现出高水平的主动性、努力程度
个人成长	自我觉知	• 能够认识自己，觉察和了解自己的优势和劣势，觉察和了解自己的态度和价值观 • 觉察和了解自己身体、心理、精神与心灵等各方面的情况 • 对自己的情况感觉很敏锐，时时意识到自己的状态，持续知觉自己的情况 • 能够觉察自己的情绪状态和行为等 • 对自己和自己的能力有明确或清晰的认识，如知道自己是一个什么样的人，知道自己在什么情况下会做出什么反应 • 了解自己的情绪对他人的影响
	真诚	• 态度真挚、诚恳，使人愿意相信自己 • 待人坦诚，心口如一，表里一致 • 愿意讲出自己的真实想法和感受 • 坦言自己的负面经历，承认自己曾经犯过的错误 • 全身心地投入并参与团体活动 • 开放自己，与他人分享自己的感受
	反思能力	• 能够分析事件成败的原因 • 具备分析自己情绪、想法和行为的能力 • 在来访者的表达中体现出"反思" • 在团体结束之后，发现值得总结的团体过程（成功或失败的） • 通过已经发生的事件，对自己的态度、价值观、能力进行反思 • 在任务结束后，评估过程和结果，总结经验
	压力承受	• 能够忍耐 • 在压力下依然能够正常地工作，该能力还包括在持续的高压环境下能够保持活力和斗志的能力 • 被团体成员挑战，并承受了极大的压力 • 能够将压力转化为动力，更好地完成工作 • 在短时间内处理大量工作，或同时处理多项任务
	情感表达	• 采取恰如其分的语言帮助自己与他人表达情感 • 向来访者反馈自己的情感反应（同时编码为"真诚"） • 通过肢体语言表达情感 • 能够表达出自己的情绪

（续）

胜任 特征族	基准性 胜任特征	外　　延
积极心态	积极自我评价	• 看到他人给自己的正面评价 • 对自己的评价是积极正向的 • 对自我形象的评价较高 • 肯定自己的价值或优点 • 认为自己的缺点对于咨询有帮助 • 欣赏自己 • 认为自己做的事情有意义
	关注他人积极面	• 以积极、正面的视角看待问题 • 认可他人，给予他人支持 • 观察到团体成员的积极面 • 对他人有积极的评价 • 能够看到他人观点的优点
沟通交流	同理心	• 能够设身处地考虑团体成员的处境，让人觉得被理解、被包容 • 换位思考，透过自己对自己的认识，来认识他人 • 在人际交往过程中，能够打破自我中心的思维模式，能够体会他人的情绪和想法、理解他人的立场和感受，并站在他人的角度思考和处理问题，促进相互理解 • 能够将当事人换成自己，设身处地去感受和体谅他人，并以此作为处理工作中人际关系、解决沟通问题的基础 • 同理他人的个人经验 • 能够站在对方的角度去考虑问题，想对方之所想，急对方之所急
	人际理解力	• 能够观察到他人的兴趣和关注点，体会他人的感受，通过他人的语言、语态、动作等理解他人的观点 • 能够理解他人之间的互动，并能理解人际间互动的特殊含义 • 有较强的情感洞察力，通过观察对方的措辞、语调、表情和其他肢体语言，觉察他人未表达的疑惑与情感，把握他人的需求 • 了解所要说服的对象，清楚他们的想法和可能的反应 • 了解自己和他人、或他人之间关系的密切程度
	沟通能力	• 与人进行交流、讨论的能力，善于与人沟通 • 能够区分不同的场合和对象，采用不同的沟通技巧 • 知道如何开始和结束一段对话，了解造成人际紧张和冲突的原因 • 通过与人对话，获得所需的信息和资源 • 知道如何用言语和非言语的方式进行回应以便对话正常进行 • 根据不同的沟通目的，使用不同的沟通策略，信息传递清晰、具体，必要时使用工具辅助 • 了解人的思维习惯和接受信息的方式，了解影响沟通效果的因素

（续）

胜任特征族	基准性胜任特征	外　延
友善待人	尊重他人	• 尊重他人的意见和专业知识，愿意向他人学习 • 与人相处时尊重他人 • 尊重团体成员的隐私和权利 • 愿意倾听他人的想法，即便对自己不欣赏的人也是如此 • 尊重他人独特的个性特长和需要
	包容他人	• 对人包容 • 宽容他人所做的对自己怀有恶意的事情 • 宽容他人所做的自己不喜欢的事情 • 能够容忍不同的意见，甚至是自己不赞同的意见
	关心他人	• 关心团体成员的情况，以成员利益为重，考虑团体成员的长远利益 • 对需要帮助的成员给予适当的关怀 • 对团体成员同理之后，同情团体成员的遭遇 • 表现出对他人的关心，为他人的遭遇感到心疼 • 在采取行动前会考虑他人的感受 • 在安排事务时，能够尽量照顾到对方的需要
	助人愿望	• 当团体成员受到攻击时，能及时采取保护措施 • 保护团体成员免受个人化的攻击（行动反映出助人愿望） • 有助人的行为，考虑助人的行动 • 想帮助人，为了满足他人愿意做出必要的改变
管理驾驭	影响力	• 对他人造成影响，影响他人的情绪或信心 • 设法使他人参与到决策或者行动中来，并赢得其支持 • 使用间接的方式影响他人，例如请专家施加影响来影响他人的决定或行为 • 在经验和知识上领先，使他人愿意依赖于自己 • 通过自己的人格魅力树立权威，在行动上成为他人效仿的榜样，以自身的公平、诚信和一贯的行为赢得他人的信任 • 对团体成员进行有效的干预，调动团体成员的积极性 • 能够用积极的情绪感染他人
	指导和培养他人	• 提供有效而具体的反馈 • 共享信息，有意识地对他人进行指导 • 根据团体成员所要达成的目标来给予指导 • 自觉按规则办事，并督促他人遵守规则 • 鼓励他人，向团体成员传递正面的期待，相信他们想要改变并有能力改变 • 鼓励他人产生新思想、新方法，不打击他人的想象力
伦理规则	敬业负责	• 在带领团体过程中，全身心投入 • 会在团体开始以前先做好准备 • 认为自己在团体中的行为对他人有重要的影响

三、鉴别性胜任特征的定义

鉴别性胜任特征的定义如表 5-4 所示。一位合格的团体领导者如果想要脱颖而出，成为优秀的团体领导者，则需要在以下胜任特征上有更好的表现。

表 5-4　团体领导者的鉴别性胜任特征的定义

胜任特征族	鉴别性胜任特征	定　义
专业素养	专业知识	参见基准性胜任特征中的定义
分析判断	洞察力	参见基准性胜任特征中的定义
	观察力	参见基准性胜任特征中的定义
思维认知	分析性思维	参见基准性胜任特征中的定义
	全面思考	参见基准性胜任特征中的定义
行动能力	目标明确	参见基准性胜任特征中的定义
	解决问题	参见基准性胜任特征中的定义
个人成长	自我觉知	参见基准性胜任特征中的定义
	真诚	参见基准性胜任特征中的定义
	勇于尝试	对于未知的事物，愿意去冒险，敢于去尝试
	意志坚定	在行动中坚定不移，即使遇到重重困难，也能够努力不懈并达成既定目标
	稳定性	想法和行为都具有一致性，受到扰动后仍能保持平衡的状态
积极心态	积极乐观	用积极的方式看待问题，相信事情会变好
沟通交流	同理心	参见基准性胜任特征中的定义
	有耐心	不急躁、不厌烦，能坚持完成一件可能十分烦琐、无聊的事
	倾听能力	能够抓住对话中的重要信息，在对话中表现出积极关注，做出积极的反馈和回应
友善待人	尊重他人	参见基准性胜任特征中的定义
	包容他人	参见基准性胜任特征中的定义
管理驾驭	驾驭能力	控制、支配团体动力、节奏以及团体发展方向的能力
伦理规则	遵守规则	对规则有清晰、明确的认知，在遇到困难或挑战时也能够照章办事

上述是各个鉴别性胜任特征的定义，为了帮助读者清晰地理解这些胜任特征，表 5-5 列出了其外延描述。

表 5-5　团体领导者的鉴别性胜任特征定义的外延

胜任 特征族	鉴别性 胜任特征	外　延
专业素养	专业知识	参见基准性胜任特征中的说明
分析判断	洞察力	参见基准性胜任特征中的说明
	观察力	参见基准性胜任特征中的说明
思维认知	分析性思维	参见基准性胜任特征中的说明
	全面思考	参见基准性胜任特征中的说明
行动能力	目标明确	参见基准性胜任特征中的说明
	解决问题	参见基准性胜任特征中的说明
个人成长	自我觉知	参见基准性胜任特征中的说明
	真诚	参见基准性胜任特征中的说明
	勇于尝试	• 愿意冒险 • 尝试与陌生人建立新的关系 • 面对挑战时，敢于尝试
	意志坚定	• 有主见，自己的想法不容易被他人动摇，遇到反对时仍持有独立的立场 • 遇到挑战或在巨大的压力下能够坚持工作 • 遭遇失败后能够重新出发 • 当遇到不同意见或攻击时不会犹豫不决 • 拥有果断、坚持、不轻易放弃的态度，不达目标绝不妥协
	稳定性	• 行为判断具备前后的一致性，不会随时间而变 • 情绪起伏不会大起大落，拥有一种沉稳的心态 • 在咨询中，形成个人稳定的风格 • 受到干扰时能够保证不偏离原有的标准和方向 • 面对挫折时能够保持情绪的稳定
积极心态	积极乐观	• 更多地发现事情中的积极部分 • 对事情有积极的看法 • 发现生活积极有趣的一面 • 相信自己有美好的未来 • 对事情抱有积极的心态，看到其正面因素多于负面

（续）

胜任 特征族	鉴别性 胜任特征	外　　延
沟通交流	同理心	参见基准性胜任特征中的说明
	有耐心	• 能持续而深入地投入做一件事情 • 对人有耐心，就算那个人很啰唆
	倾听能力	• 愿意耐心地倾听他人的诉说，能够主动倾听他人的观点和想法，能够展现对说话者的关注和肯定 • 听他人说话，并理解他人所表达的意思，包括言外之意 • 能够抓住对方话语的重点和关键，能够从话语中了解对方的情绪和需求 • 适当地进行总结和确认，避免出现误解，能引导对方进行更加详细的解释和说明 • 重视信息分享，用心倾听各方的意见，并根据实际情况及时做出调整和回应
友善待人	尊重他人	参见基准性胜任特征中的说明
	包容他人	参见基准性胜任特征中的说明
管理驾驭	驾驭能力	• 在团体中掌控团体的方向，能够驾驭团体动力、节奏和发展方向 • 变被动为主动 • 监督团体的进程，维持团体的方向 • 能够影响事件的发展变化方向
伦理规则	遵守规则	• 对工作中涉及的各种规则有深入的了解 • 深刻体会到遵守规则的益处，从内心里认同其价值 • 即使面对阻力，也不做违反规则的事

第三节　团体领导者的培养

对与团体相关的理论知识的学习，毋庸置疑是成为团体领导者的必要条件。没有专业知识，无法从事这项工作。但这些知识并不是充分条件，仅仅具备理论知识是不够的，它们不能确保团体领导者胜任团体的工作。团体领导者需要从专业角度来考虑自己的行为，这样才能更好地理解自己对团体产生的影响，团体领导者的自我觉察能力非常重要。

《团体工作者专业训练标准》（2000 年修订版）中规定了两种水平的能力及其训练标准。这两种水平的能力分别是必备知识和专业技巧（Corey，2006）。目前团体领导者的训练除了学习团体理论与实践的课程之外，主要还是通过体验团体并接受督导来学习。在有督导的情况下获得的临床经验对于团体领导者应对团体过程中的挑战，是不可或缺的。Corey（2006）认为团体领导者应该具备参加个人心理治疗或咨询团体、个人成长团体，以及训练性团体和督导性团体的经历。

樊富珉（2005）归纳出训练团体领导者的三个环节：一是团体领导者的个人成长，二是理论学习，三是实际工作中的训练。

参考团体领导者的胜任特征模型，我们也应从这样三个方面进行培训。专业知识，即心理学与团体心理咨询的理论知识，可以通过参加课程和培训来学习、掌握。这些理论知识，团体领导者不能仅仅记住，而要在之后的体验和实践中加深体会，以便达到熟练运用的程度。

其他大部分的胜任特征，如自我觉知、积极自我评价、助人愿望等属于个人的潜在特质，难以改变，需要在个人成长的过程中逐步完善。作为团体领导者，个人成长的方式除了进行个人心理治疗外，还有参加心理咨询团体或个人成长团体。

还有一部分胜任特征，如观察力、人际理解力、反思能力等，则需要在团体实践和督导的过程中积累经验，逐步提升。

依照团体领导者的胜任特征模型，我们需要注意，对合格的团体领导者和优秀的团体领导者的培训重点应有所不同。合格的团体领导者需要具备所有基准性胜任特征。对于学习成为团体领导者的新手，也应该首先重视基准性胜任特征的培养。团体领导者的胜任特征培养模型见表 5-6。

表 5-6　团体领导者的胜任特征培养模型

培养手段	基准性胜任特征	鉴别性胜任特征
理论学习	专业知识	专业知识
个人成长	目标明确、灵活应变、积极主动 自我觉知、真诚、反思能力、压力承受、情感表达 积极自我评价、关注他人积极面 同理心 尊重他人、包容他人、关心他人、助人愿望 指导和培养他人 敬业负责	目标明确 自我觉知、真诚、勇于尝试、意志坚定、稳定性 积极乐观 同理心、有耐心 尊重他人、包容他人 遵守规则
实践与督导	洞察力、观察力、把握环境、变化觉察、判断力 分析性思维、全面思考、条理性思维 解决问题 人际理解力、沟通能力 影响力	洞察力、观察力 分析性思维、全面思考 解决问题 倾听能力 驾驭能力

针对团体领导者的胜任特征模型建立的培养模型与樊富珉（2005）提出的三个训练环节是一致的。

一、团体领导者的理论学习

在胜任特征模型中，理论学习虽然只有"专业知识"这一个项目，但是专业知识内容很丰富，也非常重要。这是团体领导者专业性的基础。

首先，团体领导者需要学习个体心理咨询的所有课程。

《团体工作者专业训练标准》（1983年修订版）中设置了9种知识性胜任特征、17种技巧性胜任特征，以及不同类型的督导下的团体咨询临床实践小时数的基本要求。这些标准中提到的团体咨询，反映出了一些一般性概念，比如计算咨询师的实践小时数，咨询师为多个个体组成的团体提供的任何服务，都应该作为团体咨询。

《团体工作者专业训练标准》（1990年修订版）使用了一个更明确的术语，团体工作（group work），以便涵盖咨询师在团体中进行工作的多种方式；同时，在所有咨询师都需要进行的核心训练之外，对于需要在专业实践中开展团体工作的咨询师还需要有专门的训练；以及对于四种不同性质的专业团体工作做出了区分，这四种团体工作分别是任务/工作团体促进、团体心理教育、团体心理咨询和团体心理治疗。在这个标准实施后的十年里，在不同地区和国家的会议讨论组中，以及通过《团体专业工作者期刊》（*Journal for Specialists in Group Work*），这个标准受到了各种评论和批评。

《团体工作者专业训练标准》（2000年修订版）继承和完善了1990年建立的训练标准。这些继承和完善，参考了1999～2000年间公开讨论和学术辩论中对《团体工作者专业训练标准》（1990年修订版）的反馈。《团体工作者专业训练标准》（2000年修订版）一直沿用至今，它保持并加强的咨询师核心训练和针对团体工作的专业训练之间的差别，规定了核心训练的要求和团体专业训练的指导方针。更进一步，扩展和澄清了专业团体工作的定义，为四种不同的专业团体制定了一套指导原则，保证了各个专业团体之间培训标准应用的均衡性，同时在必要的地方，对其中的不同进行详细说明。与咨询和相关教育项目认证委员会（Council for Accreditation of Counseling and Related Educational Programs）的训练标准一致，《团体工作者专业训练标准》（2000

年修订版）涵盖了内容指导和临床指导。内容指导通过课程工作要求和知识对象的术语来进行描述，临床指导则通过经验要求和技能目标来描述。这一版训练标准也参考了美国团体工作专业协会最佳实践指导（1998）和美国团体工作专业协会多元胜任团体工作者原则（1999）。尽管每一个文件都有自己的组织形式，但是所有文件都包括了团体工作的元素：策划、实施、推进、伦理，以及治疗团体活动参与者的多元胜任能力。

下面的内容大量引用了《团体工作者专业训练标准》（2000 年修订版）。

团体工作者需要的核心训练，即心理咨询师的核心训练，包括知识、技能和经验这些申请硕士学位时咨询师应具备的必要的综合胜任能力。这些核心训练，是参与团体工作者专业训练的必要条件。

团体工作者需要的专业训练，包括知识、技能和经验等需要进行团体工作独立实践的咨询师的必需能力。高级实践的四个领域，包括任务／工作团体促进、团体心理教育、团体心理咨询和团体心理治疗，它们有一些共同的要求，也有一些不同。

（一）团体工作者的核心训练

团体工作者的核心训练课程要求，至少应包括一个研究生课程，强调执业范围、团体工作类型、团体发展、团体过程和动力、团体领导能力以及团体工作者培训与实践的标准。知识和技能的训练，需要考虑以下几个方面：（1）实践的性质和范围；（2）对团体成员及其生活、工作的社会系统的评估；（3）规划团体干预；（4）实施团体干预；（5）带领团体和协同带领团体；（6）效果评价；（7）伦理实践、最佳实践和多元胜任实践。

关于实践的性质和范围，知识目标包括：（1）团体工作及其专业的性质；（2）团体工作理论，包含团体工作中各种分工的相通之处及区分特点；（3）团体工作及其专业性的相关文献。技能目标包括：（1）在选择的专业范畴内，为团体练习准备一份具备专业性的声明书；（2）在团体方案设计和个人经验的解释中运用理论性的概念和科研成果。

关于对团体成员及其生活、工作的社会系统的评估，知识目标包括：（1）在团体工作中，对团体功能的评估；（2）在解释团体成员行为时，运用个人情境因素（如原生家庭、住宅邻里、组织成员、文化成员）。技能目标包括：（1）观察和识别团体过程；（2）观察团体中个体成员的人格特质；（3）提出关于团体成员行为的假设；（4）在解释个人和团体信息时，采纳个人情境因素（如原生家庭、住宅邻里、组织成员、文化成员）信息。

关于规划团体干预，知识目标包括：（1）影响规划团体干预的环境信息；（2）团体成员多样性（如性别、文化、学习风格、团体气氛偏好）对团体成员行为、团体过程和团体工作动力的影响；（3）规划团体工作的原则。技能目标包括：（1）有能力与目标人群进行合作性的沟通，以增强规划团体干预的有效性；（2）对团体工作活动进行规划，包括建立工作目标、详细叙述完成目标的方法、确定评估结果的方法以及验证规划的有效性，并能把这几个方面作为首要目标。

关于实施团体干预，知识目标包括：（1）团体形成的原则，包括团体成员的招募、筛选和选择；（2）团体领导功能有效履行的原则；（3）在决定团体内的工作和团体工作方法时，考虑团体的治疗因素和禁忌；（4）团体动力的原则，包括团体过程要素、发展阶段理论、团体成员角色和团体成员行为。技能目标包括：（1）鼓励团体成员参与；（2）加入、描述、承认、面质、理解和共情性地回应团体成员的行为；（3）加入、承认、澄清、总结、面质和共情性地回应团体成员的陈述；（4）加入、承认、澄清、总结、面质和共情性地回应团体的主题；（5）激发团体成员的分享，为团体成员传递信息；（6）提供适当的自我暴露；（7）保持团体焦点，保持团体在任务上进行工作；（8）在团体的设置中进行反馈和收集反馈。

关于带领团体和协同带领团体，知识目标包括：（1）团体领导的方式及方法；（2）团体的工作方法，包括团体工作方向和专业团体领导行为；（3）协作式团体过程的原则。为了增加团体领导者及协同领导者的合作机会，技能目标包括：（1）参与评价领导者的领导风格和方法；（2）与协同领导者及团体成员进行任务合作；（3）参与协作式的团体过程。

关于效果评价，知识目标包括：（1）在团体工作中，评价团体过程的方法；（2）评价团体工作成果的方法。技能目标包括：（1）在团体互动的过程中评价活动；（2）运用所选的绩效目标进行自我评价。

关于伦理实践、最佳实践和多元胜任实践，知识目标包括：（1）团体工作所独有的伦理道德考虑；（2）团体工作的最佳实践；（3）多元胜任的团体工作。技能目标包括：（1）在规划、观察和参与团体活动中的伦理实践；

（2）在规划、观察和参与团体活动中的最佳实践；（3）在规划、观察和参与团体活动中的多元胜任实践。

（二）团体工作者的专业训练

团体工作者所需的专业训练方案，有明确、翔实的培训理念，能够运用于包括任务／工作团体促进、团体心理教育、团体心理咨询和团体心理治疗等各种类型的团体工作专业人员的训练。

团体工作者专业训练的课程，囊括了大量给学生提供的团体工作各领域专业训练的基础课程。（1）任务／工作团体促进：包括但不限于组织发展、管理和沟通，团体工作促进的理论和实践的课程；（2）团体心理教育：包括但不限于组织发展、学习和社区心理咨询、健康提升、市场、项目研发和评估，组织沟通，团体心理教育的理论和实践的课程；（3）团体心理咨询：包括但不限于常人的发展、健康提升、团体心理咨询的理论和实践的课程；（4）团体心理治疗：包括但不限于正常和异常人类发展、精神和情绪障碍的评估和诊断、精神病理学的治疗、团体心理治疗的理论和实践。

知识和技能的训练，需要考虑以下几个方面的内容：（1）实践的性质和范围；（2）对团体成员及其生活、工作的社会系统的评估；（3）规划团体干预；（4）实施团体干预；（5）带领团体和协同带领团体；（6）效果评价；（7）伦理实践、最佳实践和多元胜任实践。

关于实践的性质和范围，学生应该了解其独立工作的专业领域应仅限于其受过训练并接受过督导的领域。

关于对团体成员及其生活、工作的社会系统的评估，学生需理解并有能力运用评估工具和方法来评估团体成员的个人特质、团体发展与团体动力，以及相关专业领域的过程和现象。学习应该包括但不限于：（1）筛选和评估需要或可能需要干预的人群、团体和个体成员的方法；（2）在团体干预过程中观察成员行为的方法；（3）评估团体发展、过程和结果的方法。

关于规划团体干预，所有完成专业训练的学生都需要理解并有能力设计专业领域相关的团体干预方案。学习内容应包括但不限于：（1）制定干预的首要目标；（2）明确干预的目的和目标；（3）细化在干预中为实现目标所采用的方法；（4）选择在团体会谈中、团体阶段以及团体干预结束时评价团体过程的方法；（5）为团体成员提供把团体经验延伸到现实的方法；

（6）确定评估干预过程中和干预后的效果的方法；（7）验证干预计划的有效性。

关于实施团体干预，所有受训者都应理解并能够实施相关专业领域的团体干预。学习内容应包括但不限于：（1）组建团体的标准，包括招募、筛选、确定以及了解成员的来源；（2）团体促进的标准方法和流程；（3）选择和使用与相关专业领域相匹配的资源；（4）有效地识别可能影响团体干预效果的团体外因素，并建设性地做出应对；（5）运用主流的策略、技术和流程；（6）根据团体发展的阶段调整团体的节奏；（7）有效地识别并应对关键事件；（8）有效地识别并应对破坏性的成员；（9）帮助团体成员总结意义并运用；（10）有效应对心理危机；（11）与团体成员一起完成团体过程及对未来的规划。

关于带领团体和协同带领团体，学生需要理解并运用与专业领域相关的能力，包括团体领导者的个人能力，以及选择协同领导者和管理团体内人际关系的能力。学习内容应包括但不限于：（1）有效的领导者所需的个性和技能；（2）有效的协同领导者所需的人际关系技巧；（3）有效的协同领导者所需的过程技巧（processing skills）。

关于效果评价，学生需要理解并运用在专业领域对团体干预进行评估的相关能力。学习内容应包括但不限于评估参与者的收获和参与者的满意度。

关于伦理实践、最佳实践和多元胜任实践，学生需要理解并运用与专业相关的能力，包括遵守伦理实践、最佳实践和多元胜任实践的准则。学习内容应包括但不限于：（1）与专业领域相关的特有的伦理考虑；（2）与专业领域相关的团体最佳实践；（3）与专业领域相关的特有多元问题。

以上内容包括了与团体工作相关的理论和方法。因为涉及的知识面非常广泛，所以团体领导者应有针对性地学习，主要考虑所带领团体的性质（包括任务／工作团体促进、团体心理教育、团体心理咨询、团体心理治疗），以及所带领的团体成员的文化因素，比如带领多元文化团体需要掌握多元文化的相关理论。如果涉及协同领导者的情况，也需要进行专门的学习。

二、团体领导者的个人成长

在团体领导者的胜任特征模型中，大部分的胜任特征是需要通过个人成长过程来实现的。

Corey（1990）和 Yalom（1996）都强调了团体领导者应积极参与自己的个人成长过程，以此提升自身的心理素质，达到良好的心理健康水平。

团体领导者进行个人成长的方式不仅有接受个人体验，还有参与个人成长团体。参与个人成长团体，可以帮助从业者不仅体验到团体成员的感受，还能够更清晰地看到自己在团体互动中的行为倾向。

团体初学者需要着重培养的个人品质包括：目标明确、灵活应变、积极主动；自我觉知、真诚、反思能力、压力承受、情感表达；积极自我评价、关注他人积极面；同理心；尊重他人、包容他人、关心他人、助人愿望；指导和培养他人；敬业负责。这些个人品质的定义，可以参考本章第三节的内容。

有经验的团体领导者想要更精进，则需要更加重视以下品质的培养：积极乐观；同理心、有耐心；尊重他人、包容他人；遵守规则。

三、团体领导者的实践和督导

在学习带领团体期间，团体领导者应该接受督导的监督和指导。

《团体工作者专业训练标准》（2000 年修订版）中提到，在团体工作者的核心训练中，应包含至少 10 小时（建议 20 小时）观察团体，以及作为团体成员或团体领导者参与团体的经验。

团体工作者的专业训练，对不同类型团体的经验要求是不同的。

对于任务 / 工作团体促进的受训者，要求有至少 30 小时（建议 45 小时）督导下的带领任务 / 工作团体促进的经验，且工作内容应匹配受训者的工作领域（如学校咨询、学生发展咨询、社区咨询、精神健康咨询）。

对于团体心理教育的受训者，要求有至少 30 小时（建议 45 小时）督导下的带领团体心理教育的经验，且工作内容应匹配受训者的工作领域（如学校咨询、学生发展咨询、社区咨询、精神健康咨询）。

对于团体心理咨询的受训者，要求有至少 45 小时（建议 60 小时）带领团体心理咨询的经验，且工作内容应匹配受训者的工作领域（如学校咨询、学生发展咨询、社区咨询、精神健康咨询）。

对于团体心理治疗的受训者，要求有至少 45 小时（建议 60 小时）带领团体心理治疗的经验，且工作内容应匹配受训者的工作领域（如学校咨询、学生发展咨询、社区咨询、精神健康咨询）。

团体初学者需要在实践和督导中着重培养的个人品质包括：洞察力、观察力、把握环境、变化觉察、判断力；分析性思维、全面思考、条理性思维；解决问题；人际理解力、沟通能力；影响力。

有经验的团体领导者想要更精进，则需要在实践和督导中更加重视以下品质的培养：洞察力、观察力；分析性思维、全面思考；解决问题；倾听能力；驾驭能力。

四、对团体领导者能否胜任的评估

对团体领导者能否胜任的评估，除了需要考察当事人对知识技能的掌握情况之外，还需要考虑其胜任特征是否符合基准性胜任特征的各个条目。

按照胜任特征模型来评估团体领导者，可以采用面试法或问卷法。

（一）面试法

常用的面试法有两种，分别是情境面试（SI）和行为描述面试（BDI）。

情境面试通过在模拟的情境中考察当事人的行为反应来评估其能否胜任。

行为描述面试则通过深度挖掘当事人在特定情境中实际做出的行为反应来评价其能否胜任。若要用行为面试法来评估团体领导者能否胜任，需要针对团体领导者的胜任特征设计有针对性的行为面试题。

企业在实际应用中，有时会将两种方法结合运用，通常的做法是通过情境面试发现当事人可能有的胜任特征，再有针对性地询问在某种特定情境下的实际行为事件来进一步评估当事人能否胜任。

针对团体领导者的评估，可能要重点参考督导师的意见。在督导过程中，团体领导者的胜任特征可能得到最为充分的展现。

（二）问卷法

胜任特征模型中关键的胜任特征，可以用问卷进行评估。针对团体领导者的胜任特征模型，如果可以开发出相应的问卷或量表，将会是一个非常方便的工具。

　　问卷可以用于调查团体领导者的胜任特征现状，也可用于考核团体领导者的胜任特征，或评估团体领导者的工作绩效。

参考文献

[1] 樊富珉 . 团体心理咨询 [M]. 北京：高等教育出版社，2005.

[2] 黄光圣 . 简论国内心理咨询师胜任特征研究问题 [J]. 商洛：商洛学院学报，2009（6）：73-76.

[3] 李国强，佟玉强 . 团体咨询组长的基本条件 [J]. 铁岭：辽宁师专学报（社会科学版），2003（2）：56-57.

[4] 廖秀红 . 团体心理咨询领导者的素养探析 [J]. 北京：网络财富，2009（20）：140-141.

[5] 林孟平 . 小组辅导与心理治疗 [M]. 上海：上海教育出版社，2005.

[6] 吴玲，刘志宏 . 论团体心理咨询领导者的必备条件 [J]. 成都：四川教育学院学报，2007（11）：1-3.

[7] 肖丁宜 . 团体领导者胜任力模型研究 [D]. 北京：清华大学，2012.

[8] Association for Specialists in Group Work. Professional Standards for the Training of Group Workers[R/OL], 2000. https://www.asgw.org/resources-1.

[9] COREY G. 团体咨询的理论与实践 [M]. 刘铎，张玲，郑佩英，等译 . 上海：上海社会科学院出版社，2005.

[10] COREY M S, COREY G. 团体：过程与实践 [M]. 邓利，宗敏，译 . 北京：高等教育出版社，2010.

[11] DELUCIA-WAACK J L, GERRITY D A, KALODNER C R. 团体咨询与团体治疗指南 [M]. 李松蔚，鲁小华，贾烜，等译 . 北京：机械工业出版社，2014.

[12] SLAVSON S R. Personality qualifications of a group psychotherapist [J]. International journal of group psychotherapy, 1962, 12: 411.

第六章

团体辅导的效果评估：程序与工具

∷∷ 倪士光 ∷∷

清华大学深圳研究生院副教授

清华大学心理学博士

第一节　国内团体心理咨询效果评估

团体心理咨询是指在团体情境中提供心理帮助与指导的一种心理咨询形式。在帮助那些有着共同发展课题和相似心理困扰的人时，团体心理咨询较个别咨询而言更加经济有效（樊富珉，2005）。自2001年起，团体心理咨询在我国快速发展（邵瑾，等，2015），目前已涉及军队（贾梦楠，等，2015）、学校（杨晶，等，2015；倪士光，等，2010）、医院（李金江，等，2014）、司法（刘晓明，等，2009）、社区服务（程明明，等，2013）等诸多领域。不过，能否客观地评价团体心理咨询的效果是影响团体心理咨询研究效度的重要议题（Waller A. et al, 2016）。国内一些对团体咨询研究的总结（邵瑾，等，2015；贾烜，2011）指出了团体心理咨询研究质量亟待提高，尚未对其效果评估问题进行细致分析。

因此，本研究将以团体心理咨询（简称为团体咨询，下同）的效果评估及其影响因素为研究问题，以2001～2016年刊登在中文社会科学核心引文索引（CSSCI）心理学及其扩展版来源期刊的团体咨询文献为研究对象，采用内容分析方法，探索国内团体咨询研究程序和效果评估的现状，评价其发展趋势，提出促进团体咨询效果评估的方法与策略。

一、对象与方法

(一) 对象

选用中国知网（CNKI）的中国学术期刊网络出版总库，以"团体 / 小组 / 集体"合并"咨询 / 辅导 / 治疗 / 训练 / 干预 / 咨商"为关键词在摘要中进行搜索，文章来源限定在《心理学报》《心理发展与教育》《心理科学进展》《中国临床心理学杂志》《心理科学》《心理学探新》《心理与行为研究》《中国心理卫生杂志》以及《应用心理学》，检索得到 242 篇文献。初步筛选了 157 篇文献，排除了 68 篇，排除标准：（1）研究对象为符合诊断标准的精神疾病患者；（2）只谈及团体咨询，未对团体咨询做详细的论述；（3）团体为讲座或课堂教育形式；（4）团体内成员无相互交流；（5）团体不封闭；（6）给出的团体设计方案未进行验证；（7）时间限制在 2001 年至今。纳入了 89 篇文献作为本文内容分析的资料来源，上述 9 个期刊分别入选 1、5、0、28、14、0、4、37、0 篇。

(二) 分析内容与单元

由于团体咨询的影响因素众多，我们寻求标准化的团体效果评估范式有一定的困难（Kosters M. et al, 2006）。以 Stuffleb 的 CIIP 评估模型（context-input-process-product evaluation model）为理论框架（Stuffleb D. L., 1971；Mirzazadeh A. et al, 2016），确定了团体咨询效果评估的结构维度。CIIP 包含四个阶段，分别是背景因素的评估、输入变量的评估、过程变量的评估及实施结果的评估。本文的研究设计分析包括五部分内容，分别是团体作用、团体对象的获取、团体组织者设置、团体方案、研究程序。其中团体作用是指将团体作为解决问题的首要 / 辅助手段，这在某种程度上代表了团体咨询的整体目的；研究程序的设计隶属于团体工作的计划决定，两者均属于背景因素的评估。团体方案即团体工作计划的设计和结构化，团体对象获取、团体组织者设置为可能影响团体咨询的因素，三者均属于对输入变量的评估。我们将输入变量与过程变量相结合，在此基础上依据团体咨询实施的时间进展，探索性地将评估划分为三个阶段，即团体开展前、团体开展中以及团体结束后，每个阶段分别伴随着不同的评估维度，将团体评估贯穿全程，如图 6-1 所示。

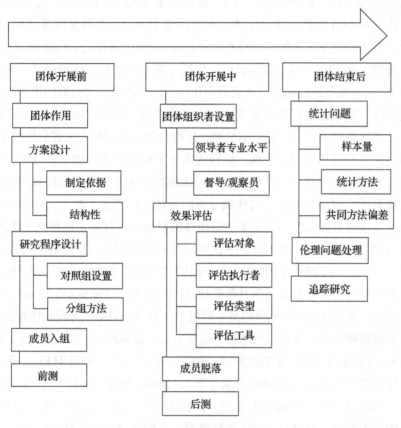

图 6-1　效果评估结构图

在某些时候因受到条件限制而不能进行控制组对照（如鉴于伦理问题不能不为患者提供治疗而使其自然恢复），前后测是评估团体效果的重要设置（Kosters M. et al, 2006）。此外，由于效果追踪测试与前后测同属测试时间的问题，因此同样划分为研究程序设计的一部分。同时，团体的作用定位、成员、组织者、方案设置和研究程序设置统一归为团体的研究设计。综上所述，团体心理咨询的效果评估分析包括研究设计、评估设计、统计问题、成员脱落以及伦理问题五个方面。

研究设计包括：（1）团体作用（首要方式 / 辅助方式）。前人研究认为团体的作用（"方式"）可以作为团体效果归纳方面之一（Burlingame G. et al，2003），因此有必要确定是将团体咨询作为处理来访者目标的"首要方式"，还是其他治疗的"辅助方式"。（2）团体对象获取（主动参与/被动抽取）。（3）团体组织者设置，涉及团体领导者的专业水平（本科生或受过培训者/硕士、博士研究生/富有经验的心理咨询师/其他/未描述）以及督导/观察员的设置（有/无）。（4）方案设计，包括方案制定依据、计划程度、预实验（有/无）。方案制定依据包含理论取向和经验取向两类，理论取向指对前人理论或团体方案设计进行本土化改进，或直接使用；经验取向是指根据现状调查、文献搜集或访谈进行的方案编制。按照计划程度可将方案划分为结构式、半结构式、非结构式团体咨询，结构式团体咨询是指事先做了充分的计划和准备，安排有固定程序的活动让成员来实施的团体咨询；非结构式团体咨询不安排有固定程序的活动，团体领导者配合成员的需要、根据团体动力的发展状况及成员彼此的互动关系来决定团体的目标、过程及运作程序（樊富珉，2005）；半结构式团体咨询介于两者之间。（5）研究程序，包括对照组设置（空白组/控制组/空白组+控制组），空白组即对对照组未进行任何干预，控制组即令对照组进行团体咨询外的其他集体活动，如参与讲座课程、体育活动等；分组方法，分为随机或匹配分组及非随机方法分组，如为了方便取样而整群分组，依据客观情况或参与人员意愿分组等方法；测量时间（只有后测/前后测均有）；效果维持测试（无追踪测试/追踪时长≤3个月/追踪时长>3个月）。

评估设计包括：（1）评估对象（个人/团体/个人+团体）。（2）评估执行者，即团体成员；成员的重要他人，包括同伴、家人、老师等；团体领导者；团体的督导或观察员。（3）评估类型。心理咨询实证研究可以分为三类：过程研究、效果研究和过程－效果研究。"过程"指咨询过程中的因素，"效果"特指咨询结果上的变化，两者的结合即"过程－效果研究"（胡姝婧，等，2008）。（4）评估工具。包括通过"标准化测验"对人的心理和行为进行标准化测定；通过"自编调查问卷"让成员自由发表想法和感受，既可以是开放式的，也可以是封闭式的；"主观报告"，即通过团体成员的日记、自我报告、团体领导者的观察记录或访谈来评估团体的发展和效果；"行为量化"，指评估团体成员的行为改变以及生理指标（樊富珉，2005）。

统计问题包括：（1）样本量大小（较小 $n < 30$/恰当 $n \geqslant 30$）。（2）共同方法偏差检验（有/无）。（3）统计方法选取，即配对样本 t 检验、独立样本 t 检

验、差值检验、重复测量方差分析、协方差分析、非参数检验及其他方法。

　　成员脱落问题涉及团体成员的脱落标准（有 / 无）以及对脱落原因的分析（无脱落 / 有脱落但未分析 / 有脱落且有分析）。

　　伦理问题主要考察对于对照组的处理，即在团体活动结束后是否对对照组进行了干预。

二、结果

（一）研究设计分析

　　团体咨询研究设计分析的详细信息见表 6-1。

表 6-1　团体咨询研究设计的分析

项　目	分析一级维度	分析二级维度	篇（%）
团体作用	首要方式		81（91.0）
	辅助方式		8（9.0）
团体对象获取	主动参与		59（66.3）
	被动抽取		30（33.7）
团体组织者设置	团体领导者专业水平	本科生或受过基本培训者	8（9.0）
		研究生	19（21.3）
		心理咨询师	9（10.1）
		其他	13（14.6）
		未描述	43（48.3）
	督导 / 观察员	有	19（21.3）
		无	70（78.7）
方案设计	方案制定依据	理论取向	31（34.8）
		经验取向	27（30.3）
		未说明	33（37.1）
	计划程度	结构式团体咨询	74（83.1）
		非结构式团体咨询	0（0.0）
		半结构式团体咨询	15（16.9）
	预实验	有	3（3.4）
		无	86（96.6）

（续）

项　目	分析一级维度	分析二级维度	篇（%）
研究程序	对照组设置	未设置	9（10.1）
		未描述	6（6.7）
		空白组	51（57.3）
		控制组	16（18.0）
		空白组＋控制组	7（7.9）
	分组方法	非随机方法	49（55.1）
		随机或匹配分组	26（29.2）
		未说明	5（5.6）
		无分组	9（10.1）
	测量时间	前后测	88（98.9）
		仅后测	1（1.1）
	效果时程	无追踪测试	60（67.4）
		追踪时长 ≤ 3 个月	19（21.3）
		追踪时长 >3 个月	10（11.2）

（二）团体作用

目标文献中仅有 8 篇将团体咨询作为辅助方式，例如辅助提升癌症患者情绪和生活质量，辅助治疗住院戒毒者，辅助运动处方对大学生网瘾进行干预等。

（三）团体对象

在团体咨询中，团体对象的主动性是保证团体咨询效果的重要因素。59 篇文章明确表示团体成员主动参与该团体咨询活动，占总数的 66.3%，包括张贴广告招募或进行筛选后征询意愿选择参与。

（四）团体组织者设置

团体组织者设置体现在团体领导者的专业水平以及团体督导和观察员的作用上。团体心理咨询要想成功，关键问题是要有具备专业、称职的团体领导者。因此，团体领导者的专业素质是评估团体效果的必要构成部分。目标文献中有 42 篇未说明团体领导者是否受过专业培训或者具备团体咨询经验；有 13 篇文献中的团体领导者是其他职业，如精神科医生、神经内科医生、受过相关培训的辅导员等；仅 19 篇的团体咨询中有督导或观察员，占总体的 21.3%。

（五）方案设计

目标文献中有 58 篇直接报告或是间接表明了自己的方案制定依据，其中有 31 篇研究依据相关理论或是国外已有方案，22 篇研究依据之前文献或经验中目标团体成员的特点，5 篇依据访谈得到的议题。74 篇（占 83.1%）的团体咨询为结构式团体咨询方案，15 篇半结构式团体咨询方案。仅 3 篇文章的方案设计实施了预实验。

（六）研究程序

目标文献中有 9 篇（10.1%）未设置对照组，6 篇（6.7%）未描述对对照组的处理方法，对照组的设置包括空白组 [51（57.3%）]，即不实施任何干预手段；控制组 [16（18.0%）] 的设置如学习方法课程教学、电话支持、讲座、一般团体训练等；空白组合并控制组 [7（7.9%）] 的设置如根据团体对象的特点建立同质和异质对象的对照团体、根据被试特质进行高低对照设计，或依据干预方法进行空白和对照处理。

目标文献有 88 篇进行了前后测（98.9%），1 篇文献中只进行了后测。对于效果时程，大部分未进行追踪测试 [60 篇（67.4%）]。

（七）效果评估设计分析

效果评估设计包括评估对象、评估执行者、评估类型以及评估工具（详见表 6-2）。目标文献中 25 篇从团体层面进行评估，涉及班级环境（沈永江，等，2011）、团体活动（张锋，等，2014）、团体氛围（程明明，等，2013）等。所有文献均涉及团体成员自评，其他的评估执行者还包括成员的重要他人 [10 篇（11.2%）]，如教师、同伴、家长等；团体领导者 [3 篇（3.4%）]（余诗诗，等，2013）以及团体的观察员 [1 篇（1.1%）]（王丹，等，2014）。

表 6-2 团体咨询效果评估的设计分析

项　　目	分析维度	篇（%）
评估对象	个人	64（71.9）
	团体	1（1.1）
	团体 + 个人	24（27.0）
评估执行者	团体成员	89（100.0）
	成员重要他人	10（11.2）
	团体领导者	3（3.4）
	督导 / 观察员	1（1.1）
评估类型	过程研究	0（0.0）
	效果研究	77（86.5）
	过程 - 效果研究	12（13.5）
评估工具	标准化测验	87（97.8）
	自编问卷	31（34.8）
	主观报告	28（31.5）
	行为量化	9（10.1）

除效果评估外，12 篇（13.5%）文献采用过程 - 效果评估，涉及过程效果影响因素（李凤兰，等，2014）、过程各单元深度评分（凌霄，等，2013）、团体的气氛与感受（石国兴，等，2010）等。

效果评估工具呈现多样性，其中标准化测验使用最多；其次依次为自编问卷，例如同伴关系问卷（杨晶，等，2015）、自编团体辅导干预评价表（RFGPC），（张锋，等，2014）等；主观报告，诸如访谈（刘晓明，等，2009）、书信回访（董镕，等，2013）、心得体会（石国兴，等，2008）等；行为量化，包括上网情况（葛缨，等，2014；刘玎，等，2013）、告状行为（郭清龙，等，2014）、学业成绩（戴育红，等，2004）、箱庭分析（王丹，2014）、绘画分析（雒力静，等，2011）、血糖等生理指标（卢勤，等，2014）、角色扮演录像分析（周司丽，2008）等。

（八）统计问题

效果评估中的定量分析涉及统计分析。研究中大多为小样本（$n<30$），$n \geq 30$ 的研究为 33 篇，占总数的 37.1%。推断统计方法多样，如 t 检验、重复测量方差分析、协方差分析、回归分析、非参数检验等。另外，仅有 3 篇

文献（3.4%）对共同方法偏差进行了检验与控制。

（九）脱落问题

目标文献中有成员脱落的30篇文献中，有17篇分析了团体成员脱落的原因，如课程冲突、工作、天气等，或告知实验组与控制组的脱落率无差异，对结果不造成影响，另13篇文章没有分析脱落的原因。详见表6-3。

表6-3　团体咨询统计分析方法的结果统计分析

项　　目	分析维度	篇（%）
样本量	$n<30$	56（62.9）
	$n\geqslant30$	33（37.1）
共同方法偏差	检验	3（3.4）
	未检验	86（96.7）
推断统计方法	配对样本 t 检验	51（57.3）
	独立样本 t 检验	46（51.7）
	差值比较	7（7.9）
	重复测量方差分析	21（23.6）
	协方差分析	6（6.7）
	非参数检验	19（21.3）
	回归分析	1（1.1）

（十）伦理问题

目标文献中有9篇未设置对照组，剩余的80篇文章中仅有9篇对控制组进行了干预，如在研究结束确定咨询方法有效或对照组需要团体辅导时向对照组提供相应服务。目标文献中部分文献在被试筛选时的访谈中对不愿或不能参加研究者进行了及时干预（黄峥等，2010）。

三、讨论

团体咨询效果评估的科学与客观性能够促进团体咨询研究设计与程序

的完善。它不仅为研究者提供了团体咨询研究设计的风险与收益的证据（Ng S., 2011），还提供了团体咨询研究设计的潜在问题。可见，效果评估日益重要，研究者希望运用科学的方法来收集证据，并在更高的水平上收集证据，即通过效果评估研究，做出更加严密的设计，从而报告团体咨询干预的全程（Chan CH., 2014）。本研究显示，国内团体咨询效果评估呈现多样化特点，一部分研究误用、滥用效果评估方法从而得出团体咨询效果显著的结论，一部分研究在研究设计上需要进一步改进，就此我们提出了以下提升策略。

（一）团体程序设计以 RCT 和 WL-RCT 为主

随机对照试验（randomized controlled trial, RCT）采用严谨的实验设计来考察团体干预的有效性。RCT 在设置实验组的同时设置对照组，团体成员分组采用随机方法，以尽量排除其他因素的影响，进而探寻团体咨询是否比其他集体活动（如体育运动、大型讲座等）更加有效。特别要注意的是随机对照实验有一定的伦理限制，即人们被随机分配到对照组，他们不会接受干预或受到无效甚至低效干预，因此需要关注其心理变化，及时给予干预。如果因条件所限无法设置对照组，也可以考虑使用等待序列随机对照试验（waiting list-randomized controlled trial, WL-RCT），即将实验组随机分为 2 组，一组在较早的时间点 T_0 接受干预，另一组在正常时间点 T_1 接受干预，中间等待时间为（T_0-T_1），以其作为对照组。

（二）团体干预组织者设置考量更加精细

已有研究较少报告团体领导者的信息，团体领导者的能力参差不齐。但现在的研究开始重视团体领导者的作用，更加注重团体领导者的专业素质，包括其学历背景、培训经验、干预经验、人格特质等因素。团体咨询不同于个别咨询，对于团体领导者的要求更为严苛，单纯在个体咨询方面的经验不足以代表其团体领导能力。另外，仅靠个人带领团体必然会出现观察不够细致的地方，团体领导者的个人特质也会对团体效果造成影响，这时督导和观察员对团体效果的影响至关重要，由咨询专业背景的专家和经验丰富的专家共同组建督导小组更为可靠（王晓丽，等，2016）。

（三）后续评估

如果预算、时间、人力允许，建议进行后续评估，可以对研究效果的持续性进行检验。团体心理干预经常需要一段时间才能起效，只检验两个时间节点之间的变化可能不足以验证团体干预的有效性。干预的后续评估揭示了干预引起的心理发展轨迹，对于 3 个时间节点的评估，可以使用重复测量来检验干预效果；对于 4 个或更多的时间节点，可以使用潜变量增长混合模型。

（四）效果评估角度多样化

团体咨询效果的评估对象应兼顾团体和个人两个层面，评估的执行者不再局限于团体成员本人，而要加入团体领导者、督导及观察员等人。评估指标既有传统的标准化测验、问卷分析和主观报告，也要考虑到一些行为变量，既包括外显的行为变化、生理指标，也注重内隐的态度改变。目前对过程 – 效果评估的研究有所增长，但一些过程因素，如团体氛围、每次团体活动布置的作业等也是对团体活动方案改进的重要提示，而文献中少有分析，应引起足够重视。

（五）量化研究规范性

统计方法仍存在不恰当的问题，如样本量过少，不考虑样本所属总体是否呈正态分布，方差齐性即采用参数检验的方法，用 t 检验对多个平均数的差异进行比较，造成 a 错误的概率增大。由于研究所采用方法较为单一，对被试多次使用同种方法，甚至施测同一问卷，易造成共同方法偏差，仅有 3.4% 的研究进行了评估并排除。研究的工具也是值得注意的一项问题，例如采用自编问卷却极少报告其信效度等指标。

（六）注意团体成员脱落

团体成员脱落同样是影响团体辅导效果的一大问题，团体成员多为主动参与（66.3%），但最后选择退出，或者是参与次数较少，究其原因，是客观不可抗的因素还是团体本身的问题，如果不加思考，则无法得出可信的结论。团体成员脱落的情况很可能是在团体实施过程中问题的反映。并且团体干预起效是一个持续性的过程，单纯凭借参加次数来衡量显然不足，如何界定脱落标准仍需要进一步讨论。

(七) 明确团体作用，避免滥用

团体心理咨询是一种行之有效又便捷、经济的治疗手段，但这一特性也带来了其被滥用的风险。本文经过目标文献筛选，可能造成"将团体心理咨询作为治疗首要方式"这一方面占比大（91.0%），虽然不能排除这一偏差，但团体有效性不仅体现在其作为处理来访者目标的首要方式上，还体现在其对于不同领域治疗的辅助作用。例如已有研究表明，将团体心理咨询作为首选方式治疗暴食症（Hartmann A. Herzog T., Drinkmann A., et al, 1992），作为辅助方式适用癌症患者的医疗方案等，在这些方面具有良好疗效。因此，对于团体咨询的施用应当谨慎，不得为了适用团体咨询而采用团体咨询的方式。

团体咨询作为心理咨询的一种手段，也应积极与其他咨询方法相结合，如目标文献中马惠霞等人（马惠霞，王萍，等，2014）在评价干预改善高一学生学业情绪的研究中，采用团体辅导为主、个别辅导为辅的方法进行干预，得到了良好的效果；国外研究也指出，在学校辅导领域，团体咨询与个别咨询何者效果更好难有定论（Susan C. et al, 2009）。此外，心理学研究的可重复性不容忽视（聂丹丹，等，2016），这一点在团体心理咨询上仍旧适用。规范的效果评估，是增强团体心理咨询有效性的必经之路。

第二节　积极心理团体干预的效果评估方法与数据分析

近年来团体干预在中国发展迅速，但由于团体干预效果评估方法的规范性较差，团体干预效度亟待充分研究和验证。本文以积极心理团体干预为例，梳理了团体效果的团体方案准备、初步研究和正式研究等三个阶段，总结了效果评估的研究设计及数据分析方法，为研究者进行团体干预的效果评估提供规范性、科学性的方法参考。

一、积极心理干预

积极心理干预（positive psychological interventions, PPIs）是以积极心理学为理论指导的心理干预方案，主要针对提高积极情感、积极认知或积极行为（Sin & Lyubomirsky, 2009）。团体心理干预是在团体情境中提供心理辅导、心理咨询或心理治疗的一种干预形式。在帮助那些有着共同发展主题和相似心理困扰的人时，团体辅导比个别咨询更加经济有效（樊富珉，2005）。随着积极心理学在团体情境中的适用性为更多人所了解，越来越多的团体心理干预采用了积极心理学取向。积极心理团体干预是在团体情境下，运用积极心理干预的理念和技术提供心理指导的干预方式。

二、团体心理干预的效果评估

虽然积极心理团体干预运用逐渐广泛，但是能否客观评价团体心理干预的效果仍是影响团体心理干预研究效度的重要议题。王茹婧等（2017）对国内 89 篇团体咨询研究文章进行分析后指出，目前国内团体咨询效果评估呈多样化特点，一部分研究误用、滥用效果评估方法从而得出团体咨询效果显著的结论，另一部分研究在研究设计上需要进一步改进。为有效提升积极心理团体干预效果评估的科学性和客观性，我们有必要进行量化研究设计及数据分析。它不仅为研究者提供了团体干预研究设计的风险与收益的证据，也提供了团体干预研究设计的潜在问题，帮助研究者做出更加严密的设计，完善团体干预方案。因此，本文旨在为积极心理干预，主要是积极心理团体干预的效果评估，提供研究设计及数据分析方法的参考和指导。团体咨询的效果评估通常包含团体方案准备、初步研究和正式研究三个阶段（Sreevani & Reddemma, 2013），本文将总结各阶段的评估目标和方式，并提出针对不同评估阶段的研究设计及数据分析方法，如图 6-2 所示。

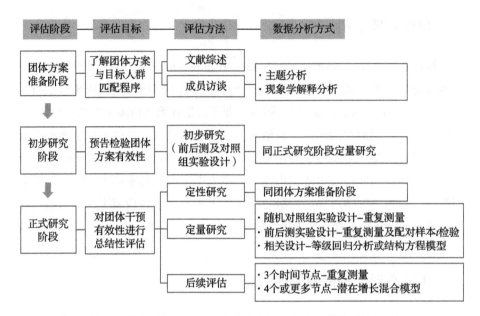

图 6-2　团体干预效果评估的各阶段研究设计及数据分析方法

三、团体效果评估阶段

(一) 团体方案准备阶段

　　主要目的是了解团体方案设计与目标人群行为需求的匹配程度。团体方案设计需要根据目标人群的亚行为特征进行调整，不能直接采用未进行本土化的国外方案（王茹婧，等，2017）。本阶段效果评估建议采取质性评估方式。以文献综述及成员访谈的形式，了解目标人群需求的影响因素以及相关领域已有的有效干预方式，帮助制定与目标人群需求更为契合的团体干预方案。

(二) 初步研究阶段

　　初步研究（pilot study）是在正式干预实施之前，对目标人群中的少量成员进行试点研究，目的是预先检验团体干预方案的有效性，并根据初步研究结果修改和完善方案以获得最佳效能，减少方案的潜在风险。王茹婧等人（2017）的研究发现，仅有 3.4% 的国内团体研究使用了初步研究。鉴于初步研究在保障团体方案有效性上的重要作用，建议在进行正式团体干预前设计初步研究，并以量化方式进行评估，如设置对照组或前后测等方式，通过数据分析保障正式研究的可预测性、可行性和有效性。

（三）正式研究阶段

在正式研究阶段，效果评估的重点是对正式团体干预方案进行总结性评估。通过测量大样本群体，收集反映团体成员变化的证据，并依此判断团体方案是否适用于样本对应群体。值得注意的是，在进行总结性评估时应注重评估角度的多元化。评估对象应该包括团体及个人层面，评估执行者也应当加入团体领导者、督导及观察员等。在收集证据时，既有定性的数据，也有定量的数据。在进行效果评估时也应适当结合过程因素，如团体氛围或成员投入情况。若条件允许，建议进行后续评估，对研究效果的持续性进行检验。

四、团体效果评估方法及数据分析

（一）定性方法

定性数据包括成员主观报告、绘画作品等，其中成员访谈是收集定性数据的主要方式。包括对成员个体的半结构式访谈和焦点小组访谈，围绕明确的访谈主题，通过开放式问题了解成员的需求或体验。

访谈或其他质性数据可以使用主题分析（thematic analysis，TA）或者现象学解释分析（interpretative phenomenological analysis，IPA）的方法，并依此对团体方案进行修正和完善。

（二）定量方法

对团体干预效果进行量化评估的方式包括标准化测验、自编问卷和行为量化等。在标准化测验中，全人健康量表（holistic well-being scale，HWBS）是测量积极心理团体干预有效性的方式之一（Chan, 2014）。该量表具有较好的内部一致性和跨时间的稳定性，内部一致性 α 系数范围为 0.63～0.87；探索性和验证性因素分析的结果均表明 HWBS 的两维度及七因子的结构效度良好。行为量化包括某特定行为发生情况的量化数据，以及生理指标如皮质醇水平、血压、皮肤电等，相关数据可直观反映个体的情绪或其他心理变化。当已有量表不能准确测量相关问题或不适用于目标人群时，许多研究者亦采用自编量表，但在使用自编量表时，需注意信度及效度的检验，并在研究中报告相应指标以确保量表的有效性。

五、实验设计

(一) 随机对照实验设计

随机对照试验（randomized controlled trial，RCT）运用了严谨的实验设计，将团体成员随机分配到实验组和对照组，最大程度排除干扰因素，以验证团体干预的有效性是否高于其他干预方法。值得注意的是，随机对照实验可能产生伦理问题，即被分配到对照组的人们与实验组虽然有同样的问题或需求却无法得到有效干预。此时可以采用等待序列随机对照实验（waiting-list randomized controlled trial，WL-RCT），将目标人群随机分为 2 组，一组作为实验组在较早时间点 T_0 接受干预，另一组在正常时间点 T_1 接受干预，在中间等待时间（T_0-T_1）期间后者作为前者的对照组。重复测量（repeated measures）可用于 RCT 及 WL-RCT 的数据分析。

(二) 前后测实验设计

前后测设计（pre-post test），通过比较成员接受团体干预前与接受团体干预后的数据，验证团体干预方案的有效性。其中根据是否设置对照组，前后测实验设计可分为实验组前后测设计和对照组前后测设计。实验组前后测设计由于操作简便同时保证有效性，常被用于仅面向少数成员的初步研究的效果评估中。实验组、对照组前后测实验设计则更为严谨，能较为准确地反映团体干预方案的有效性。重复测量和配对样本 t 检验可用于前后测实验设计的数据分析。

(三) 相关设计

由于条件或伦理限制，可能出现不可以设置对照组或只接受一种干预的实验组的情况，此时可采用相关设计（correlational design）来检验干预的有效性。成员在干预前接受前测（T_0），在干预后接受后测（T_1）。通过比较成员由前后测获取的心理健康数据，我们可以了解成员的心理健康是否产生了变化。同时在 T_1 对成员的顺从性和满意度进行检验。通过分析成员的健康变化与顺从性、满意度的相关，我们可以对团体干预的有效性进行评估。

对于小样本团体，可以采用逐步回归分析（hierarchical regression analysis）验证成员心理健康变化和一致性、满意度的相关性，成员一致性和满意度在心理健康水平改变中所占的方差代表着干预的有效性。对于较大样本，则需采取更高级的统计方式，如结构方程模型（structural equation modeling），除前述方差值外，还需参考拟合优度指标（goodness of fit indices）以验证有效性。

（四）后续评估

由于团体心理干预常需要一段时间起效，只用前后测方式检验两个时间节点间的变化可能不足以验证团体干预的有效性。因此如预算、时间及人力允许，建议进行后续评估（follow-up assessment）。后续评估可以解释由团体心理干预引发的心理发展轨迹。对于 3 个时间节点的评估，可以用重复测量检验干预效果；对于 4 个或更多的时间点，则可以采用潜在增长混合模型（latent growth mixture modeling）进行检验。

虽然近年来团体咨询在我国已进入专业化发展时期，但相关研究的质量及多样性均有待提高。国外的团体研究经历了从效果研究到过程—效果研究，从单一到丰富的主题，从简单到严谨的研究方法的过程（邵瑾，2015）。国外团体研究的历史及发展趋势可以为国内的团体研究提供指引。由于团体干预是一个动态发展过程，因此有必要在效果评估中增加对过程因素的研究，如团体过程、团体氛围、成员互动等。效果评估也应贯穿团体干预的全程，在不同阶段采用不同的侧重点和研究方法。

参考文献

[1] 程明明，曹文晶，陈鹏，等．意义建构团体对家庭照顾老年人心理健康水平的提升[J]．心理与行为研究，2013，11（5）：660-665.

[2] 戴育红，蔡达昌，陈汉祯，等. 对学业不良学生进行小组辅导的实验研究 [J]. 心理科学，2004，27（1）：228-230.

[3] 董镕，杨杨一帆，耿文秀. 团体音乐辅导提高地震灾区初中生心理弹性的研究 [J]. 心理科学，2013，36（6）：1480-1485.

[4] 樊富珉. 团体心理咨询 [M]. 北京：高等教育出版社，2005.

[5] 葛缨，胡媛艳，张智，等. 心理剧对城市留守儿童网络成瘾及社交回避的改善效果 [J]. 中国心理卫生杂志，2014，28（6）：458-465.

[6] 郭清龙，吴明霞，张筱筱. 8 周团体辅导对儿童建立性别平等概念的效果 [J]. 中国心理卫生杂志，2014，28（3）：168-172.

[7] 胡姝婧，江光荣. 心理咨询过程－效果研究现状及展望 [J]. 心理科学进展，2008，16（4）：567-575.

[8] 黄峥，钱铭怡，朱松，等. 人际团体辅导对游戏成瘾大学生的干预效果 [J]. 中国心理卫生杂志，2010，24（1）：29-33.

[9] 贾烜，樊富珉. 内地与台湾团体心理咨询研究现状比较分析 [J]. 中国临床心理学杂志，2011，19（2）：272-274.

[10] 贾梦楠，肖溪，王晓丽，等. 团体辅导对武警新兵适应性的影响 [J]. 中国临床心理学杂志，2015，23（2），365-368.

[11] 李凤兰，董虹媛，周春晓，等. 当事人眼中的团体辅导效果：基于协商一致的质性研究 [J]. 应用心理学，2014，20（4）：300-305.

[12] 李金江，庞英，唐丽丽. 团体心理治疗改善肺癌患者生活质量及情绪状态的开放对照研究 [J]. 中国心理卫生杂志，2014，28（9）：657-662.

[13] 凌霄，柳珺珺，江光荣. 团体辅导对贫困大学生自尊水平、成就动机的干预过程与效果 [J]. 中国心理卫生杂志，2013，27（2）：138-144.

[14] 刘玎，卢宁，何建飞，等. 团体辅导对网络成瘾大学生网络使用及学习管理的改善效果 [J]. 中国心理卫生杂志，2013，27（7）：496-501.

[15] 刘晓明，冀云. 团体心理干预对暴力型未成年犯攻击性的影响 [J]. 中国临床心理学杂志，2009，17（3）：378-380.

[16] 卢勤，张岚，李旭，等. 糖调节异常者认知行为团体心理治疗方案的编制及疗效 [J]. 中国心理卫生杂志，2014，26（11）：808-813.

[17] 雒力静，李春报，周爱保，等. 团体绘画心理辅导在完善大学生自我概念中的作用研究 [J]. 中国临床心理学杂志，2011，19（4）：558-560.

[18] 马惠霞，王萍. 评价干预改善高一学生的学业情绪 [J]. 中国临床心理学杂志，2014，22（1），155-158.

[19] 倪士光，伍新春，张峣. 森田疗法取向团体辅导改善大学生面试焦虑的对照研究 [J]. 中国心理卫生杂志，2010，24（5）：375-379.

[20] 聂丹丹，王浩，罗蓉. 可重复性：心理学研究不可忽视的实践 [J]. 中国临床心理学杂志，2016，24（4），618-622.

[21]　邵瑾，樊富珉. 1996-2013 年国内团体咨询研究的现状与发展趋势 [J]. 中国心理卫生杂志，2015，29（4），258-263.

[22]　沈永江，张景焕. 团体辅导对初二学生班级环境的影响 [J]. 中国临床心理学杂志，2011，19（3）：410-412.

[23]　石国兴，郭世魁，魏瑞丽. 团体辅导改善教师时间管理倾向的实验研究 [J]. 心理科学，2010，33（3）：747-749.

[24]　王丹，张日昇. 团体箱庭疗法干预大学生心理复原力的过程与效果 [J]. 中国临床心理学杂志，2014，22（5）：923-929.

[25]　王茹婧，樊富珉，李虹，等. 2001-2016 年国内团体心理咨询效果评估现状、问题与提升策略 [J]. 中国临床心理学杂志，2017，25（3），577-583.

[26]　王晓丽，蔡太生. 成人注意缺陷多动障碍的团体认知行为治疗效果观察 [J]. 中国临床心理学杂志，2016，24（3），572-574.37.

[27]　杨晶，余俊宣，寇彧，等. 干预初中生的同伴关系以促进其亲社会行为 [J]. 心理发展与教育，2015，31（2），239-245.

[28]　余诗诗，郭丽，曾庆浪，等. 社交情境疗法应用于住院海洛因戒毒者的随机对照试验 [J]. 中国心理卫生杂志，2013，27（11）：834-839.

[29]　张锋，祝婷. 团体辅导对大学生时间管理的改善效果 [J]. 中国心理卫生杂志，2014，28（5）：327-331.

[30]　周司丽，侯志瑾，白茹. 大学生团体式决断能力训练效果的研究 [J]. 中国临床心理学杂志，2008，16（6）：665-667.

[31]　BURLINGAME G, FUHRIMAN A, MOSIER J. The differential effectiveness of group psychotherapy: A meta-analytic perspective [J]. Group Dynamics: Theory, Research and Practice, 2003, 7(1): 3-12.

[32]　CHAN C H, CHAN T H, LEUNG P P, et al. Rethinking well-being in terms of affliction and equanimity: development of a holistic well-being scale [J]. Journal of Ethnic and Cultural Diversity in Social Work, 2014, 23(3-4), 289-308.

[33]　DELUCIA-WAACK J L, GERRITY D A, KALODNER C R. 团体咨询与团体治疗指南 [M]. 李松蔚，鲁小华，贾烜，等译. 北京：机械工业出版社，2014.

[34]　HARTMANN A, HERZOG T, DRINKMANN A. Psychotherapy of bulimia nervosa: What is effective? A meta-analysis [J]. Journal of Psychosomatic Research，1992，36(2), 159-16738.

[35]　KOSTERS M, BURLINGAME G M, NACHTIGALL C, et al. A meta-analytic review of the effectiveness of inpatient group psychotherapy [J]. Group Dynamics-Theory Research and Practice, 2006, 10(2): 146-163.

[36]　MIZAZADEH A, GANDOMKAR R, HEJRI S M，et al. Undergraduate medical education programme renewal: a longitudinal context, input, process and product evaluation study [J]. Perspectives on Medical Education，2016, 5(1): 15-23.

[37]　NG S, FONG TCT, WANG X. The role of holistic care culture in mitigating burnout and enhancing engagement: A study among elderly service workers in Hong Kong [J]. Aging & Mental Health, 2011, 15(6), 712-719.

[38]　SIN N L,LYUBOMIRSKY S. Enhancing well - being and alleviating depressive symptoms with positive psychology interventions: A practice-friendly meta-analysis[J]. Journal of clinical psychology, 2009, 65(5), 467-487.

[39]　SREEVANI R, REDDEMMA K,CHAN C L, et al. Effectiveness of integrated body-mind-spirit group intervention on the well- being of Indian patients with depression: A pilot study[J]. Journal of Nursing Research, 2013, 21(3), 179-186.

[40]　STUFFLEB D L. Relevance of CIPP evaluation model for educational accountability [J]. Journal of Research and Development in Education, 1971, 5(1): 19-25.

[41]　SUSAN C, ROBERT E. Review of School Counseling outcome research [J]. Psychology in the Schools, 2009, 46(3), 267-272.

[42]　WALLER A, TURON H, et al. Assisting the bereaved: A systematic review of the evidence for grief counselling [J]. Palliative Medicine, 2016, 30(2): 132-148.

第七章

团体认知治疗的理论与实践

::: 张英俊 :::

北京师范大学学生心理中心助理研究员

清华大学社会科学学院博士后研究员

清华大学心理学博士

中国心理卫生协会团体心理辅导与治疗专业委员会委员兼副秘书长

第一节　认知治疗的理念与特点

团体心理咨询/治疗是一种经济有效的助人方式。尽管科学的团体工作方式有着令人眼花缭乱的形式，但最常见的理论基础还是精神分析、认知、行为、人本、家庭等主要流派或者这些流派的整合。认知治疗理论是使用范围最广的心理治疗理论之一。有研究（张英俊，等，2017）发现，国内团体治疗研究中认知（与行为）是最大的理论流派。为何团体认知理论应用范围如此之广呢？一个主要原因是该理论相对清晰简单，能够被大多数人通过短时间的学习而理解，其理念的可接受度较高，实践操作也相对容易，且其效果可评估，令人信服。

一、核心理念

认知流派最核心的理念为情绪、行为问题可以通过识别和改变错误的、非逻辑的和负性的信念来治疗，正是这些信念引起和维持个体的负性情绪、适得其反（或者非建设性）行为。认知流派的创始人为贝克（Aa-ron T. Back）、埃利斯（Albert Ellis）等人也为丰富该理论做出了重要贡献。

认知与情绪、行为的关系见图 7-1，其中的三角形能够反映认知治疗的主要理念：认知、情绪和行为三个维度是心理活动的基本内容，它们相互联系，相互影响。中间有一个小三角，是个体认知的常见主题：自我、他人和世界。

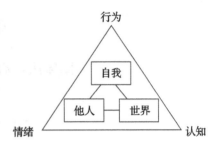

图 7-1　认知与情绪、行为的关系

二、认知治疗：一门生活的哲学

人们发现认知调节是一门生活的哲学。举个例子：有两个女儿的老太太整天忧心忡忡，因为她的大女儿卖伞，二女儿卖草帽，老太太天晴和下雨都会担心，天晴时，她担心大女儿的伞会卖不掉；下雨时，她担心二女儿的草帽会卖不掉。如果老太太生活在一种焦虑的负性情绪中，那么老太太的认知存在什么问题？按照认知疗法的语言体系来命名，老太太的认知可能是一种"非黑即白"：要么全坏，要么全好，这属于一种逻辑错误。恰当的逻辑是，晴天是不错的，因为二女儿可以卖草帽；雨天也还行，因为大女儿可以卖伞。这是一种非二元论视角，是一种生活哲学。

再举一个例子：一个家长对完不成家庭作业的孩子非常愤怒，甚至对孩子大打出手。认知治疗可以探索他为什么会这样愤怒。或许在他的内心存在这样一种想法：孩子如果不能够很好地完成作业，那么他的将来一定会很糟糕。如果孩子将来很糟糕的话，其家长就是不负责任的家长。从这个角度来讲，家长愤怒甚至打孩子行为的背后，是家长自我深层信念产生的焦虑：他担心自己是一个无能的家长。最近非常流行这样的说法：我爱学习，学习使我妈快乐。孩子对学习的抗拒来自父母的焦虑，如果家长能意识到自己的想法是过于消极的，发现消极预期背后的逻辑错误或者意识到自己的核心信念有问题，就有可能更从容地生活。

三、认知治疗本质上是一种心理教育

认知治疗本质上是要告诉人们道理，使人们能够通过了解自己的想法，更好地掌控自己的情绪、行为。从这个角度来说，认知治疗更加注重内容，而不像心理动力学治疗那样注重过程。

认知治疗是教育一种自我分析的技能。治疗师教给其工作对象技能与方法。由于治疗师最主要的任务是传授知识，因此治疗师可以作为教师、专家的角色进行指导。咨访关系是同伴关系、协助与被协助的关系、指导与被指导的关系，而相对较少深入探索移情关系，解释人际动力。值得指出的是，认知治疗咨访关系的特点对于其适用领域有一些影响。比如，在监狱系统中，或许在某些情况下治疗师扮演指导专家的角色更容易开展工作。

认知治疗教育的内容是确定的、有限的。在认知治疗中，治疗师所教授的是具体的、有限的、关于人类认知特点的知识。治疗师可以分节、分类、有节奏地完成内容教学，因此，认知治疗可以结构化，可以由浅入深，从易到难安排所要教授的内容。

认知治疗中来访者需要更主动地自我探索。团体认知治疗一般要求成员做较多的家庭作业，要求他们进行较多的自我分析和深入的自我反思，这样才能更好地帮助他们。这也决定了对来访者的素质要求更高，导致筛选过程更加重要。如果成员积极性不太高，治疗师又对他关注不够的话，他也许就很难在团体认知治疗中有足够的获益。在团体治疗中，治疗师往往不容易对所有成员的需要、感受都有细致入微的察觉，因此，团体治疗会更强调成员自己在治疗中所承担的责任，让成员对自己负责。团体治疗师会强调其与成员的工作关系是一种同盟关系，是一种同伴关系，团体治疗师是成员的协助者。

ABC 理论、自动化思维、逻辑错误、核心信念、图式等是认知治疗的核心理论。掌握了这些理论，就相当于学到了认知流派最重要的理念。运用这些理论中的任何一个，都可能产生助人效果。稍有心理学基础的治疗师都或多或少了解这些核心理论，因此，笔者不会在这里做更详细的介绍，但会在之后的实操部分呈现如何向成员介绍上述内容。

第二节　团体认知治疗的特点

团体认知治疗是更倾向于在团体中做个体认知治疗，还是既做团体治疗又做个体认知治疗呢？与团体心理动力理论治疗相比，团体认知治疗更接近于在团体中开展个体认知治疗，因为它对团体动力的关注相对较少。值得指出的是，虽然团体认知治疗与个体认知治疗都是在相似的内容上做工作（教授的内容相似），但是二者还是有差别的。

一、内容更具结构

团体认知治疗与个体认知治疗相比更具结构性。在个体认知治疗中，治疗师可以根据来访者的需要，选择性地教授理论部分。而在团体认知治疗中，由于成员多，需要综合考虑个体差异，清晰地安排好先教什么，后教什么，尽可能保证所有成员在同一个节奏上，因此治疗师要考虑更细致、更具结构化的内容安排。

二、更加注重自主学习

团体认知治疗更加注重成员自身的积极主动性。在团体认知治疗中，治疗师很难像在个体治疗中那样仔细地了解每个来访者的情况，如来访者的背景、学习进度、作业完成情况、遇到的困难等。因此需要成员更积极主动地学习技能、完成个人作业、自我反思，以达到领悟。

三、团体动力会对团体进程和结果产生影响

在团体认知治疗中，团体效果会受到一些团体动力因素的影响。如果团体成员投入程度高，团体凝聚力强，成员之间情感联结多，团体产生较多动力，则团体效果更好。而如果团体氛围差，成员懒散、不太愿意投入学习，则整个团体效果会打折扣。

四、团体成员关系的特殊性

团体认知治疗中的关系具有特殊性。成员与治疗师的关系，是一种师生、指导与被指导的关系。一般来讲，在团体认知治疗中，最好设置一个协同治疗师。协同治疗师负责管理治疗框架。就像班主任和任课教师的配合：班主任管理班级，任课教师负责教学；成员之间类似同学关系，可以相互支持，帮助彼

此掌握知识，相互陪伴，而较少关注成员之间此时此地发生的移情关系。

五、改变的团体机制

团体认知治疗的改变机制不限于对认知理论部分的掌握，还有更常见的团体有效因素在起作用：（1）普遍化。当一个抑郁症患者进入一个团体，他看到其他成员也抑郁，看到成员讨论的问题相似——怀疑人生的意义。他很可能会感觉好一些——原来我不是异类。（2）灌注希望。当成员看到别人的问题得以解决时，自己会感到有希望。（3）包容和接纳。成员在包容和接纳其他成员时，也可以包容和接纳自己。（4）利他。在一定时间内，成员感觉自己可以去关心、帮助他人，把焦点从自我中心移到他人身上。这种自我关注的转移，可能对他人有利（比如理解他人），也可能增加自己的自尊、自我效能感。（5）团体凝聚力。团体凝聚力可以帮助团体成员增强投入，良好的关系具有疗愈作用。（6）情绪宣泄。成员的情绪宣泄得到其他成员和团体的抱持，将产生更好的效果。

第三节　团体认知治疗的实践

本节主要介绍一个基于团体认知治疗的方案的实践过程。阅读本节内容可以了解如何在团体中向成员传达认知治疗的理念，以及如何运用这些教授或者信息提供的过程达到帮助成员的目的。需要说明的是，尽管这是一个典型的团体认知治疗方案，但不见得所有的团体认知治疗都这样设计和操作。还有一点需要说明，如果有人希望增强对自己的了解，也许这个部分也值得阅读和学习，因为按照前人提供的经验，自助学习这部分内容以及按照要求完成一些自我反思的作业，的确可以达成增强自我觉察的目标。

一、团体认知治疗的一般设置

（一）教育性

本方案同样遵循认知团体治疗的一般设置——是一种心理教育性、结构化、内容导向的团体。治疗师也需要提前向成员清楚地传达：学习新的心理学知识来理解自己、帮助自己，是团体认知治疗最重要的治疗方式和目标。

(二) 结构化

团体认知治疗方案设计要考虑团体所需要达成的目标、教授内容与教授方式等，是一个复杂的工程。好在很多该领域的研究者和实践者已经做了很多探索，他们提出了理论、总结了经验。在了解这些理论和经验的基础上，治疗师可以在实践中抽取一些自己判断为重要的、合适的内容和方式。然而，需要考虑的是，为团体留一些半结构化、自由的空间。比如，一些内容涉及团体成员互动，留有的空间可能有助于增强团体成员之间的联结和团体凝聚力。

(三) 适合人数

相对动力性团体，认知治疗团体规模可以大一些，这是因为团体认知治疗重点关注的不是团体过程中的动力本身，而是团体内容。在实际操作中，团体规模可以视工作对象的具体情况以及目标而定。如果工作对象的功能损害较多，工作目标较偏治疗性，那么小规模团体较容易把控。反之，如果工作对象功能良好，工作目标较偏教育性，那么团体规模可以更大。例如一个以抑郁症患者为工作对象、目标为干预抑郁的认知治疗团体，人数可能要相应减少，6~8 人为宜；一个以普通大学生为工作对象、目标是提高情绪管理能力的认知治疗团体，人数可以为 8~12 人甚至更多。此外，团体治疗师也是影响团体治疗效果的重要因素。团体治疗师的经验、习惯可能有个体差异，可以根据治疗师自身能力、偏好进行相应调整。设置协同治疗师可以增加团体规模。本团体方案最佳人数为 8~12 人，当然，为了保险起见，也可以更少，但一般不宜低于 5 人。

(四) 成员同质 / 异质

一般来讲，团体认知治疗的成员最好尽量同质，因为成员越同质，方案可能越有针对性，越容易让成员卷入，且相似的成员可能学习进度也相似，有利于团体顺利推进。但仔细考察同质性，会发现其内涵跟一般的理解有一些出入。把诊断相同的人放在一起，会更为同质吗？比如所有成员都是抑郁症患者就同质了吗？可能不一定，可能这些成员之间还有更大的不同。他们可能存在年龄、性别、经济状况、文化、宗教信仰的差异，甚至他们的病理都是不一样的（如同样是抑郁，有的成员是由于刚经历了巨大的丧失，有的成员则是由一贯性社交退缩所致）。因此，要达到真正意义的同质是非常困难的。在团体认知治疗中，迈克尔·弗里认为可以考虑成员认知主题的同质，即成员核心信念、逻辑错误、消极图式的同质性。比如，那些抑郁的成员都认为"自己是一个很差劲的或缺乏价值的人"。如果这种核心信念一致，在这个核心信念上安排更多的时间和相应内容来做有针对性的矫正工作，就容易取得更好的效果。若要达到核心信念同质，访谈重要性就凸显出来了。事实上，要在短时间内识别一个人的核心信念和可以工作的点是非常困难的，越有经验的认知治疗师能够完成得越好。无论如何，在访谈中尽最大的努力，尽可能识别潜在成员在认知上可能存在的问题以及可能工作的领域，有助于建立同质性高的团体，也有利于成员明确自己在团体中的工作方向。在实际操作中，很难组建真正意义的同质性团体。也有一些治疗师对同质性团体成员的要求不是很严格，他们认为不同背景、资源的成员可能为团体提供不同的视角。因此，需要治疗师弹性地根据工作目标、工作对象来评估确定。

（五）协同领导

如前文所述，在团体认知治疗中最好有一个协同治疗师来帮忙管理团体。

二、团体认知治疗实例：情绪管理自我成长团体

接下来，笔者将以"情绪管理自我成长团体"为实例，来呈现如何进行团体认知治疗。本方案中团体名称是"情绪管理自我成长团体"，实质是针对焦虑、抑郁情绪和冲动、成瘾行为的认知干预。将团体命名为中性或正性的主题，可以减少污名化效应，维护团体成员的自尊。

一个完整的团体过程，一般包括团体准备、预备团体、正式团体、团体结束四部分。

（一）团体准备

团体准备期间的主要工作是方案设计、成员招募与成员筛选。本团体方案主要参考了迈克尔·弗里的《团体认知治疗——实践指南与资源》中的理论、操作方式以及内容，但笔者对方案进行了精简、改编，将原来 25 次、每次 1 小时压缩成八次、每次 2 小时的团体方案。团体对象是有焦虑、抑郁倾向者，以及有暴食、成瘾（并非吸毒，主要是滥用药物、酒精、吸烟）以及冲动行为者。

如果团体在大学心理健康中心开展，那么使用公众号推送招募海报是便捷的招募方法。大学生自愿参加，可以点击链接填写报名信息和问卷。如果符合问卷筛选的标准，治疗师会与他们约定访谈时间。经过访谈评估之后，再根据入组标准、排除标准确定是否能够参与团体。值得指出的是，在访谈中，治疗师对所有潜在的团体成员，都做了尝试识别其有可能在团体中工作的认知部分，以及帮助他们重新确定团体目标等工作。

本团体的入组标准是（1）焦虑；（2）有抑郁倾向；（3）有冲动管理问题；（4）成瘾；（5）有暴食行为。该方案的研发者明确指出，有这几种情绪和行为问题的人能够在本方案中获益。排除标准涉及（1）排除明显的人际沟通困难者，这是因为存在基本人际互动能力的个体很难在团体中获益；（2）排除严重精神病症状者，如果成员有幻觉、妄想，或有很强的自杀意念，是不适合参与团体的；（3）排除新近开始服药者，因为一般在新近服药一个月内，其状态是不稳定的；（4）排除不能够完成六次治疗以上者，也就是在八次的团体治疗中缺席两次以上者，因为成员缺席太多次有可能令治疗师无法收集到足够信息来帮助他，还可能引发其他成员对他能否跟上进度的担心，产生影响团体凝聚力等负面效果。

（二）预备团体

预备团体就是团体准备会，在团体正式开始之前举行，主要工作是告知成员团体的基本信息、比如开展时间、进行方式等，以及回答成员对于团体开展内容和形式的疑惑。完成这部分工作之后，团体治疗师和成员都安心下来，确定要正式投入团体了。有的团体治疗师愿意将预备团体放在访谈之前，这样可以使一部分不清楚团体是什么，只是感到好奇而来报名的人，或者了解团体开展方式后，认识到自己不太能够适应这种治疗方式的人，可以提早决定继续参与还是离开。也有治疗师因为时间有限，将团体基本信息介绍放在访谈中，而将一部分预备团体的内容（比如团体开展的理论和框架）放在第一次正式团体中。笔者就采用了这种方式，主要益处是节省了一次团体的时间（因为预备会也会占用每周一次的团体时间），在访谈的最后告知准成员团体的形式等信息，一般来说这些准成员都表示愿意尝试。然后，可以将更具体的团体介绍放在第一次团体的前半部分。

1. 适用人群

适合参加本团体的是焦虑、抑郁倾向者，有冲动管理问题，成瘾、暴食行为者。该方案的研发者以及实践者明确指出，有上述几种情绪和行为问题的人能够在本方案中获益。

2. 理论基础

本团体的理论基础是认知理论。该理论认为情绪困扰的产生和维持，均源自人们对所经历事件的想法。

3. 团体目标

本团体的目标是理解"感受是由想法引起的"这一观念，明晰想法，发现有问题的思考方式，改变那些有问题的思考方式，以及开始改变那些有问题的行为（如适得其反行为）。

4. 进行方式

本团体不是随意聊天的团体；不鼓励、也不期待集中地和所有成员讨论某个人（成员）的情绪经历；个人作业是必不可少的部分；责任在于成员自己。

5. 团体大纲

笔者在这里介绍的方案使用了八次认知团体治疗的大纲，如表 7-1 所示。值得强调的是：最好能确定团体开展的具体时间，以让团体成员知道什么时候参加团体，有利于增强稳定，减少脱落。

表 7-1   八次团体大纲

第一次	"想法决定情绪和行为"、表层信念分析
第二次	垂直分析：探索深层负性信念系统
第三次	探索图式地图：描述个人认知模式
第四次	认知诊断：理解个人认知模式的由来
第五次	检验信念
第六次	改变想法
第七次	改变感受
第八次	改变行为

从大纲可以发现，前四次的重点是理解个体的问题情绪、行为由来，或者了解个体的认知特点如何影响其行为、情绪。第一次从表层信念开始，第二次探索深层信念，第三次探索多个表层和深层信念的组合，也就是图式，第四次理解个体图式的由来，也就是概念化/认知诊断。综合来看，这四次团体的推进是遵循由浅入深、从点到面的规律的。接着，从第五次开始到第八次，检验信念，然后着手改变信念，从改变想法开始，到改变信念相关的感受，最后是改变行为。由此来看，逻辑也是清楚的：从认知入手，逐步深入改变情绪和行为。

6. 团体框架

每次的团体框架是相对固定的、结构化的：（1）回顾个人作业。回顾上周个人作业完成的情况；（2）新内容学习；（3）练习新内容；（4）布置个人作业。基本上每次团体都包含同样的四个步骤，回顾个人作业一般占用四分之一的时间，更多的时间用作新内容的学习和练习，这两步可能占用每次团体三分之二的时间。

7. 团体规范

（1）在团体中，希望所有成员积极参与；（2）避免负性谈话；（3）相互支持；（4）尽量使每位成员在团体中得到的时间都是均等的；（5）所有成员需要遵循保密原则；（6）认真完成个人作业尤为重要。成员在团体之外自发的学习、反思对治疗效果具有决定性影响。

8. 作业协议

签订个人作业协议，可以促进成员积极主动地完成作业。协议中涉及每周用多少时间来完成个人作业，完成之后给自己的奖励是什么。这些奖励需要具体、可以实施，以正强化成员完成个人作业。理论上成员每周要花 3~5 小时来完成个人作业，然而，在实际操作中往往是不需要花费这么多时间的，重要的是让成员在生活中随时注意与学习内容相关的自我反思和觉察，并记录这些反思和觉察。

（三）正式团体

这里重点介绍第一次正式团体中的第一节，之后的七次只介绍框架和重点，如果感兴趣可参照《团体认知治疗——实践指南与资源》，或者与笔者的团队联系。

第一次"想法决定情绪和行为"、表层信念分析

开展地面认知团体时，团体成员可以不像通常那样围成一个圆圈。如果需要使用投影仪，就可以面对投影围成半圆。当然，如果不用投影仪，而将材料打印出来直接发给成员，就可以考虑围成一个圆圈。

第一次团体的主要内容是开启团体，致欢迎辞，成员相识，讲解情绪和行为是由认知引起的这一理念，以及讲解自动化思维、逻辑错误，并练习识别自动化思维和逻辑错误。

1. 欢迎辞

正式开始前，治疗师可以致欢迎辞。欢迎辞可大概介绍团体设置，以及预先应对可能出现的困难，以及激励成员投入。

首先，欢迎各位参加情绪管理自我成长团体（团体），今天是第一次（共 8 次）课。对在座的许多人来说，来到这里，就已经跨出了最艰巨的一步。在开始任何新事物时，跨出第一步是最关键的。如同在开始一项新的身体锻炼活动时，仅仅来到泳池或健身房就是一项重要的成就。这无关乎你第一次去那里做了什么，重要的是你已经迈出了第一步。

你决定要尝试一些新事物，它在某种程度上已帮助你建立了新的模式。你现在需要跟随这个新的模式，然后持续地努力从我们的团体中获得最大收益。

刚开始会很难，但它最终会让你拥有更适宜的情绪，更有能力达到目标，比以往更能享受生活！

2. 相识练习

接下来是两个结构化的练习。第一个是相识练习。通过邀请成员介绍愿意为团体所知的三个简单信息（如姓名、家乡、爱好等），来让成员相互认识，快速地形成团体。第二个是简单谈成员来到团体的目标。团体成员介绍自己来团体的目标，可以加深团体成员彼此了解，让成员的目标更为清晰，也使得团体凝聚力加强。在完成这两个活动之后，治疗师就开始正式讲解内容，也就是学习新技能部分。

3. 内容讲解

首先围绕情绪管理的效能感话题进行。

情绪的钥匙在你手中，而不是在外界，换句话说，你才是掌控你自己问题的关键，而不是其他人。

治疗师可以在演示文档上呈现下面的故事，也可以邀请成员来接龙阅读。邀请大家在听故事的时候，去理解 L 的内心世界。

在上班时间，L 接到一个电话，没有说几句她就提高了嗓门。只听她提到"又要出差，还这么久"之类的。尽管办公室里面还有几个同事，她仍然像一个被点燃的火药桶，暴跳如雷地对电话那头谩骂了一通，啪一声摔挂了电话后夺门而出了。

中午 L 还怒气未消，她跟同事 S 吃午饭并聊了一会儿。S 了解到 L 早上的愤怒是因为她丈夫要出差一个月，"丢下"她和两岁的孩子。L 说起这件事时，又开始有点情绪了。

"你丈夫出差一个月，让你感觉很生气啊！" S 说。

"是很生气。孩子这么小，你说有这么不负责的男人吗？" L 怒气冲冲地说。

"是因为你一个人没有办法照顾孩子吗？"

"那倒不是。家里有保姆。他也叫他母亲过来帮忙看着。白天他母亲看着，下班还是我来带。"

"那你在气什么呢？"

"他不应该在孩子这么小的时候出差这么久，三两天就算了，可整整一个月！整整一个月不在家，他在外面自由、潇洒，而我在家熬着，做女人真命苦!"

"你觉得不公平,他自由,而且是一个月,而你不能?"

"可不是吗?凭什么让我留守,而不是我出去一个月。"

"你丈夫是自己申请出差的?"

"那也不是。是他单位的外派。他为什么不拒绝这个活……好吧,就算他们单位的外派是不太好拒绝的。但他估计是顺水推舟,一定想着出去,在外面花天酒地!"

"花天酒地?"S有点疑惑。

"保不准被谁勾搭了……到时候我和孩子就真正成孤儿寡母了。"L显得有一些伤心。

"好吧,所以,你是担心他出去有外遇?"S有点理解了。

"是啊,到时候得离婚。我自己带着孩子,一个人带孩子多么不容易。离婚真的很可怕,那将是一场灾难,我的人生就彻底毁了!"L的眼睛里有悲伤和焦虑。

"离婚意味着什么呢?"S试探着问。

"离婚意味着……意味着失败。从小父母都会告诉我女人要有完满的家庭。离婚了,我就失败了,就意味着我不是一个孝顺的女儿,我很差劲。"过了许久,L叹了一口气又说道:"也可能是我想太多了吧!"之后她将自己从伤心的情绪中抽离出来,开始谈论午餐的味道。

L为什么会愤怒?

我们来分析一下L的心路历程。

A,Activating event,激发事件:丈夫打电话告知要出差一个月

C,Consequence,结果:愤怒

B,Believe,信念:丈夫要丢下我和孩子

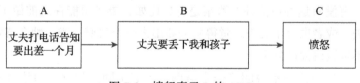

图7-2 愤怒妻子L的ABC

如图7-2所示,案例描述了一个情境:丈夫的一个电话,导致妻子L产生了愤怒情绪以及相关的行为(挂电话摔门而出)。在这里:A,激发事件,

丈夫打电话告知要出差一个月；C，事件导致的结果，妻子的愤怒情绪和行为，如挂电话等。在 A 和 C 中间，是一个 B，信念和想法。妻子认为丈夫要丢下她和孩子。B 常常是不被人们意识到的，是要仔细分析 A 和 C，才能捕捉到的一类想法。但是 B 常常是决定人们情绪和行为的关键因素。在本案例中，妻子的愤怒情绪和行为，是激发事件"丈夫打电话告知要出差一个月"导致的，但更为重要的是中间的信念"丈夫要丢下我和孩子"引发的。是不是这样呢？

为了探索这个迷思，不妨看看有没有其他可能性，见图 7-3。

A丈夫打电话告知要出差一个月 ——— C开心 ——— B?

A丈夫打电话告知要出差一个月 ——— C遗憾 ——— B?

A丈夫打电话告知要出差一个月 ——— C后悔 ——— B?

事件引发的结果是由个体的想法决定的。

正如贝克所说："情绪来自人对所遭遇的事情的信念、评价、解释或哲学观点，而非来自事情本身。""适应不良的行为与情绪，都源于适应不良的认知。"

图 7-3　产生其他情绪可能性

丈夫打电话告知要出差一个月，有没有可能出现的结果是妻子感到"开心"呢？有没有这种可能性？答案是有！比如，妻子可能觉得丈夫出差一个月，她获得了自由、轻松。

丈夫打电话告知要出差一个月，有没有可能出现的结果是妻子感到"遗憾"呢？有没有这种可能性？答案是有！比如，妻子可能工作特别忙，丈夫才回来，她一直说给丈夫做顿好吃的都还没有来得及，现在丈夫又急着走了，她会觉得遗憾，没有好好陪伴丈夫和孩子。

丈夫打电话告知要出差一个月，有没有可能出现的结果是妻子感到"后悔"呢？有没有这种可能性？答案是有！比如，妻子可能在之前做了什么得罪了丈夫，或者欺负了丈夫，觉得丈夫要出去一个月避一避，她会感觉后悔，自己是不是做得太过分了。

综上，这些例子都说明了一个道理：人们不同的信念、想法对其情绪、行为具有决定作用。这正如贝克所说："情绪来自人对所遭遇的事情的信念、评价、解释或哲学观点，而非来自事情本身。""适应不良的行为与情绪，都源于适应不良的认知。"

从上面的案例可以看出，情绪管理的钥匙在我们自己手中，而非外界。

- 在这个世界上，你比任何人都了解你自己。
- 你有管理你自己情绪的权利和义务。
- 你能够更好地控制你自己的思维、行为和情绪。
- 你能够提升你的自尊和自我效能。

在认知治疗中，重要的是对信念（B）进行工作。为了达成目标，有必要先了解一些核心概念。

自动化思维

自动化思维的定义：

- 发生在一个人的意识流中。
- 对激发事件的一种倾向性的处理方式。
- 源自之前的其他思考过程产生的残留影响。
- 自动化思维可能包含（逻辑）错误。

自动化思维是发生在一个人的意识流中的现象，只要一个人有行为反应，大脑中就有各种意识流。意识流就像一条流动的河水，河水中偶尔飘起一些浪花能够被看见，就像我们能意识其中的一些内容，而意识流中的大部分内容是我们觉察不到的。然而，正是这些看不到的暗流决定了一个人去到哪里，决定着个体的情绪和行为。自动化思维是对激发事件的一种倾向性的处理方式，源自之前其他思考过程产生的影响。然而，需要特别指出的是自动化思维可能包含（逻辑）错误。

自动化思维的特点

自动化思维的特点（第一类）：

- 是短暂现象（如只言片语）。
- 发生在意识流之中。
- 简短而具体。
- 产生在事件发生后，且十分迅速。

自动化思维通常是非常短暂的，似乎只是只言片语，而且是在经历某些事情时不经意出现，又迅速消失。比如，自己打碎了茶杯的瞬间可能冒出"笨""蠢""我真没用"等类似的想法；被人捉弄了，可能冒出"天真""这人怎么这样无聊"等短暂而具体的一闪而过的念头。

自动化思维的特点（第二类）：

- 不以句子的形式出现，常由几个关键词或图像组成。
- 并非来自认真的思考。
- 并没有发生在有逻辑的序列步骤中，例如问题解决。
- 似乎只是本能反应。

自动化思维常常不以句子的形式出现，可能就是几个关键词或图像。它并不是来自认真的思考，并没有发生在有逻辑的序列中，也就是说可能没有什么逻辑或者是错误的逻辑。它不是以解决问题为导向的，似乎只是一种本能反应。

捕捉自动化思维的技术

既然这些自动化思维直接影响了情绪和行为，又是非逻辑的，或者可能存在逻辑错误，不以问题解决为导向，那么，要更好地管理自己的情绪和行为，就有必要去识别这些自动化思维。虽然这很困难，但经过心理学家的大量探究发现，捕捉这些自动化思维还是有规律可循的。

怎么去捕捉自动化思维呢？一个办法就是仔细分析自己情绪、行为冲动出现的那一瞬间头脑里的想法。这是一个情绪或者行为微观分析。

- 可以通过让事件在脑中重现。
- 让自己放松，让思绪神游，仅仅关注进入头脑的那些想法。
- 想想重新经历事情。
- 重新创造事件发生的条件。

可以通过以上方法来分析事件，以识别个人的自动化思维。

ABC 理论

一个具体的、有效的形式就是通过 ABC 理论来识别个人的自动化思维。如图 7-2 所示，分析 ABC，常常就是从微观去分析一件事，或者一个具体的情绪或行为产生的过程。通过 ABC 识别的这些自动化思维，被称之为表层信念。

理一下思路：现在请你来找一个自动化思维，你会怎么找？这样的任务是很难的。那简化一点，让你来找一个自己的 ABC。这个任务仍然有些抽象。如果任务改成，通过分析近两天发生在你身上的、引发你负性情绪或者你认为不妥的行为事件，找出 ABC 序列，发现你的自动化思维。这样就显得更为具体了。经过一些练习，你会变得熟练。

在实际操作中，最常见的 ABC 分析流程是先确定 C（可以觉察的情绪或者行为），接着找到 A（激发事件），最后去找 B（信念）。这样会更加清晰、明了、简单。

请看几个具体的例子：

表 7-2　识别表层信念例 1

激发事件	信念或想法	情绪结果
在有望入选奥运会的情况下，自行车坏了	我的职业生涯结束了	抑郁

例 1 见表 7-2，一个自行车手非常抑郁。为什么？因为他在有望入选奥运会的情况下，自行车坏了。他的信念是什么？他认为他的职业生涯结束了。从这里可以看到：

C，抑郁

A，在有望入选奥运会的情况下，自行车坏了

B，我的职业生涯结束了

因为车手有了 B "我的职业生涯结束了" 的想法，他才会有 C，抑郁的情绪。

例 2 见表 7-3。感到抑郁，是因为老板的批评让他认为：我真没用。

表 7-3　识别表层信念例 2

激发事件	信念或想法	情绪结果
老板批评	我真没用	抑郁

例 3 见表 7-4。感到愤怒，是因为老板的批评让他想到：他怎能这样对我！

表 7-4　识别表层信念例 3

激发事件	信念或想法	情绪结果
老板批评	他怎能这样对我	愤怒

例 4 见表 7-5。感到焦虑，是因为即将去参加聚会，认为：我一定会把自己弄得很尴尬。

表 7-5　识别表层信念例 4

激发事件	信念或想法	情绪结果
参加聚会	我一定会把自己弄得很尴尬	焦虑

这些例子可以让我们更加理解什么是 ABC 以及怎样找到 ABC，这就是捕捉自动化思维，找到表层信念的办法。该内容是非常重要的，不仅有助于认识思维过程，情绪、行为发生机制，也是识别表层信念，以及之后识别深层信念的基础。

接下来，请大家完成练习。

练习：就自己最近经历的情绪和行为，分析出两个 ABC。

接下来要学习的另外一个主要内容：逻辑错误。

逻辑错误

逻辑错误的特点：

- 在意识流中。
- 在对信息加工的过程中产生的错误（所有适合的信息准确地进入了大脑……然而，对这些信息进行了错误的解释）。
- 通常会导致错误的感觉或者知觉。

逻辑错误，存在于意识流中，是在对信息的加工中产生的错误。注意，逻辑错误并不是信息的缺乏，而是所有信息都准确地进入了大脑，然而大脑错误地解释了这些信息。逻辑错误通常会导致错误的感觉和知觉，见图 7-4。

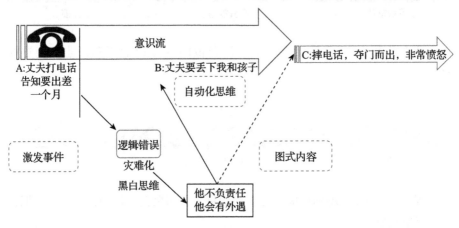

图 7-4　负性情绪的产生与逻辑错误

通过图 7-4 以及最开始提到的例子来理解逻辑错误。A，激发事件是丈夫打电话告知要出差一个月。C，妻子反应是摔电话夺门而出，非常愤怒。B，妻子自动化思维是丈夫要丢下她和孩子。她为什么会有这种想法？通过探索，可以发现是因为妻子有一个信念"丈夫不负责任，他会有外遇"。值得提出的疑问是：丈夫出差一个月一定会有外遇吗，一定会不负责任吗？

这可能犯了一种逻辑错误，是一种消极预期。很可能是这种逻辑错误导致妻子出现上述自动化思维：丈夫要丢下她和孩子。

仔细分析，可以发现妻子可能犯了逻辑错误，导致出现错误的表层信念，从而导致产生负性情绪和冲动行为。很显然，出差一个月并不意味着丈夫不负责任，也不一定会有外遇。经过分析，逻辑错误显而易见。然而，类似的逻辑错误充斥着每个人的生活，尤其是对于有情绪或行为管理问题的个体。

总结一下逻辑错误的特点，它经常是从感觉中得出的结论，而非知觉上得出的结论，是一种歪曲的认知，是一种误解或者非客观的解读信息。

- 从感觉中得出错误结论。
- 非知觉上错误。
- 认知歪曲。
- 误解或非客观解释。

逻辑错误的种类

逻辑错误可以分为四大类：灾难化、选择性提取、个人化和武断思维。每大类里还有一些子类。本次团体最后一个内容就是了解这些逻辑错误的种类，达到能够熟悉，能够快速识别并且予以判断类型的程度。

灾难化包括糟糕至极、消极预期和绝对化。

糟糕至极，对一个情境的总结比它真实的情境更加糟糕。比如，"我的车第一天就出问题了，这简直糟糕透顶"。

消极预期，在考虑所有信息后，预测一件事情会变得比其可能的情况更糟糕。比如，"他再也不会跟我约会了，因为我的车在第一次约会时坏了""如果我在会议上发言，人们就会笑话我"。

绝对化，当事情反复无常或某种情况有可能发生但是可能性不大时，使用绝对化的语言。诸如 "从不""总是""每个人""每件事情"。如果可能不发生时则会说："我永远都不会在体育运动中取胜""场上的每个人都不喜欢我"。

选择性提取包括过度概括、非黑即白、有偏加权和忽视事实。

过度概括，将对一个小例子的总结概括到所有事情上。比如，"我无法和托儿所里的其他妈妈愉快相处""我无法结交朋友"。

非黑即白，只会用极端思维思考事情或人，要么全都好，要么全都坏。"他就是个白痴""我是一个失败者"。

有偏加权，对某些信息产生偏见，通常与某种情形、某个人，或是仅选择要么积极、要么消极的单一信息源有关。比如，"我女儿绝不可能那么恶毒""我儿子绝不会那样做""凡是我投票的政治领袖所说的都是绝对正确的，而反对党的领袖是一个自私的骗子"。

忽视事实，只选择看到支持某一结论的事实，而这个结论通常是消极的。比如，"我是一个没用的家长，因为我有时会忽略我的孩子，还会让孩子自己去看电视""如果不吸烟，我连一个小时都过不了，但我不是一个瘾君子"。

个人化包括无效分责和心灵感应。

无效分责，把负性事件发生的责任不合理地归结到自己或者重要他人身上。比如，"我父母离婚完全是因为我""我的配偶不开心不是我的错"。

心灵感应，一般将自己作为参照，在还不了解他人的原因、动机和目的时，就认为自己知道别人所有的想法和行为的诱因。比如，"他那样做是为了使我看起来特别愚蠢""他认为我很愚蠢"。

武断思维包括必须/应该和情绪推理。

必须/应该，在没有诱因的过程中，武断地认定在确定的环境中，某些事件会发生或将要发生。比如，"我应该随时都让别人开心""人人都应该服从法律"。

情绪推理，基于自己的感受把事情归结为好事或坏事。比如，"时速150公里开车是件好事，因为我觉得很爽""那个人吓了我一跳，所以他一定很邪恶"。

有了这些标签，我们再来看看之前这些ABC例子中的自动化思维可能有什么逻辑错误，见表7-6。

表7-6　有逻辑错误的自动化思维示例

激发事件	信念或自动化思维	逻辑错误
在有望入选奥运会的情况下，自行车坏了	我的职业生涯结束了	消极预期
老板批评	我真没用	非黑即白、过度概括
老板批评	他怎能这样对我	必须/应该
参加聚会	我一定会把自己弄得很尴尬	消极预期

识别 ABC，找出逻辑错误，贴上标签是重要的。尽管有时我们会发现分辨逻辑错误的类型并不容易，但是让所有成员都透彻地理解这些逻辑错误的含义，熟练地给错误逻辑贴上标签（哪怕没有那么精确），可以帮助我们意识到逻辑错误的存在，增强对情绪和行为的掌控感。

接下来就是成员练习识别逻辑错误的时间。

练习：识别之前完成的两个 ABC 中的逻辑错误，并且标识出逻辑错误的类型。

4. 小结

第一次团体治疗虽然是刚刚开始，但是学习的内容相当丰富：（1）成员了解到团体如何开展；（2）认识新朋友；（3）了解"想法决定情绪和行为"这一理念；（4）了解自动化思维；（5）了解 ABC 理论；（6）了解负性情绪产生与逻辑错误。

5. 个人作业

个人作业是非常重要的。所有成员都需要完成两张识别 ABC 的表格（每张表格大概 10 条 ABC）。尝试在生活中的"当下时刻"发现自己正在出现的 ABC，同时发现逻辑错误，并在表格中标识逻辑错误的类型。

接下来将展示后七次团体的框架和核心内容。以便感兴趣的治疗师了解。如果想要知道详细的方案，可以参照《团体认知治疗——实践指南与资源》。

第二次　垂直分析：探索深层负性信念系统

当成员理解了"想法决定情绪和行为"这一理念，学会了表层信念分析方法，并且已经在生活中识别出大量的表层信念和逻辑错误之后，团体就可以进入探索深层负性信念系统阶段。

自动化思维是一个横截面的、表层的信念。第二次团体治疗就是在由浅入深，由表及里，探索更深层的信念。这种逐渐深入探索的技术，是团体认知治疗中的核心技术，被称为"箭头向下""垂直分析"或"垂直箭头"技术。如图 7-5 垂直箭头分析例 1 所示，处于最底层、最核心的信念，被称为核心信念，在表层信念与核心信念之间的信念，被称为中间信念。"我很差劲"是核心信念，而中间的"我不是一个孝顺的孩子""他不负责任"等都是中间信念。

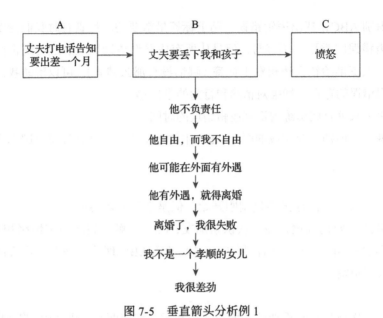

图 7-5　垂直箭头分析例 1

用第一次团体中丈夫打电话告知出差导致妻子愤怒的例子，来说明如何利用垂直箭头技术探索深层信念。

妻子在得知丈夫要出差一个月后出现非常愤怒的情绪。通过垂直箭头分析可以看到，妻子的表层信念是"丈夫要丢下我和孩子"。然后，仔细去探索妻子的深层信念。怎么探索呢？使用垂直箭头技术。

在实践中使用垂直箭头时，常常问一个问题："如果这是真的，这意味着什么？"或者"如果……会发生什么？"

"如果'丈夫要丢下你和孩子'是真的，这意味着什么？"妻子说，"意味着丈夫不负责任"。"如果'丈夫不负责任'是真的，这意味着什么？"妻子说，"意味着丈夫很自由，而我不自由"。"如果'丈夫自由，而你不自由'，会发生什么？"妻子说，"他可能在外面有外遇"。"如果'他有外遇'，会发生什么？"妻子说，"他有外遇，就得离婚"。"'离婚'意味着什么？"妻子说，"离婚意味着我很失败"。"如果'我很失败'是真的，这意味着什么？"妻子说，"意味着我不是一个孝顺的女儿"。继续追问，"如果'你不是一个孝顺的女儿'是真的，这意味着什么？"妻子说，"意味着'我很差劲'"。或许，在这里已经可以看到妻子深层的核心信念，妻子担心自己是一个很差劲的人。之所以丈夫出差会让 L 那么愤怒，是因为这触发了关于 L 的价值感焦虑。治疗师随后要对这些被识别的负性的中间信念和核心信念做工作，这是之后要改变情绪和行为的最主要途径。当然，先要识别出来，才能寻求改变。

　　值得注意的是，这些被识别的信念，越往下就是越深的信念，从中间信念到核心信念，所指的范围越来越广，触发的情绪也会越来越强烈。感受到越来越强烈的情绪，也是判断一个垂直箭头是否走对方向的标准。

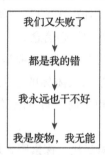

图 7-6　垂直箭头分析例 2

　　如图 7-6 所示，垂直箭头分析例 2 或许是一个受挫的公司员工或者球队的队员。他说又失败了。分析其深层信念，"又失败了"意味着什么？意味着"都是我的错"。"都是我的错"意味着什么？意味着"我永远也干不好"。再往下，如果"我永远也干不好"意味着什么？意味着"我是废物，我无能"。这是他的深层信念。

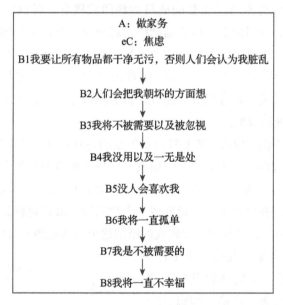

图 7-7　垂直箭头分析例 3

　　如图 7-7 所示，垂直箭头分析例 3 是一个焦虑者。做家务让他感到焦虑。他的深层信念会是什么？"我要让所有物品都干净无污，否则人们会认为我脏乱"这是他的表层信念。使用垂直箭头技术："如果人们认为你脏乱会怎样？"他说，"人们会把我朝坏的方面想"。"如果这是真的会怎样？"他说，"我将不被需要以及被忽视"。"如果被忽视会怎样?"他说,"意味着我没用以及一无是处"。"如果是这真的会怎样?"他说,"意味着没人会喜欢我"。"如果没人会喜欢你会怎样?"他说,"我将一直孤单"。"如果一直孤单会怎样?"他说,"我是不被需要的"。"如果没有人需要你会怎样?"他说,"我将一直不幸福。"这是他的核心信念。

第二次团体主要是掌握垂直箭头技术,以及能够熟练分析自己的深层信念。第二次团体的个人作业是邀请成员完成接下来一周的 ABC,然后完成上周和本周所有 ABC 的中间信念和核心信念的探索,要求画出垂直箭头分析图。

第三次 探索图式地图:描述个人认知模式

第三次团体开始探索个体的图式地图。在团体认知治疗中的专业词汇"图式",简单理解就是个人认知模式,"图式地图"就是较全面的认知模式。

怎么探索?首先治疗师要向成员解释图式概念,可以形象地理解为很多个表层信念、中间信念、核心信念组合起来的一个认知地图,这里称为图式地图。接着,让成员完成信念的收集和整理。弗里认为,当个体认真完成"14 个负性情绪反应'日常'情境 +10 件最糟糕的事件"分析时,其认知模式,也就是图式地图将会呈现。完成了信念的收集之后,就是第三步,对这些信念进行整理和分类。

可以使用"我的特点"来整理成员发现的各种信念。从外貌、运动技能、专业成就、社会地位、家庭成员、朋友、父母等维度来归纳个人信念,得到一个信念的集合。图 7-8 是负性图式地图的简单形式,在实践中还需要把负性信念写上去,并使每个维度都形成一个树状图。最好也将具体的事例作为证据写上去(因此,最好用一张较大的纸画这个图式地图)。比如,在父母维度上,负性信念是"我是一个不称职的父亲""我是一个差劲的母亲"。事例分别是"我跟妻子离婚""我忘记了孩子的生日"等。如果成员有自己觉得合适的分类方式也是可以的。比如,有人也使用自我、他人、世界三种方式来分类。

值得指出的是:这里识别的地图

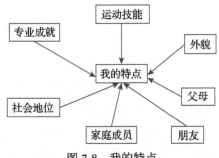

图 7-8 我的特点

实际上是负性图式地图，因为我们之前的任务是分析负性日常事件和糟糕的事情。然而，还有一部分没有分析，那就是正性的图式地图。如果成员通过分析也发现了正性信念不妨写出来，但是这个阶段最重要的是识别负性图式地图，因为负性图式地图对我们的情绪影响更大，在这个阶段需要识别它，尽管这个过程会很痛苦。实际上，方案最好包括一个改变图式地图阶段，需要识别正性图式地图，如图7-9所示。然后将正性和负性图式地图都纳入个体的认知地图，拥有更客观地认识自我的特点，而不是偏废。由于本方案是简化版，没有对此进行操作，如有需要，可以参照《团体认知治疗——实践指南与资源》。

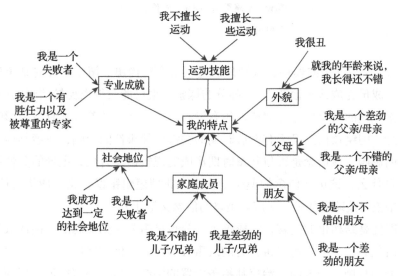

图 7-9　负性和正性图式地图

第四次　认知诊断：理解个人认知模式的由来

第四次团体的内容是认知诊断：理解个人认知模式的由来，或者图式地图的来源。这个部分的主要目的是希望成员能够理解自己负性图式地图的来源。这蕴涵着一个基本的假设，每个人的认知模式不是天生的，而是先天和后天交互形成的。一般来说，这个过程是复杂的，而本方案使用了一个结构化的认知诊断方式，去探讨先天和后天的环境如何影响个体图式地图，如表7-7所示。

表 7-7 认知诊断的模块

1. 遗传素质
2. 父母教养方式
3. 关键同伴事件
4. 其他关键事件
5. 儿童时期形成的逻辑错误
6. 主导的负性图式内容
7. 典型导火索
8. 典型逻辑错误／典型情绪
9. 典型策略／策略类别（回避、补偿、屈从）
10. 关于策略的信念

有了表 7-7 中的模块，认知诊断过程就变得简单、清晰。针对某个核心信念，成员完成认知诊断 10 个部分的探索，很可能会得出比较清晰的内容。去探索成员的某个信念与遗传素质有没有关系，父母教养方式有没有影响到该信念，围绕该信念是否有发展时期的关键同伴事件的影响，或者其他关键事件的影响，该信念是否与儿童时期形成的逻辑错误有关，主导的负性图式内容是什么，该负性信念的典型导火索、典型逻辑错误、典型情绪是什么，其典型应对策略是什么，对应对策略的信念又是什么。

即使是结构化的内容，完成这个部分也是需要深刻反思的。往往成员在这个时候有很多故事可以讲，有的故事会涉及一些创伤经历。治疗师要做好两方面的权衡。一方面，治疗师给予设置的限制，尽量停留在理性层面，分享故事的目的是增强成员对自己负性图式内容由来的理解。另一方面，治疗师需要有充分的准备来应对创伤相关的痛苦情绪。

第四次团体的最后还可以向大家介绍使用《信念总览清单》，将自己所有的信念列在一个工作表上，便于之后的操作。当然，还要鼓励成员持续增加和补充这个工作表的内容。

第五次 检验信念

第五次团体的主要内容是检验信念。让成员去检验自己的信念是错误还是正确，然后让成员决定是否改变自己的信念。

表 7-8　信念总览清单

(内容主题：自我－不好，自我－孤独，自我－危险，世界－不好，他人－不好，他人－伤害，他人－抛弃，他人－不好)

信念或命题	痛苦程度 (SUD) 0～100, 100 = 极度痛苦	信念评分：% 真					事后分析类别（在第六次团体讲解）
		初始评分	对抗分析之后	调查分析之后	科学分析之后	真/假	DF, NLI, MW, FFT, WB
我是一个糟糕的家长	90	100					
我毫无价值	90	100					
我太胖了	80	100					
我在运动方面不行	60	100					
我在打板球方面—无是处	50	100					
我是个笨蛋	80	90					
我不讨人喜欢	80	90					

事后分析类别总结

一定为假 (DF)　不再重要 (NLI)　更多工作 (MW)　假但感觉真 (FFT)　行为改变 (WB)

团体认知治疗师常用《信念总览清单》来呈现成员的信念，如表 7-8 所示。成员可以对信念带给自己的痛苦程度进行评分（1～100），还可以对信念真假程度进行评分（0～100%）。

本方案的检验方法包括对抗分析、调查分析与科学分析三种。经过分析之后，成员再次对该信念的真假程度进行评分（0～100%），同时可以给出：一定为假、不再重要、更多工作、假但感觉真和行为改变的判断。对于判断为一定为假、不再重要、行为改变的信念，成员就不需要做更多工作了。对于那些需要更多工作、假但感觉真的信念还需要做更多的信念检验工作。

比如，某个成员的信念"我是一个糟糕的家长"。该信念带给他的痛苦程度是 90 分，初始评分 100% 为真。成员通过对抗分析得到足够多的信息证明这个信念是假的 / 不正确的，那么信念检验的工作就完成了，否则继续进行更多的、可能是不同方式的信念检验。

对抗分析、调查分析、科学分析这三种信念检验方法各有优势和适用领域。其中，对抗分析在团体中的运用具有优势，可以调用团体动力来完成，在这里加以简单介绍。

对抗分析的步骤：

（1）写下信念 / 命题。

（2）有什么证据支持这个信念？（控方律师）

（3）有什么证据反对这个信念？（辩方律师）

（4）若用 5 分评分，每条证据的重要性如何？

（5）如果你需要在合理的怀疑之后下结论，你会说你的信念是正确的还是错误的？（法官）

对抗分析在操作上相当于控方律师和辩方律师相互辩驳的过程。可以先让成员选取一个负性信念，并对控方和辩方都予以证据和相应的权重评分。比如，成员的信念是"我是一个糟糕的家长"。那么，他需要列出控方律师证据，如"我跟妻子离婚了""我忘记了孩子的生日"等。他也需要列出辩方律师证据，如"我在离婚前争取了养育权""为孩子受到良好教育而打拼""补过忘记的生日"等。然后可以让成员自己作为法官，而将其他成员分为辩方和控方。在团体中进行辩论是非常有意思的，成员会积极参与。该过程对成员信念的澄清是非常有帮助的，也可以让成员之间加强交互，增强团体凝聚力。

第六次　改变想法

从第六次开始，团体的内容就开始涉及改变。首先是从认知开始，改变想法。然后是改变情绪，最后是改变行为。

常常有两种方式可以改变想法。第一种改变想法的方式是通过改变错误逻辑（见图7-10）。我们在第一次团体中重点讲过，需要将错误逻辑改变为恰当逻辑。这种改变想法的方式，被称为过程改变。比如，"我是一个差劲的家长"这个信念包含有偏加权的逻辑错误，可以将信念换成恰当逻辑的表述，如"我在很大程度上是一个合格的家长"。

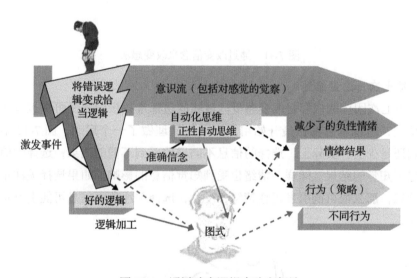

图 7-10　通过改变逻辑来改变想法

第二种改变想法的方式是直接针对成员负性的中间信念和核心信念发展反驳观念，被称为内容改变（见图7-11）。还是以"我是一个差劲的家长"为例。从内容改变上操作，是直接发掘这个信念的反驳观念"我是一个合格的家长"，然后给予这个观念足够多的证据。

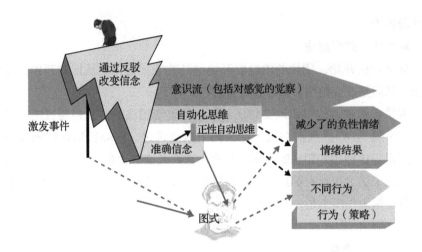

图 7-11 通过改变信念来改变想法

第七次 改变感受

第七次团体的内容是改变感受。最初成员都难以接受感受可以被改变这一事实，所以本方案在最开始用两可图的原理做了一个启动。图 7-12 中是老妇还是少女？实际上，选择的信息不同导致看到不同的结果，选择的信息决定了知觉的结果。同样，情绪也受到知觉信息的影响。如果选择关注正面的信息，那么很可能引发正性情绪，反之，选择关注负面信息可能引发负面情绪。

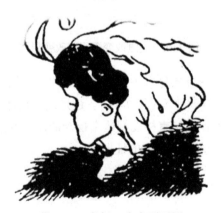

图 7-12 老妇、少女两可图

表 7-9　命题知觉转变工作表

情境：想到我的母亲			情绪：悲伤	
命题	真/假	反驳观念	证据（可建构）	事例（可建构）
我的妈妈不爱我	假	我的妈妈爱我	她离开爸爸前确认了有人照顾我	她走的时候给姨妈打了电话，让她帮忙照顾我（平静）
			在离开后也挂念我	虽然说不了几句话，她坚持定时打电话给我（平静）
				她给我送了生日礼物

可以使用《命题知觉转变工作表》来完成情绪改变的工作（见表 7-9）。例如，成员想到母亲会觉得悲伤。那么，要怎么改变这种想到母亲就觉得悲伤的情绪呢？首先，找到该情绪背后的信念，"我的妈妈不爱我"。接下来，可以发掘其逻辑错误（过程改变），也可以直接发展反驳观念（内容改变），形成一个逻辑恰当的信念，或者反驳观念"我的妈妈爱我"。然后，需要找到支持反驳观念的证据并列下来，比如，"她离开爸爸前确认了有人照顾我""在离开后也挂念我"。此后，还需要有一些具体的事例来支持这个证据，比如，对于"她离开爸爸前确认了有人照顾我"这一点，有事例支持证据，"她走的时候给姨妈打了电话，让她帮忙照顾我""她给我送了生日礼物"，注意在这些例子后面标注相应的情绪。最后，反复建构反驳观念、证据和事例的关联，让情绪变得积极起来。经过多次建构，成员想到母亲的悲伤情绪可能变少，甚至变得愉悦起来。

值得提醒的是，可能有的成员缺少正性情绪事例。在这种情况下，治疗师可以让成员去建构一些正性事例。实际上，建构的内容跟记忆的内容差别不大，人的记忆内容很多也是建构的。

第八次改变行为

最后一次团体是改变适得其反的行为（非建设性行为）。行为改变的八个步骤如表 7-10 所示。

表7-10 行为改变的八个步骤

第一步：识别潜在的适得其反行为
第二步：确定它是适得其反行为
第三步：排出改变的次序
第四步：决定改变它
第五步：制定具体计划
第六步：实施计划
第七步：评估结果
第八步：如果有必要，解决问题

先是识别潜在的适得其反行为，确定它是有问题的行为，然后排出改变的次序，做出改变的决定，制定具体计划，实施计划，评估结果。如果这其中任何一个环节出现困难，都可以对这个困难实施问题解决。

在进行第二步时，有一个简单的办法来改变行为，那就是直接发展替代性行为。可以使用《适得其反行为和替代行为工作表》进行该工作（见表7-11）。

表7-11 适得其反行为和替代行为工作表

适得其反行为		替代行为	
一般行为	我的行为方式	一般行为	我的行为方式
情绪失控	易怒、辱骂别人	控制情绪	将愤怒表达为失望和沮丧
为别人的事情做了太多	答应不合理的要求	找到平衡	当别人要求不合理时说"不"
难以让情绪自由流露	不表现出喜爱	表现出喜爱	感受到好感时，尝试让其自然流露
退缩、孤立	到自己的房间里	与人交往	与人待在一起
拖延	无法开始要做的项目	有事立即做	迈开第一步
行为轻率	做超出身体承受力的事情	在身体安全范围内行事	在自己能力范围内进行一些刺激的事情
冲动行事	对糟糕的计划说"好"	三思而后行	在答应某个计划之前多考虑

(四) 团体结束

在团体结束时，本方案采用了"添加绘画"活动。先让成员画一个体现自己收获的图，然后让其他成员在图上添加绘画：画出你从该成员身上看到的有力量或者让你欣赏的部分。之后，让成员在团体中分享。成员在绘画中会表达得到团体的关注、倾听和支持。其他成员会添加他的智慧、勇敢和热心。有成员在绘画中表达感觉自己在团体里较为独立、表达不多，然而其他成员画的是：虽然看起来独立，但你的心是跟大家紧紧连在一起的。

最后，谈一下团体效果。表 7-12 呈现的是成员前后测 SAS 和 SDS 分数（更多数据还在收集中），通过现有的少量数据，可以发现焦虑的分数下降不多，而抑郁的分数下降更多一些。一个原因是抑郁者平时有较少的人际互动，而在团体中得到了较好的支持。通过一些成员的反馈，可以发现在焦虑、抑郁之外，可能有一些其他的积极效果。比如一个成员提到（经过改写）："通过团体成员的分享，我们发现彼此都很优秀，只是在某些方面存在一些困扰，有相似的经历和情感，也有非常不同的，这些让我们感受到原来有人和自己一样有这样的情绪和困扰，来到这里是为了让自己更开心、更好、更完美。谢谢小伙伴给予正向的影响。"这些反馈体现出成员的积极感受和收获，也提示团体普遍化、人际学习、人际支持、利他等团体效果因子起了作用。尽管如此，团体的效果需要更多研究，方案也需要进一步修订。

表 7-12 团体认知治疗 SAS、SDS 前后测得分

	SAS		SDS	
	前测	后测	前测	后测
G1	64	51	71	51
G2	33	38	37	39
G3	38	40	56	44
G4	40	40	50	45
G5	51	50	65	65
平均数	45	44	56	49

参考文献

[1]　张英俊，涂翠平，胡昭然，等 . 中国团体心理治疗发展的文献计量分析 [J]. 北京：中国心理卫生杂志，2017，31（05）：356-363.

[2]　FREE M L. 团体认知治疗——实践指南与资源（第 2 版）[M]. 张英俊，徐庆琪，刘宇，等译 . 北京：机械工业出版社，2017.

第八章

网络情境下的结构式团体辅导

::: 张秀琴 :::

青海民族大学心理健康教育中心主任、教授

清华大学心理学博士

中国心理卫生协会团体心理辅导与治疗专业委员会常委

第一节 结构式团体辅导的定义与特点

一、团体的类型

关于团体的类型，可以按照功能或者团体目标、团体的基本设置、团体成员的角色或者身份等不同的分类标准进行划分，具体如下：

（一）按照功能或者团体目标分类

按照功能或者团体目标可以分为教育性团体、讨论性团体、成长性团体、咨询和治疗团体、支持性团体等。

（二）按照团体的基本设置分类

团体的基本设置包括团体辅导与咨询的计划程度、团体领导者对团体过程的主导程度、团体辅导与咨询的实施方式，按此可以分为结构式团体、半结构式团体、非结构式团体、开放式团体等。

（三）按照团体成员的角色或者身份分类

按照团体成员的角色或者身份可以分为同质性团体、异质性团体等。
本节将重点介绍结构式团体辅导的相关内容，首先从结构式团体说起。

二、结构式团体

结构（structure）一词，如果我们从直观的角度去理解它，就如同建造一座房屋要首先把基本框架搭建好，然后才可以进一步填充内容。

结构式团体是指团体有预定的目标和明确的主题，有适合的工作对象，比较注重针对团体所要达到的目标设计活动，以引导成员参与团体学习。目前，结构式团体在国内很多群体中普遍适用，对于专业人士来说，也相对易学、易掌握、易操作。

三、结构式团体辅导

尽管团体咨询与团体辅导在目的、功能、特点、结构化、对象、人数、次数、实施机构等方面或多或少有区别，但目前在国内的实践中，团体咨询、团体辅导这两个概念常常是可以互换的，指团体领导者根据团体目标设计活动引导成员进行参与式学习。结构式团体具有预定的目标和活动方向，团体领导者的主导作用非常明显。结构式团体在进行前要做非常充分的计划和准备，有非常明确的目标，并且要安排有固定程序的活动来实现目标，所以其中团体领导者的身份是很容易辨识的，角色明确。

在一些非结构式团体中，团体领导者的身份不是非常清晰和明确，也不容易辨认，动力性团体中的团体领导者在多数时候只是陪伴者的角色，在团体进行的关键时候才出手，但是在结构式团体中，团体领导者的角色是非常明确的。

结构式团体的优点是，在团体活动一开始就能增强团体成员的合作，减轻参加者的焦虑，因此十分容易聚焦，比较适合青少年，如大学生、中学生等。实践中，针对这些群体，我们几乎都会采用结构式团体。

关于团体语言反馈的研究发现，儿童最初容易出现的自我表露，是由结构性活动和团体领导者提问引发的。因此，团体的结构性越强、治疗性练习与活动越多样，对青少年团体就越有帮助。结构式团体中的团体活动非常有利于打破僵局，增进彼此认识，建立支持以及促进自我表现。

四、结构式团体的时间

一般来讲，结构式团体的时间可长可短。

（一）单次结构式团体

单次结构式团体即一次性的团体活动，我们常常称其为工作坊，比如一次性的"危机心理支持团体""情绪管理团体""心理减压团体""生涯规划团体"等。在疫情状态下，我国在各个领域开展的团体大多是支持性团体，做单次工作坊，也就是一次性团体。

（二）短程结构式团体

大多数短程结构式团体保持在 3～10 次。

（三）长程结构式团体

目前的团体实践研究发现，最长的结构式团体是国外做的团体活动，达到 30 次以上。我国学校里的团体活动通常有 4 次、8 次、10 次这样的设计。

第二节　结构式团体辅导的设计与实施

一、结构式团体方案设计

结构式团体的方案设计是指为活动做一个非常系统的安排，这是在结构式团体中非常重要的一步。团体心理咨询方案或者辅导方案的设计，是指应用团体动力学以及团体辅导、团体咨询等专业知识，有系统地将一连串团体活动根据目标加以设计、组织、规划，以便团体领导者带领成员在团体内进行练习，达成团体咨询或者辅导的目标。这是团体方案设计的一个重要原则或者要求，脱离了方案设计的团体活动是不成立的。结构式团体中的活动要根据团体目标来设计，在团体建立的过程中，有趣、有效的活动可以在短时间内为成员建立相互支持，降低人际焦虑。需要注意的一点是，团体领导者通过活动来建立团体、引导团体深入，这可以增加团体领导者对团体进程的掌控感，但风险是增加团体成员的依赖性，成员可能会习惯于团体领导者引发互动。这种方式应用于心理教育团体没有问题，但应用于心理咨询或治疗性质的团体就会比较麻烦，因为这些团体的目的之一就是帮助成员在团体中以及自己的生活中，更加独立地为自己的行为负责。因此，在不同目标和不同群体的团体中一定要精心设计活动。

（一）结构式团体方案设计的五个特点

良好的结构式团体方案设计具有五个特点（Corey G, 1990）。

1. 目标的明确性

团体活动目标需要非常具体、明确。

2. 计划的合理性

团体实施计划一定要规划合理，尤其在时间的分配、进度的把握上。在团体实践中，一些团体领导者在最初设计方案时列出了很多计划，也设计了很多游戏和分享环节，但事实上团体活动的时间只有一个小时或者一个半小时，方案设计中过多的活动和内容在实际中无法完全展开。这样的团体计划其实就是不合理的，时间分配不足、进度推进匆忙，团体活动效果会被限制，团体的疗效也会大打折扣。

3. 过程的发展性

结构式团体过程的发展应该是一种层层递进的模式，由浅入深，由表层逐步过渡到内在。要在团队活动一开始就建立起团队的安全气氛，建立起团体成员彼此的联结，进而组织团体成员尝试讨论相对深刻的或者深奥的话题，这样才符合团体过程的发展要求。

4. 方案的可行性

团体活动中的一些游戏，比如盲行、同舟共济、踩报纸等，是需要大家在一个空间里进行的。在网络情境下的团体活动中，如果团体领导者在方案中设计这些游戏，那么这个方案显然没有可行性。因此，在设计团体方案时一定要考虑到客观条件，即现实条件是否允许方案实施。

5. 效果的可评价性

每位团体成员在团体活动中产生了什么变化、有什么收获等，是可以通过一些方式、方法来评价的。一个良好的团体方案应该具备效果的可评价性，如果团体效果没有可评价性，没有一些指标让我们掌握团体活动的效果，那么这个团体方案设计可以说是不合理的。

（二）团体方案设计需要考虑的因素

设计团体方案时应重点考虑以下因素。

1. 明确团体的性质

要想确定团体的性质，首先，要确定团队对象，即团体为哪些群体提供心理支持服务，比如团体对象有小学生、中学生、大学生、警察、基层社区干部、医护人员等。其次，需要明确团体理论，要有相关的团体理论作为支持。再次，需要确定团队的规模。最后，确定团体聚会的次数，也就是团体安排的频率。

2. 团体领导者的自身因素

在带领团体时，要考虑团体领导者自身的受训背景、人格特点等因素，根据这些个人基础信息，选择合适的、最擅长、最愿意带领的团体。需要把自己最优的一面和团体的需求形成最佳结合点。否则，如果照猫画虎，看到别的团体领导者用某个方案带领团体的效果好，就去模仿、重复，并不见得也会有好效果。比如，某个团体领导者的性格特点、受训背景可能并不适合带领某些团体。通过以上分析我们可以看出，团体领导者的因素在团体中也是非常重要的。

3. 团体的发展阶段

一般来说，团体有四个阶段，包括起始、发展、工作、结束阶段。也有学者将团体的发展阶段概括为三个阶段，也就是开始阶段、工作阶段、结束阶段。

4. 团体互动的场地

目前我们所讨论的网络情境下的结构式团体活动大多在各自家中进行。团体领导者在带领团体活动时，一定要事先考虑到"在家里"这样一个特定条件，必须要考虑自身、团体成员所面临的现实的限制和一些需求，比如，在家里是否有独立的私密空间，家里的网络信号是否稳定，在参加团体期间是否会被打扰等。

5. 团体效果的评估

团体辅导效果的评估是指通过不同的方法，搜集有关团体目标达成的程度、成员在团体内的表现、团体特征、成员对团体活动的满意程度等资料，帮助团体领导者及团体成员了解团体辅导的成效。团体效果是衡量团体疗效的重要维度，如何评估团体效果需要在团体设计之初就做好准备。评估可从三个方面进行：第一，评估什么，即评估的依据；第二，用什么来评估，即评估标准；第三，怎么评，即评估方法。

结构式团体一般有四个发展阶段，包括初创、过渡、工作、结束阶段。在设计团体方案时，我们要对每个阶段的特点有所了解和考虑，根据工作阶段来设计团体方案，并对每个阶段做出评估。

(三) 结构式团体方案设计的准备工作

1. 了解团体的服务群体及其潜在需求

针对压力非常大的医护群体，我们要去考虑其目前的潜在需求是什么，他们是否需要一些休息，是否需要放松、减压等。另外，在日复一日的工作中，医护人员可能看到患者在自己参与的治疗过程中去世，这可能使其遭受一定的心理创伤，我们要了解他们的潜在需求。

2. 确认团体的性质、主题与目标

在设计结构式团体活动方案时，需要明确以下内容：团体性质、团体理论、规模、次数等，主题要明确、清楚。比如，针对不同群体的不同需求，

我们要清楚将要进行的是何种类型、何种主题的团体，如针对疫情期间的医护群体，要确定是进行工作机制问题解决的讨论性团体、身心减压团体，还是睡眠改善团体等。确定主题以后，团体的总体目标和阶段性目标也需要十分清晰。

3. 搜集文献，参照对比

在已经确定以上两项的基础上，可以搜集相关文献或类似的方案设计，看看别人是怎么考虑、怎么做的。

4. 规划团体的整体框架

整体框架就是把团体的目标、原理、时间、频率等放在一个框架里考量。

5. 团体活动的详细过程

比如在一个 4 次的团体中，设计第一次活动方案时，就需要详细设计活动过程，包括团体成员之间如何热身、如何相识、如何建立团体规范等，以及针对操作过程中极可能出现的问题如何去应对等。每次团体活动的详细过程都需要具体设计出来，而不是临场发挥。

6. 设计团体的招募广告

确定团体的学术名称和广告名称。

(四) 结构式团体辅导的设计内容

1. 团体名称

在结构式团体中，团体名称一定要具体而明确，比如"医护人员减压团体""监狱系统干警的减压团体""时间管理团体""疫情下的心理放松团体"等。要避免使用非常抽象的、模棱两可的词，比如"高中学生人生意义探索团体"，尽管这样的团体名称也是可以的，但是当我们要做一个结构式团体时，类似"人生意义"这样的话题，容易使团体目标分散，团体的进程和效果无法把控，可能更适合做哲学咨询（近些年来，哲学咨询成为欧美国家的一种心理咨询方向，多是与人生意义相关的咨询），或者更适合在半结构式、非结构式团体中探讨。在结构式团体中，团体名称越具体、越清晰，就越容易设计方案，也越容易达成团体目标。

2. 团体目标

有了明确、清晰的名称，确定出团体活动的具体目标，才具备了一个相对清晰的前提来进行团体活动方案设计。

3. 团体理论基础

针对某一设计主题，首先要对相关理论有所了解。比如要带领有关"职业倦怠"的团体，就需要首先了解这种社会人在职业中的情绪耗竭状态有什么具体特点、具体反应，包括情绪的、行为的、认知的甚至生理的。在设计具体的活动、流程时都应有相应的理论支持，而不是所有主题都采用相同的流程或相似的活动。

4. 团体成员及规模

在学校里，我们的团体活动一般以班级为单位，40～50人。在其他特定团体中，也需要在方案中明确具体的群体性质、人数规模等，在此基础上才可以确定环节所需时间、不同环节如何分组等。比如，团体活动对象是社区工作人员，共25人，如果想进行深入的小组交流，就需要控制每组成员数量，增加组数，可以设置5人一组，共5组；如果想加快活动速度，推动团体成员交流，就需要增加小组成员数量，减少组数，可以设置8～9人一组，共3组。

5. 团体活动地点

在线下时，团体活动一般在相对固定的团体辅导室、教室或者会议室展开。在网络情境下举行线上团体时，团体活动的地点可能就是团体领导者和成员各自家里，方案设计也需要注意活动开展的网络平台选择，尤其需要提前考虑平台的容量、网络的稳定性、使用便捷程度等条件。如果选择的网络会议平台需要繁杂的注册流程，并需要填写大量个人信息，那么团体成员在活动前的注册中就可能产生较多焦虑，并将情绪带入团体活动中，甚至可能对团体领导者产生怀疑，认为平台选择不合理、条件不便于入组参加等；还有的网络平台仅能同时容纳一定数量人员或仅能允许在固定时间段使用，这些都需要在设计方案时考虑，并提前告知团体成员。

6. 团体时间及安排

团体活动的时间及其他安排是团体的基本设置，明确的团体设置有助于降低成员对团体的焦虑。团体共包含几次、团体开展的频率、每次的时间等，都需要事先安排，便于团体领导者和团体成员增强确定感，增强对彼此的信任。

7. 团体效果评估

团体活动整体结束后要进行团体活动效果的评估。评估的方式有很多，可以设计一些简单的问卷，题目涵盖大家的收获、感受、建议等，或者采用5点评估法，请团体成员进行反馈。如果在活动中有一些超出计划的时间消耗，在时间很紧张的情况下，也可以采用简约的方式。比如，让参加团体活动的成员画简单的人脸表情。如果在团体活动中感到有收获、感觉很好，就画一张笑脸；如果感到没有丝毫收获甚至觉得浪费时间，就画一张哭脸；如果对这次团体活动没有什么特殊感受，或者感到对自己没有多少影响，就画一张没有表情的脸。

二、结构式团体的设计举例

为了帮助读者更好地理解上述内容，体会结构式团体的概念、方案设计要素、方案设计流程，以下对一个较为成熟的团体活动方案进行详细说明和解释。方案设计源自清华大学心理学系研究生《团体辅导课》作业，设计者是周卿、王阳、陈建、吕行，设计指导教师是樊富珉教授。

1. 团体名称

团队活动名称：让生命更高效：拖延行为干预团体。

团体广告名称：让生命更高效。

团体学术名称：拖延行为干预团体。

实际上，学术名称可以更为具体，比如"研究生拖延行为干预团体"，这样就可以同时涵盖群体和干预内容。在设计团体活动方案时，如果团体对象是医务人员、警察，或者一线的基层干部，就可以把群体和干预内容都放入团体名称。

2.团体目标

团体目标是探索团体的深层次原因。团体的具体目标是引导团体成员正视拖延，在一定程度上缓解或者改变拖延行为，缓解焦虑、紧张的情绪。

3.团体理论基础

首先要进行的是问题分析环节。

这个方案对拖延的概念有十分清晰的界定，即拖延是什么、拖延行为包含哪些。团体方案设计要对准备解决的问题有相对清晰的界定，实践证明，对一个问题的界定越清晰，就越容易找到解决问题的方法。

这个团体方案设计关于拖延的学术定义是：

（1）是个体必须完成的；

（2）行为结果必须要达到某种个人或社会标准；

（3）应该在合理的时间期限内完成；

（4）个体的行为表现不符合（2）（3）时，会出现焦虑等一系列情绪困扰。

根据上述定义的范畴，拖延的特征包括自愿、回避、非理性等。

拖延的原因，可以根据自我防御理论、时间动机理论、三"A"理论、强化理论来进行分析。

根据自我防御理论，拖延是个体对威胁性事件的本能反应，是为了减少焦虑、保护自尊不受伤害来获得安全感从而采取的自我防御方式。

根据时间动机理论，人们每天都需要在发生在不同的时间、有不同奖赏的任务中进行选择。任务的期限越长，人们就越容易低估这个长远任务的价值，更容易在这个任务上出现拖延行为。

根据三"A"理论，当个体需要完成某任务时，他们会先去评估（Appraisal）这项任务是否会对自己的某些方面造成威胁，如果会造成威胁，他们就会产生焦虑感（Anxiety），为了减轻这些消极情绪，个体会尽量回避（Avoidance）这项任务。

根据强化理论，拖延发生是由于拖延者或者得到了奖励，或者没有受到惩罚。很多时候拖延并没有带来惩罚性的后果，偶尔还可能会带来回报。

团体领导者在做研究生拖延症干预团体之前，首先进行了调研，然后列出了一些问题来询问研究生群体：

如果现在手头有许多功课需要完成，你会怎么做？

A. 挑最不重要的功课先做。

B. 每次做事都要从整点开始，9:00、10:00……

C. 在决定静下心来下笔前，还要先去泡杯茶。

D. 不容许别人占用或浪费自己的时间，自己却不珍惜。

E. 总是等待"好心情"去做最不喜欢的那门功课。

F. 本来在奋笔疾书，突然想到今天网上更新了美剧，就抛下笔，先去上会儿网。

G. 觉得"我明天会更乐意做作业"或者"时间还早，有压力我才能把功课做得更好"。

如果上述状况大部分都符合，那你可能需要关注拖延症干预团体。

另外，如果经常出现图 8-1 所示循环，则有必要关注拖延症干预团体。

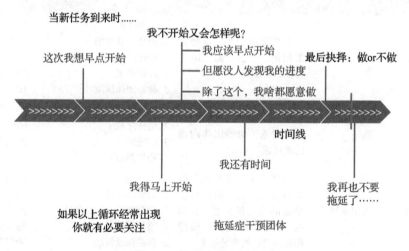

图 8-1　拖延症行为循环图

团体方案的团体性质：同质结构化团体。

参与本团体的成员在经历、年龄、阅历等方面都有高度的相似性，因此同质的团体更适合做结构化团体。结构化团体的每一步活动方案都是事先设计好的，目标步骤都是很清晰的。更重要的是，结构化团体是封闭的，所以一旦团体开始，便不再加入新成员。

4. 团体成员及规模

团体目标对象：有拖延行为的高年级本科生、研究生。

团体规模：15～20人。

5. 团体活动地点

封闭、安静、有可活动桌椅的团体活动室。

6. 团体时间及安排

团体的频率和时间设置：每周一次，每次两个小时，持续8周。团体活动安排和单元目标：8次活动设计，每次的活动安排和目标都非常具体、清晰，8次活动前有一个"相识"活动（见表8-1）。

表8-1　团体活动设计

次第	单元名称	单元目标	单元流程	持续时间
1	相识	介绍团体内容，帮助大家相识、熟悉，确定团体目标和团体规范	1. 介绍团体 2. 连环自我介绍 3. 车轮约会（我的期待） 4. 许愿精灵 5. 确定团体规范	10分钟 20分钟 20分钟 20分钟 10分钟
2	信任	帮助大家进一步熟悉，建立关系，培养团体内部的信任感	1. 松鼠大树 2. 信任之旅 3. 信任圈 4. 心情测试站	20分钟 60分钟 20分钟 20分钟
3	认识拖延	帮助大家回忆自己和拖延有关的记忆，识别自己拖延的情况和类型。介绍拖延怪圈，帮助大家梳理和分享自己的拖延经历	1. 天气预报 2. 想象放松训练 3. 绘画练习（我的拖延） 4. 拖延怪圈 5. 我的拖延领域	20分钟 10分钟 30分钟 30分钟 30分钟
4	认识拖延	帮助大家进一步探索自己的拖延行为，并探索拖延背后的原因	1. 天气预报 2. 拖延原因（书写练习） 3. 改变拖延带来的威胁（书写练习） 4. 拖延信条探索	20分钟 40分钟 40分钟 20分钟
5	时间管理	进行时间管理相关的联系，帮助大家识别每天时间花费的情况，并表达理想状态是什么情况	1. 天气预报 2. 时间轮图 3. 第四代时间管理理论讲授 4. 生活事件辨识 5. 理想的时间分配	20分钟 30分钟 20分钟 20分钟 30分钟

（续）

次第	单元名称	单元目标	单元流程	持续时间
6	REBT	介绍理性情绪行为疗法，协助大家探讨拖延信念的不合理性，帮助其加深对拖延行为的认识	1. 天气预报 2. REBT 讲授 3. REBT 练习 ——拖延行为 ——不合理信念 ——与不合理信念辩论	20 分钟 20 分钟 20 分钟 20 分钟 40 分钟
7	一周实验	通过一周之内按时完成一个目标的练习，让组员体验对时间的控制，体验战胜拖延的感觉	1 天气预报 2. 可操作目标制定 3. 我的计划 4. 计划可行性探讨 5. 承诺 & 鼓励	20 分钟 20 分钟 30 分钟 30 分钟 20 分钟
8	分享体验	分享上一周练习的体验，探讨自己对拖延行为的观察、控制的效果	1. 天气预报 2. 计划完成情况探讨 3. 成功经验分享 4. 抗拖秘籍（头脑风暴）	20 分钟 50 分钟 20 分钟 30 分钟
9	总结、分别	分享大家在团体中的收获，处理离别	1. 天气预报 2. 我的收获分享 3. 临别赠言 4. 量表测评	20 分钟 40 分钟 40 分钟 20 分钟

　　每个单元要设计出具体方案，比如这个团体第一个单元的名称为相识，团体的内容是帮助大家相识、熟悉，确定团体目标和团体规范。设计了 5 个活动单元的流程，非常清晰，介绍团体、连环自我介绍、车轮约会、许愿精灵、确定团体规范等，有的结构式团体还会把每次团体游戏的指导词写出来，保证团体的每个环节都是可控的、可衡量的，而不是随意的、突发奇想的（见表 8-2）。

表 8-2　团体活动具体方案

单元名称	相识		次第	第 1 次	人数	8～10
活动名称	活动流程			持续时间 (min)	所需器材	活动目标
介绍团体	团体成员围成圈子坐，由团体执行人简要介绍团体治疗			10	无	成员简要了解团体治疗

（续）

单元名称	相识	次第	第1次	人数	8～10
滚雪球	连环自我介绍，第一个小组成员介绍自己的姓名、系别、家乡、爱好，下一个成员重复上一个成员的自我介绍信息后，再按上述要求介绍自己，以此类推，最后一个介绍的成员需要复述全部成员的自我介绍信息	20	无		初步相识
车轮约会	小组成员围成一圈，一组在内，一组在外，面对面坐下：然后对着的两个人进行简要自我介绍，分享自己参加团体的原因。2分钟轮换，一位15分钟。当转完一圈后，坐回一个大圈，进行团体分享。（主持人主要就"我为什么来参加团体这个问题进行引导，最后总结大家的要点，归纳大家的目的，结合团体的特点，澄清团体的目标以得到大家的认同）	40	椅子		讨论并确定团体目标
许愿精灵	每个人在准备的纸上写下自己对团体的期待，由领导者回收并保存好（在团体结束时，将纸分发给同学，以了解团体活动进行的效果）	20	纸笔		明确个体来团体的目标，并于后续进行自检
团体规范	小组成员分别介绍自己最希望这个团体是什么样的，如何与大家一起学习和成长，团队成员应该要做什么，不应该做什么。然后，全体人员进行讨论，达成一致，立下契约。执行者引导成员订立团体契约，各自写在白纸上。	30	白纸，笔		确定团体规范，订立契约

7. 团体效果评估

活动结束前 5 分钟，邀请所有成员用脸谱表情进行评估及反馈，见图 8-2。

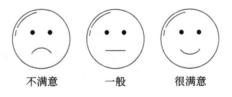

不满意　　一般　　很满意

图 8-2　表情评估

上述内容也提示我们，在设计结构式团体时，需要做出非常清晰的设计：

（1）在第一次活动中，首先要介绍团体，简介团体活动流程，请所有成员围成圈坐，由团体执行人或团体领导者向大家简要介绍什么是团体辅导，以及在过程中需要注意的事项。

（2）团体成员自我介绍，比如通过"滚雪球"这一游戏互相认识，第一个小组成员介绍自己的姓名、性别、家乡、爱好，下一个成员重复上一个成员自我介绍的信息并自我介绍，依次进行。

（3）本次团体的招募广告词：资深团体领导者邀您一起了解拖延现象，让生命更高效，团体辅导成员招募。招募广告要有清楚的引导语，比如是否需要参加团体，"若你深受拖延症之苦，渴望改变，给自己设定了目标，却总无法坚持下来，那么你或许需要团体的力量"等；另外，要写清楚招募对象，关键词是本校、高年级、本科生、研究生；招募人数要标注清楚，15～20人；基本的团体活动设置也需要纳入，比如活动时间为每周一次，每次120分钟，共8次；更重要的是，招募的联系方式需要在醒目处进行标注，比如编辑短信姓名＋年级＋院系发送至电话号码XX；最后，要告知招募的截止时间，还可以在招募广告中添加活动主办方，如清华大学心理系等。

三、设计结构式团体方案注意事项

（一）结构式团体的规模

结构式团体的规模，应该根据不同的主题来确定。人数如果过少，团体活动的丰富性以及成员交互的层次感就会欠缺，团体成员会在团体活动中感到不满足，或者有压力，也比较容易出现紧张、乏味、不舒畅的感觉。假如每个团体只有三四个人参加，人数太少，规模太小，那么在活动过程中，极有可能出现团体领导者经常提问，鼓励每个成员不停地表达或交流。而在人数太多、规模过大时，团体成员间缺乏足够的交流时间，大家交往的机会常常受到时间、环节的限制，基本上难以形成凝聚力，在问题探讨的过程中常常会草率、表面、流于形式，从而影响团体活动的真正效果。

因此，团体过小或过大，都不利于团体的发展。

如果某学校一个班级有40～50人，我们就要把大团体分成小团体，每个小团体一般是7～8人，或者8～10人，要注意，小团体最多不能超过10人，避免出现因小团体过大而无法充分表达个体意志和意愿的情况。可以采用的方式是，将一个大团体分成几个小团体，然后在每个小团体里确定一个组长，尝试控制团体进行的节奏。

（二）团体时间及频率

目前的研究发现，团体活动的时间如果太短，团体效果就可能受到影响，而团体活动的时间如果过长，团体成员就容易产生依赖，团体领导者和团体成员的时间、精力也很受考验。根据实践中的经验，团体活动一般以8~12次为宜，在网络情境下的团体活动建议开展8次。有一些研究表明，网络团体，尤其是支持性的团体，一般进行6~8次，每周一次或者两次，每次的时间从一个半小时到两个小时不等，这样刚好能够完成一个结构式团体的3~4个子过程。

团体活动频率可以根据不同群体的特点来确定，在青少年团体中，如小学生、初中生的团体，他们的认知特点是不容易长时间集中注意力，兴趣容易转移，所以活动次数最好比较多（比如一周两次），但缩短每次活动的时间，保持在40~60分钟，刚好是一节课的时间。但对于大学生和成年人，他们的认知特点是超过两个小时就容易产生疲劳感，在方案设计中可以尝试每周一次，每次一个半小时或者两个小时这样的时间安排，这个时间刚好足够讨论一些比较深入的问题，又不至于使人太过疲劳。

关于时间安排的一个特殊情况，在这里需要做一些单独的提示。假设团体领导者确定的活动时间是一个半小时，但是在时间到了一个半小时应该告别、结束时，团体中有人提出来一个问题，在这种情况下，假如需要延长团体活动的时间，团体领导者需要征得全体成员同意，在大家都表示同意的前提下，才可以适当延长活动时间，假如绝大部分成员都表示不同意延长时间，这时候尊重设置就显得非常重要。

比如，在团体活动中团体领导者发现成员对某个问题的讨论很热烈，但是按照设置，结束的时间已经快到了，团体领导者这时可以询问，"为了对这个问题有更加深入的讨论，可不可以延长10分钟?"需要注意的是，不要延长半小时或者以上，这样容易让成员产生疲劳，一般最多延长10分钟，有的成员在本该结束的时间就已然十分疲惫了，但有的成员会觉得反正自己时间很多，延长也没有关系。这时候就需要团体领导者做出决策，及时提出时间问题，征得大家的同意以后可以适当延长。如果团体领导者无视设置、带头不遵守设置，那么很可能会给团体成员带来"这个团体是很随意的"这样一种感觉，他们也会产生不遵守设置的行为，比如迟到、不开启摄像头、早退等现象，甚至会降低成员对团体的期待，或者期待建立一些团体之外的人际关系等。因此，在网络团体中团体领导者需要特别注意对团体设置的尊重。

（三）团体成员甄选

在结构式团体中，团体成员的甄选很重要。我们要选择、甄别可以参加团体的成员，首先得明确团体成员选择的条件。

第一，一定是本着自愿的原则，每个团体成员都要自愿报名参加团体活动，并且怀有改变自我和发展自我的强烈愿望。主动很重要，因为当团体成员主动地、积极地参加团体时，他们会特别愿意在团体里面展示，同时，他们会很希望改变，很愿意与他人沟通、交流，一般来讲能坚持参加团体活动全过程，并且遵守团体的各项规则等。

第二，关于怎样招募团体成员，也就是团体成员的来源问题。通常是通过一些宣传途径发布招募广告，成员自愿报名参加。在网络情境下的团体辅导中，招募广告可以通过正式组织或机构发布。比如招募医护人员，我们可以通过医院的机构组织发布信息。需要提醒的是，在招募时一定要进行详细的团体介绍。同时，团体成员一定要本着自愿的原则来参加，如果被组织硬行安排，那么有些成员可能是不适合参加团体的，甚至有些成员会对这种组织的安排非常抗拒、不情愿，他们在团体中就可能破坏团体的动力。另外，发展性团体辅导，主要是通过广告、通知来招募成员的。比如在疫情期间，很多人在家心里很烦闷，就在网络上组织了团体，但是团体目标、问题解决、基本设置都不清晰，在这种情况下招募的成员可能会对团体产生抗拒、想要破坏甚至有失望的感受，团体领导者在带领团体的过程中也会十分辛苦。总而言之，带领结构式团体要把这些前提工作通通做到位。

第一种甄选团体成员的方法是通过面谈。

一般来讲，在线下做团体时，面谈时间可以是 15～20 分钟，由团体领导者与报名的成员进行一对一面谈。面谈中可以包括这样一些问题：

- 你为什么想参加这个团体？
- 你对团体活动的期望是什么？

- 你在团体中需要解决的是什么问题？
- 对于团体和团体领导者，你有什么期待或者什么问题？
- 是否有某个人或某类人，你不愿意与之一同进入团体？比如有大学生说不想和某个舍友一起参加团体，或者不想和男朋友或女朋友参加团体等。

我们需要通过面谈了解团体成员在团体里可能有哪些禁忌，在团体里尽量尊重这些禁忌。有些团体成员可能有一些不太确定的问题要问，在线下可以通过面谈来帮助他们事先解决这些问题。在网络情境下开展团体活动时，我们也可以通过网络面谈的形式对我们招募的成员进行甄别，依然可以根据上述问题大纲进行面谈。

第二种甄选团体成员的方法是通过书面甄选。

在开始甄选团体成员前，需要设计好一张表格，涵盖我们所需要的一系列必要信息，比如年龄、性别、婚姻状况、生活环境、参加团体的动机、面临的主要问题、期望等。在特殊时期的团体活动可能还需要补充职业、地域等信息，在一些地区，比如中国西部地区，可能还需要在表格中填写民族，因为一些团体话题可能与文化相关。书面甄选与面谈相比更为高效、方便，不足之处是对于一些因特殊问题而不适合进入团体的成员无法很好辨识。

如果要想把团体设计得非常清晰，对团体有更高的把握度，那么建议团体领导者在刚开始时，花点时间和成员进行面谈，当前在网络上视频面谈也是很方便的。

第三节　网络情境下结构式团体辅导的伦理及注意事项

一、网络结构式团体活动的伦理

不论是开展针对个体的，还是团体的心理服务活动，都要首先明确伦理意识。行业内的多项伦理守则及规范，都在最大化地强调团体工作者从事专业活动的核心理念和专业责任，以提升专业服务水准。

George 与 Dustin 将伦理定义为在专业价值基础之上提供建议的一套行为

标准。在团体辅导中，伦理常常被界定为团体领导者的一系列行事准则。在樊富珉老师提出的"团体领导者应遵循的专业伦理"中，有10条伦理要求，具体如下。

（一）团体领导者接受系统的团体训练，具有专业资格

基于发展历史、发展阶段、发展特征等诸多客观因素，我国目前团体心理活动的一些团体领导者尚未接受过正规的、系统的团体训练，基本不具备团体工作的专业资格。由于国内目前尚未发布关于团体领导者的专业资格认定制度和流程，相关事项尚在研究、讨论和建立阶段，因此在当前的团体活动中，通常是一些心理学工作者、心理学爱好者、心理健康教育人员，或是社工、人力资源管理人员等在扮演团体领导者的角色。

（二）团体领导者遵守社会道德标准

团体领导者在带领团体开展活动的过程中，要遵守社会道德标准。存在于社会群体中的道德，是生活于社会中的人们为了群体利益而约定俗成的一系列行为规范，是人们在社会实践活动中积淀的道德准则、文化观念和思想传统，对于维系社会公共生活和调整人与人之间的关系具有重要作用。而团体领导者所带领的团体活动，也由多个社会个体构成，当然需要明确什么可以做、什么不可以做。在这样的基础上，每位团体成员的基本权益才能够得到保障。

（三）尊重当事人权益，保护当事人利益不受侵害

在团体中，团体成员权益不受伤害，这是团体伦理的最低准则。如果团体成员参加了某个团体或者参加了团体活动中的某个环节，使自身的基本权益遭受损害，那么这个团体对于这个成员来说就是没有价值的，甚至是有害的。比如，在某个大学生团体中，男女性别比例接近1:1，为了活跃气氛，团体领导者将"破冰"活动设计为"请让我抱抱你"，这在大家既不互相熟悉又没有完全建立好关系基础的首次活动中，给一些团体成员造成强烈的不适感，使其感受到在众目睽睽之下的冒犯，既无法保证活动效果，也无法保障团体成员的个人权益。

（四）尊重成员参加团体的自愿选择权

在我们过去组织的一些团体活动中，会有一些成员反馈，领导要求他必须参加团体，比如在学校里可能会遇到这种情况，我们发布了一些团体招募广告之后，有一些辅导员会说："老师，我要求我们院的几个学生去参加你们正在招募的某团体了。"当我们询问，"为什么要'要求'这几个学生来参加团体呢？"他们回答，"这些学生在这些方面有问题，所以要求他们必须去参加。"显然，这违背了自愿选择的伦理要求。事实证明，在这样的强制要求之下，这些团体成员在团体中不但自己没有收获，还会破坏整个团体前进、改变的动力。

（五）要求团体领导者以及团体成员保密

在团体活动的全程，全体成员所探讨的任何信息，都一定要纳入保密原则中。例如，在一个成年人减压团体中，一个成员的身份是高校老师，她在分享中说到，她最大的压力源是她背着丈夫和儿子把家里的 20 万存款买了股票，而令她没有想到的是，这只股票一路狂跌，最后一塌糊涂。她说她只要一想到这件事被丈夫、孩子知道，就觉得特别痛苦，整天处在恐惧、担心、害怕之中。这时候她发现团体助理在不停地敲击键盘记录她描述的内容，她就十分生气，要求团体领导者将助理带出团体。助理负责记录而不做分享，在她的理解中，助理所做的记录会被传播，她感到了不安，对团体的保密原则提出了质疑。这里我们可以看到，团体保密原则的执行和落实，对于团体成员的分享至关重要。

（六）精心选择团体活动的方式

针对结构式团体，这一条原则尤其重要，一定要精心选择团体活动的方式。目前，国内心理咨询与治疗培训市场的各种培训名目繁多，心理工作者可以非常便利地接触到很多理论和技术，但很多培训内容不在心理学范畴，只是借了心理学外衣来兜售一些没有科学依据的思想和个人化的经验。相当一部分初入心理咨询与治疗行业的新手团体领导者由于自身胜任力不足，对社会上形形色色的培训缺乏辨别能力，也不了解任何一种技术的使用都有其特定的条件，因此会出现很多的失误或错误。这样的例子很多，如一位团体领导者在参加我带领的团体督导中讲道，他不久前将自己刚刚学到的、还不是十分成熟的技术急切地运用到团体活动中。

"我给一个初中班级的 40 个学生在团体活动中使用了催眠。"

督导师询问："你为什么要使用催眠？"

团体领导者回答："我刚好参加了催眠的一个培训班，我觉得效果特别好。"

督导师继续询问："你觉得你催眠的效果怎么样？"

团体领导者回答："挺好，我给他们使用催眠以后，发现我们班的学生特别听话，每次我带团体时，都先给他们进行 20 分钟的催眠。"

当督导师询问"催眠和你要解决的问题之间究竟有多大关联"时，团体领导者表示难以回答。

事实上，催眠作为一种心理咨询和心理治疗的技术，是有严格的适用范围的。如果该团体中的学生有人患有某种精神疾病，比如精神分裂症，或者人格障碍，催眠就可能会把他们的问题诱发出来。

对一些心理咨询技术的适用范围一定要进行深入了解，不能贸然使用相关技术，以免给团体成员身心带来伤害，做出有违专业伦理的事情。

（七）团体领导者了解自己的限制，不做超越能力的事

如前文所述，团体领导者要了解自己的人格特点、专业背景、带领风格等，选择适合自己的团体，即在自己的胜任力范围内工作，不做自己不熟悉、不擅长的事情，在没有足够知识和经验积累时不要去挑战自己的盲区。作为一个负责任的团体领导者，知道自己不能做什么比知道自己能做什么更重要，如果在带领团体的过程中遇到自己无法处理的问题，要及时寻求督导或者进行转介。

（八）团体领导者不利用成员满足自己的需要

有些团体领导者在团体之外仍与成员保持着某种联系，其中一种可能是利用团体成员及其所属关系的家庭背景、职业等因素，帮助自己在团体之外满足一些自己的需要，这是违背心理咨询与治疗伦理的行为，一定要避免。

（九）团体领导者不对自己的家人和朋友做团体咨询或治疗

双重关系（dual relationship）是指心理咨询师或治疗师与来访者之间除了治疗关系之外，还存在或发展出其他具有利益和亲密情感等特点的人际关系的状况。心理咨询与治疗伦理中对双重关系有明确的规定，《中国心理学会临床与咨询心理学工作伦理守则》（2018）1.7 明确规定："心理师要清楚地了解多重关系（例如与寻求专业服务者发展家庭、社交、经济、商业或其他密切的个人关系）对专业判断可能造成的不利影响及损害寻求专业服务者福祉的潜在危险，尽可能避免与后者发生多重关系。在多重关系不可避免时，应采取专业措施预防可能的不利影响，例如签署知情同意书、告知多重关系可能的风险、寻求专业督导、做好相关记录，以确保多重关系不会影响专业判断，并且不会危害寻求专业服务者"。基于职业伦理的要求，我们知道团体伦理双重关系会对治疗、咨询的效果带来影响，所以要避免双重关系。

（十）团体辅导中的资料若需公开需得到当事人同意

团体心理咨询和心理辅导的资料，比如文字记录、录音、录像、测验资料，以及其他文件属于专业保密资料，如果需要公开必须获得当事人同意。在团体开始之前，需要进行一些规则的说明，包括资料的记录与传播等。有一些团体成员在活动过程中悄悄打开了录音设备，对整个团体的活动过程进行了录音，这就是有违伦理的；在做团体活动时，有一些人因为各种各样的原因、通过各种各样的途径围观，这也是不合理的。一般来讲，一个结构式团体是不允许有围观者的，因为围观者的存在会影响团体成员的开放程度，也会影响团体的保密原则。

有一些团体领导者反馈说，他在带领团体的过程中，有自己所在单位或机构的领导组织一批人来向自己学习带领团体。这个时候就要考虑，领导带一批人来学习带领团体时，团体成员会真实地、自由自在地表达自己吗？答案肯定是不会。社会心理学中的观众效应表明，个体在被很多人关注、围观时，会屈从于共有的评价体系，追求好的社会评价，从而表现得好，不愿意表达自己内心的一些困惑和问题，总是要表现自己好的一面，这会影响到团体的动力，也会影响团体的深度。因此，在团体中的保密，包括团体环境、氛围的私密、专业是非常重要的。另外，在研究教育训练中要对当事人的身份完全保密。比如在专业学术讨论中，只讲曾经有过什么样的经验、案例，不能够透露当事人的职业、姓名、地域等，尽可能隐去这些信息，这是基本的专业伦理需求。

二、在网络团体中如何加强联结

网络团体中的联结非常重要，如果是地面团体，团体成员很容易看到彼此，因为大家一般都是围成圆圈，所以团体也被称为"神奇的圆圈"。当大家坐成一个圆圈，彼此能看到眼睛的时候，成员之间通过眼神的交流，甚至是外在的形象，都可以很快建立联结。但在网络情境中可能无法如此迅速地建立联结，这时可以怎么做呢？

(一) 启动想象力或者幻想

比如现在要带领一个网络团体，这个团体是 10 个人，团体领导者可以告诉大家，"我是团体领导者。请大家想象一下我们现在进入了一个什么样的房子？这个房子大概有多大？有没有地毯？这里有 11 个沙发，这些沙发都是非常舒服的。现在，我作为团体领导者，选择了这个房间可能最靠北或者最靠东的位置。好，请你们继续想象一下，你们可以各自选择一个位置坐下来，你会选择坐在谁的旁边，会选择坐在哪个位置？"团体领导者动用想象力把大家带到特定的团体情境中。

(二) 以结构化的方式介绍自己

团体领导者在结构式团体中可以尝试使用结构化的方式介绍自己。比如，在某高校心理健康教育中心举办的一个面向湖北籍学生的网络团体活动中，团体领导者使用结构化的方式请团体成员介绍自己，效果很好。在暖场活动中，她请大家这样介绍自己，"快速地用一句话自我介绍接龙，结构化的方式是：我是某某某，此刻我就在你旁边，我刚刚在做什么，现在我的感受是什么"。比如，我是小芳，此刻我就在你旁边，我刚刚正在家里和我的家人在一起，现在我的感受是，看到老师和同学，我觉得特别亲切，特别愉快。然后小刚介绍……这里还要说明一下，以这种结构化方式介绍自己时，要在前一个发言的基础上进行，比如说我在小芳旁边，下面就是小芳来介绍自己。

（三）注意观察团体成员的微表情

在网络上我们可以通过视频看到网络成员的表情，比如自我介绍时某成员可能微笑也可能皱眉，还可能有点心不在焉，成员说话的语速、语调也可能不同，通过观察团体成员的微表情，团体领导者可以做一些回应，比如："小芳我刚才看到你，当某某某讲到这次疫情期间，在家待了这么久，跟自己的爸爸妈妈有一些冲突和矛盾的时候，你好像皱了一下眉头。能讲讲吗？"通过观察团体成员的微表情并及时做出一些关注回应，会让团体成员感受到被关注、被看到，这本身就是一种疗愈因素。

（四）理解特定情境下成员的多重角色

在当前疫情的特殊时期，许多人被迫居家多日，很多人自己患病或成了患者的家属，甚至因为疫情失业等，这种多重身份、多重角色需要我们有所认识，团体成员可能是受伤者、被人拯救者、助人者，当然也可能是纯粹的旁观者。团体领导者在带领团体时一定要理解，在一个大时空的背景中，这些成员可能面临共同的情境，尤其要理解目前疫情下特定的成员。在我们全国的多条热线中，有很多热线接线员反馈，来电者的愤怒情绪很多，对热线接线员发脾气，会讲到诸如失业了，或因为长时间不能开店而导致的房租问题、家庭经济问题等，很多复杂的情绪在这个时候都会表现出来。在这个时候团体领导者带领网络团体，就要对创伤等基本的心理知识有所了解。比如从一开始的震惊、恐惧、恐怖到后来更多的愤怒、无力感、无助感等。

（五）让成员之间彼此认识

通过让每个成员用自己的方式、方法来介绍自己，让团体成员彼此认识。彼此认识之后，可以通过一些简单的热身活动建立团体成员之间的联结。

（六）建立团体规范

关于网络团体规范的制定有两种方式，第一种，团体领导者事先起草一个团体规范的文本。比如在一些网络平台可以做屏幕共享，团体成员都可以看到文本。在确保大家都看了之后，可以组织大家讨论团体规范，如有意见，可以进行修订。修订之后的版本成为成员在本团体活动中自觉遵守的行动规范。第二种，让团体成员讨论。比如为了团体能够有效、安全，请每个成员讲一条规范，征求大家的意见，最后全体成员共同建立一个规范。

（七）解除成员的担心和困惑

如何解除成员的担心和困惑？首先是团体保密问题，比如在网络情境下的团体中，团体成员可能远隔千山万水，无法看到对方周遭的全部环境，那么在团体中所讲到的一些相对隐私的话题，团体成员就不太确定别人是否录音了，或者是否录像了。团体规范需要明确规定，不允许录音，不允许录像，不允许做文字记录（有的团体会有这样的规定），而且一定要保证每位团体成员在独处的环境中参加团体。在现实操作中，我们发现有的团体成员在参加团体时，他的孩子、配偶会入镜、入声，这就会让其他成员产生一些担心和困惑。上述这些都需要通过团体规范的建立来解决，免除成员的担心和困惑。在参加团体的过程中，只有当团体成员的担心和困惑完全解除时，大家的心理安全度才会很高。每个团体成员的心理安全度越高，对团体的参与就会越深入，团体的效果也越好，团体带给他的改变也会越明显。在网络团体中必须通过这种团体规范的讨论，确认团体规范，建立一个更好、更安全的团体。

三、网络团体实施过程的基本设置

（一）选择大部分成员熟悉的网络平台

现在网络会议平台有很多，比如 ZOOM、钉钉、雨课堂等，要选择一个方便操作，且大部分成员比较熟悉的平台。

（二）对环境有明确的规定

成员在安静、私密、没有干扰的环境中参加团体最好。比如固定在安静的书房，保证在这个时间段里不会受到任何干扰。

（三）保持家里的电视或者其他电子设备关闭

假设我们在一个网络团体中，一会听到电视新闻的声音，一会听到家中聊天的声音，一会还听到了手机铃声，在这样的情境中，团体成员无法保持全部的注意力，也无法保持平和的心态和良好的情绪。所以在网络团体中，一定要保持环境中其他的电子设备处于关闭状态。

（四）确保视频和音频连接通畅

假如在团体活动中，一部分成员一直无法获取音频，一部分成员一直无法获取视频，团体领导者可能会一直询问大家是否都能听到或者都能看到，势必会浪费很多时间，也会造成团体成员情绪不稳定，参加活动的状态受到影响。

（五）强调团体成员要始终专注于与团队的互动

有一些成员在参加团体时，可能同时打开 QQ、微信、电子邮件，有时突然弹出来一个窗口，有人给他发微信，有人发 QQ，他就会不由自主去看。所以要制定一些规范，要求成员在这个空间、这个时间段内只参加团体，不打开多余的社交媒体，不要随意使用视频会议软件中的聊天功能发出会话，因为弹出的聊天会话框可能导致全体成员对团体的参与程度和专注度降低。

（六）每次团体的物理空间尽量保持不变

每次参加团体时，空间保持不变，是在告诉团体成员，团体是很稳定的，每次都会在这个空间参加团体。如果有外出安排的话，需告知团体。比如团体领导者带领的是一个四次的团体，其中有成员在第二次时可能会出差，那他需要提前告知团体领导者，团体领导者在第二次团体开始之前，需要告知团体其他成员，某位成员在这个时间段刚好在出差，所以会在宾馆里或者什么地方参加团体，一定要说清楚。当这个信息被团体成员了解的时候，团体成员的心理安全度会升高。

（七）用电脑或者平板电脑登录网络平台，不能使用手机

成员使用手机时，视频中的头像会很小，并且在共享文件时，不能同时

看到头像和文字，不方便操作。很多人为了方便，一边开车一边看手机，带给他人的感觉是这个成员很不重视团体，这是非常影响网络团体的，当成员的重视程度降低时，会给其他团体成员不好的影响，团体成员会认为既然别人可以这样，那么自己也可以这样，大家对团体的期待就会降低。当成员对一个团体期待降低时，他对团体投入的精力就会减少。

（八）提前 10 分钟进入视频会议室

提前 10 分钟进入视频会议室，进入以后检查音频、视频，看看是否做好准备。

（九）在不发言的时候保持静音，避免影响别人发言

（十）告知成员至少提前一天下载并熟悉网络工具

提前做好准备工作，保证能够顺畅、有效地参加团体。

（十一）提前告知准备道具

团体领导者如果需要道具，请提前一天告知成员做好准备。有些团体练习的游戏需要道具或者书面练习材料，比如可能需要成员准备一些彩笔、橡皮泥，或者表达性艺术手段所需要的一些材料，事先一定要告知成员。准备越充分，团体会越顺畅，团体成员也越能感受到团体带来的回馈和滋养。

四、其他需要注意的事项

（一）配备协同领导者

结构式团体最好有一位协同领导者，网络团体更需要一位协同领导者，原因如下：

第一，协同领导者可以帮团体领导者做好时间管理。结构式团体的每一步都有非常清晰的规划，每个环节都有非常明确的时间规定。在结构式团体中时间管理是非常重要的，比如团体进程的某个阶段的时间设置为 10 分钟，协同领导者就可以在手机上设定 10 分钟的闹铃，到时间闹铃会响起来。或

者通过其他方式，比如准备一个小铃铛，时间到的时候，可以摇一下小铃铛。良好的时间管理对达成团体目标非常重要。

第二，协同领导者可以做好团体观察记录。比如领导者在带领团体的过程中，成员 A 在讲到某个问题时，可能会伴随一些表情和行为上的变化，协同领导者要敏锐观察到这些变化，或者看团体领导者对有些成员提出的问题是如何反馈的，便于反思团体中的成败经验，在下次带领团体的时候多加注意。

第三，协同领导者可以帮助团体领导者做好准备工作，比如通知成员联系，做好团体成员的甄别等。

第四，协同领导者可以为团体领导者提供技术支持。如有的团体成员不清楚、不了解如何下载、进入、共享某一平台，协同领导者可以提供网络技术支持。

（二）要明确的一些团体规则

第一，关于请假，在团体中要特别注意请假的问题。比如一个 10 人的网络团体，第二次有一个人没来，没来的这个人往往是被讨论得最多的，包括"他今天为什么没来，肯定是上次我们讨论的时候，我跟他说了什么事情，他不开心、不高兴了，所以他没来"等。所以在结构式团体中，团体成员的请假一定要说得很清楚。在团体规范中，规定事先两天或者一天请假，说明请假的理由。团体领导者在团体开始之前要跟全体成员解释说明，"今天我们是第二次团体，我们团体中某个成员没有来，是因为什么原因请假了"，要说得很清楚，这样大家就不会花很多时间说他为什么没来，有各种猜测等。

第二，关于退出，在团体规则中要有明确的规定，有些团体成员参加两次以后退出了，说不想参加这个团体了。规定成员退出的时候一定要事先向团体领导者说明情况，而且团体成员要进行讨论，不能参加一次，第二次团体就不参加了，或本来是一个半小时，参加了一个小时就突然退出，没有任何的说明。如果事先在团体规则里不做说明，会给团体动力带来很大的影响，让其他参加讨论的成员产生很多困扰和猜测，"他为什么突然退出了？是不是因为我刚才说的话得罪他了，或者刚才老师说的什么让他觉得很挫败，所以他退出了？"

　　团体成员的请假、退出、保密、守时，都需要在团体规则中讨论清楚。如果可以的话，最好总结成纸质内容发给大家，每个成员签字。我们在地面团体的时候，对于团体制定的规则，每个团体成员都要签字。在网络上，可以在线举手表明同意，或者成员手写自己的签名，拍成照片发给协同领导者，规则形成以后，协同领导者会把成员的签名拷贝在文档中，大家都可以看到，这个规则是大家共同讨论的，必须共同遵守。

参考文献

[1]　樊富珉.结构式团体辅导与咨询应用实例 [M].北京：高等教育出版社，2015.

[2]　樊富珉.团体心理咨询 [M].北京：高等教育出版社，2005.

[3]　贾烜，樊富珉，鲁小华.团体心理治疗中凝聚力的概念及测量研究述评 [J].心理科学，2013，36（06），1476-1479.

[4]　邵瑾，樊富珉.1996-2013 年国内团体咨询研究的现状与发展趋势 [J].中国心理卫生杂志，2015，29（4），258-263.

[5]　阳志平，彭华军.积极心理学团体活动课操作指南 [M].北京：机械工业出版社，2009.

[6]　YALOM I D，LESZCZ M.团体心理治疗——理论与实践（第 5 版)[M].李敏，李鸣，译.北京：中国轻工业出版社，2010.

第九章

网络团体心理援助的伦理考量

::: 张 焰 :::

北京航空航天大学心理中心副教授

北京师范大学心理学博士

中国心理卫生协会团体心理辅导与治疗专业委员会委员兼副秘书长

团体辅导或者团体心理咨询与治疗对知识结构、能力技术要求非常高。在网络上开展团体心理咨询或辅导是一个比较新兴的方式，相关研究还不多见。因为抗疫心理援助工作需要在网络上进行，团体辅导的很多优势又是个体热线咨询不能代替的，所以如果要开展网络团体心理援助，需要对相关的伦理议题进行必要的考量。

第一节 心理学工作的专业伦理

在谈论网络团体心理援助这一特殊形式的伦理之前，首先需要回顾一下心理学工作的专业伦理。学习心理咨询和学习机动车驾驶有相似的地方，在学习机动车驾驶时要是不学交规，就可能成为马路杀手。同样，在学习心理咨询和团体辅导时，如果不知道相关的专业伦理或者伦理意识淡薄，就可能成为心路杀手。在心理援助工作中如果缺少规范性、科学性和伦理支持，就可能造成大众"防火、防盗、防心理咨询师"的结果。因此，相关政府部门和专业协会，比如卫健委、中国心理学会注册系统都非常强调抗疫心理援助工作的规范化、科学性以及相关的知识和伦理支持。

从专业工作来看，专业技能和伦理规范两个部分是相辅相成的，就像一只鸟的双翼，缺一不可。在心理援助工作中，会遇到一些涉及专业伦理的问题。比如，一些确诊感染的求助者不愿意隔离。这种情况是否需要突破保密？再如，很多求助者有一些现实困难，到底帮到什么程度？援助对象的精神疾病复发，又买不到药，在这种时候工作界限在哪里？热线工作或者现在的网络团体心理援助的性质是什么？在日常工作中所做的心理咨询和治疗的方式与现在的网络团体心理援助方式有哪些不同？在网络团体心理援助中是否要进行成员筛选，怎么筛选？在招募小组成员的时候，会遇到不同群体，比如医务人员群体和大众群体，还有医务人员的家属，对于这些群体我们是否需要做区分、分类干预？在实际操作中还会遇到一些技术问题，比如有些成员无法进入视频网络平台，或者在团体快要结束时突然登录进入小组，如何处理？线上的小组成员是否可以转为线下的团体咨询成员，转介给谁，如何转介？这些问题都可能涉及一些伦理议题，在这个过程中需要明确一些伦理规范，达到助人而不伤人的效果。

心理学专业伦理相关议题主要涉及：第一，专业胜任力；第二，保密；第三，尊重受助者的主动选择权利，让受助者在知情同意的情况下参与我们的工作；第四，多重关系和界限的处理；第五，如何进行伦理决策；第六，如何建立这种专业关系，等等。

一、伦理议题一：专业胜任力

具备专业胜任力是尊重来访者基本权益的表现。专业胜任力以表现而非能力为胜任标准，不是有多少能力就有多少胜任。比如在不同的场合，面对有不同需求的团体，咨询师需要经过个性化的考量来确定团体目标，然后看咨询师的表现是否适宜具体环境、具体人群、具体方式的要求。有的团体领导者认为自己带领团体治疗多年，经验丰富，带领线上团体、网络团体应该没有问题。但如果在短时间的单次团体中打开了成员的创伤又没法及时处理，或者在灾难的冲击阶段希望成员马上反思灾难带来的意义，都可能无益有害。如何确定我们的胜任力局限？如何判断个人或者机构的专业胜任力是否达到标准？对不同人群的胜任力限制有哪些？咨询师或者助人者自己的压力、倦怠和损伤等方面的问题如何处理，等等。

二、伦理议题二：保密

保密是尊重受助者隐私权的表现。保密的问题涉及日常生活中的一些伦理原则和道德基础，也涉及一些工作情形，比如，我们在保密过程中与心理健康专业人员沟通，与督导、同辈讨论案例，与个人或群体服务对象（如辅导员、同行、同事）沟通，与机构组织者或者他们的领导沟通等；还有一些问题，比如保密的突破、保密的限制、特殊人群的保密等，这些都是要考虑的。

三、伦理议题三：知情同意

知情同意是尊重受助者的自主权的表现，一方面包括知情同意的内容，即咨询师的工作方式，受助者需要了解的情况，心理咨询师的工作职责、范围、资质等，这些都需要介绍给受众群体，让他们有选择的自主权，这是一个基本的伦理准则；另一方面涉及如何让受助者知情同意，面对面咨询可以签订知情同意书，但在远程的情况下如何做好知情同意是需要考虑的，比如能否直接在 PDF 文件上签字等。对于心理援助这种比较紧急的助人方式，如何实施、实现知情同意是需要仔细考量的；此外，当知情同意应用于特殊群体时，我们需要告知一些特殊内容。

四、伦理议题四：多重关系和界限

多重关系和界限是在心理学工作的专业伦理中非常重要且经常遇到的问题。多重关系容易给心理助人工作带来困难，给多方带来伤害，应该尽量避免。而有时候多重关系难以避免，那么如何判断多重关系是否给咨询师的工作带来困难或是否对来访者利益有损伤？在这个过程中我们要考虑多重关系的一些潜在动力，比如当发现我们的热线受助者或者网络团体成员有需要长程干预的问题，更适合转为线下或长程的团体治疗或咨询时，是否将其转介。这时就需要考虑转介的动力是出于考虑成员的福祉，还是潜藏着其他的动力（比如更多地从机构或个人利益出发，想要宣传机构或个人等）。另外，收受礼物或其他利益相关的交换等一定要注意避免，这些是需要慎重考虑的伦理议题。

五、伦理议题五：伦理决策

在以上伦理议题受到质疑时，伦理决策就显得格外重要。伦理决策涉及如何做出判断，比如，如何判断是否存在多重关系，在心理援助的当下很难避免多重关系的存在，如何判断这种情况是有害的还是无害的。在进行伦理决策时需要凭借相关依据，遵循伦理决策的理论模型来进行。

六、中国心理学会临床与咨询心理学工作伦理守则

《中国心理学会临床与咨询心理学工作伦理守则》（第 2 版）有善行、责任、诚信、公正和尊重这五大总则。在心理咨询师的工作过程中，这五个基本原则贯穿始终，涉及工作流程的每个环节。在工作的每个流程中，都要考虑是否很好地遵守了这些伦理守则，是否有一些做法和想法违反了伦理守则。

善行，心理咨询师的工作目的是使受助者从专业服务中获益，保障受助者的权利，努力使其得到适当的服务，并避免伤害。上面提到的助人动机里有假公济私，或者过分表达好心和善意，如果跨越了伦理界限就可能是办了坏事。比如，过度地想要帮助对方，超越当下条件、环境的局限性，以及心理咨询师胜任力的局限性，有可能给受助者带来伤害而非使其获益。

责任，心理咨询师在工作中应保持其服务的专业水准，认清专业的、伦理的和法律的责任，维护专业信誉，并承担相应的社会责任。这里涉及四个责任：专业责任、伦理责任、法律责任和社会责任。在当下的心理援助工作中，心理咨询师更多是在承担社会责任。社会责任以专业责任、伦理责任和法律责任为基础。在实现社会责任的过程中，是否会因为与平常的工作方式不同（比如免费的、公益的工作），就可以放松专业标准呢？这是绝对不能的。越是在这种情况下，越要严格遵守伦理规范，坚决杜绝违反相关法律法规的情况，保证专业工作的质量。

诚信，心理咨询师在工作中应做到诚实守信，在临床实践研究发表、教学工作和宣传推广中保持真实性。在所有的工作环节中，心理咨询师对自己承诺

提供的服务和工作，都要按照宣传和告知受助者的情况来执行，做到承诺做到的，告知工作的局限性等，绝不能言过其实，虚假宣传。对于工作内容，怎样做到保密？在面对需要突破保密的情况时，如何最大限度地做到诚信，又不伤害受助者的利益？比如，对于医务工作者和疫区大众的心理援助工作，在热线或者团体里会听到疫区（如湖北）受助者的一些状况，心理咨询师是否会把在现实生活中对疫情的讨论与专业工作内容混淆？这些都是非常需要注意的。

公正，心理咨询师应公平、公正地对待自己的专业工作，对相关人员采取谨慎的态度，防止由自己潜在的偏见、能力、局限、技术限制等导致不适当行为出现。后面会特别强调相关问题。

尊重，心理咨询师应该尊重每位受助者，尊重个人的隐私权保密性和自主权，包括要不要参加，什么时候参加，以何种方式参加，是否使用视频，是否转介。

注册系统的伦理守则，为我们前面提出的伦理议题做了关于伦理的基本规范和原则的回顾。此伦理守则涉及专业助人工作的每个环节，这些环节包括（无论个体还是团体的）专业关系、知情、同意、隐私权、保密性、专业胜任力和专业责任，以及在心理测量和评估中的教学培训督导、研究发表，还有远程工作、媒体合作、伦理问题的处理和决策等。

注册系统的伦理守则特别提道："具备专业胜任力是最基本的伦理责任。"专业胜任力就相当于一座桥的桥墩，支撑着所有，如果这个部分不结实，就会出现很严重的问题，伤人伤己。

第二节　网络团体心理援助

网络团体心理援助的性质、目标是什么？网络团体心理援助中团体领导者的角色和任务是什么，局限在哪里，用什么样的方式来保障在这样的局限性里更好地工作？

一、心理援助的含义和工作对象

心理援助，又称心理危机援助，为处于心理危机状态的个体及时给予适当的心理援助，使之尽快摆脱困难，恢复心理平衡，重新适应生活。

心理援助针对处于心理危机状态的个体，这就限定了援助的对象和其所处的状态。比如，在接听热线的过程中，会遇到一些疫情中的来电者并非讲自己受到疫情的影响，而是谈论日常生活的一些困难，像是跟丈夫相处不好，跟孩子相处不好等人际交往问题，或是人格障碍问题。当然这样的情形会出现，已经出现心理障碍的症状，再加上当下危机的压力，可能使得心理障碍或人格障碍所带来的问题加重，因此她虽然描述的是日常生活问题，但是当下的压力加重，就会出现应对能力降低、焦虑等情绪加重的情况。又如，有一些受助者可能是慢性病患者，尤其是慢性的精神病患者，他们可能处在更为焦虑的状态，我在热线中就曾接到一位患者的来电，刚开始我并没有判断出来，经过一段无效的对话之后我突然感觉他可能是一位精神病患者，在这种危机状况下，精神病患者本身心理功能就差，更会出现焦虑的状态，而且没有办法用适当的方式诉说困难，只能用这种听起来理性而事实上有非常多焦躁情绪和攻击行为的方式来表达自己的不安。因此，在心理援助时，首先要判断工作对象的状态，了解其当下遇到了什么问题。

疫情带来危机状态，不管是什么心理基础的人，在这个时候都会出现应激反应，只是表达方式可能不同，在这个时候要对应激反应进行及时干预。对大部分人来说，在经历危机事件的冲击时，会出现很多应激反应，这个时候如果接受适当的心理援助，比如 30 分钟热线，或者 50 分钟到 1 小时的陪伴团体，可能就会有很多情绪舒缓，不会因为自己的情绪而伤害自己，从而尽快摆脱困难，恢复心理平衡，重新适应生活。

二、危机应对的阶段

卡普兰对危机应对的过程和阶段有过描述，他指出危机事件导致当事人开始出现应激反应是第一个阶段。第二个阶段是当不能及时解决危机情况时，创伤性应激反应会导致身心不适，严重影响当事人的社会适应和日常生活。由于危机没有解除，当事人的应激水平会持续升高，持续的应激反应会导致心理崩溃，或被击垮，甚至出现一些人格分裂和自杀的心理危机状况。

如图 9-1 所示，危机事件的发生会带来应激反应。应激反应本来是一个正常反应，但是很多人会由这个应激反应带来痛苦情绪，再加上一些不合理的判断，引发更高的应激水平，反过来出现更多应激反应情绪，进入恶性循环。当这个循环导致应激反应增强，应对又不得当时，就会加重人的自我怀疑，出现心理崩溃。

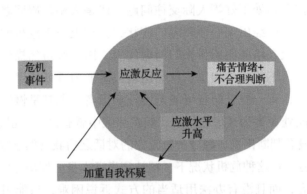

图 9-1　危机事件后因不合理应对导致的心理恶性循环

在热线接听过程中或者网络团体心理援助工作中会发现这种循环。比如，一些医务工作者可能会因为焦虑、紧张、恐惧而出现应激反应，其中一些生理反应就是呼吸急促、心跳加速，因为这次疫情主要是以气急、气紧等呼吸道症状为主，所以不少热线求助者和团体成员都担心自己被感染了。这种"不合理的判断"，或者说这时由应激反应导致判断力下降，使他们没有办法对这个事件保持客观判断，从而进入恶性循环。好多人会连续一周甚至好几周都睡不着觉，非常煎熬，又因为处于恶性循环中，他们觉得没有办法控制自己的状态，从而加重自我怀疑，引发崩溃感。

人一旦开始自我怀疑，就会失去对自己的掌控感，引发更大的甚至灾难性的应激反应。就像卡普兰提到的，出现在认同上的困难和掌控感的缺失，这种情况会导致自我感的崩溃，带来心理上持续的困难状态。

三、危机事件中的心理发展过程

如图 9-2 所示，随着危机事件的发生、发展和逐渐结束，当事人的心理发展也会经历一个过程。最初是一个冲击阶段，在这个阶段中很多人会因应激反应而出现失衡状态，会在很短的时间里出现一系列的自我怀疑。再加上疫情时间较长，持续的慢性压力导致自我损伤的心理循环加重，造成一些慢性的心理创伤。

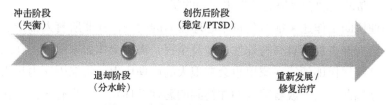

图 9-2 危机事件中的心理发展过程

随着危机事件逐渐结束，这种冲击状态会逐渐进入一个退却阶段。就像很多危机干预专家所提到的，这个阶段是一个分水岭，如果应对措施奏效，或者得到及时的、恰当的心理援助，可能进入创伤后阶段里一个相对稳定的状态，带来稳定和进一步发展。这个分水岭的另一端则是应对措施不奏效，进入前面描述的恶性循环，如果又没有得到及时的心理援助，就可能引发一些慢性的 PTSD 症状，这时只能在后期去做长期的修复和治疗。

及时的心理援助是非常重要的。心理援助工作中咨询师的任务是，通过心理援助帮助处于失衡状态的受助者正视危机，调整因创伤性事件引发的暂时性认知偏差和行为扭曲，使心理重新回到平衡状态，这也是心理援助的意义。由此看出，在危机事件的心理冲击阶段，也就是在危机事件刚刚发生或正在发生时，或者在后续危机事件还没有完全结束时进行心理援助是非常重要的。

四、心理援助的模式

心理援助有三种基本模式，第一种是"平衡模式"，主要针对失控状态的受助者，即心理平衡在冲击阶段时失控的受助者。在这个时候稳定受助者的心理和情绪是最重要的，所以在热线工作和心理援助团体工作中，不采取深度干预（认知调整、意义讨论等），更不做深度的早年创伤修复等，只采取支持、陪伴以及寻找资源取向的应对策略。第二种和第三种是认知模式和社会转变模式，它们是相对后期的干预和援助方式。在应激状态中，"认知模式"（正念减压等）对非理性和自我否定部分的及时干预是非常重要的，可以及时阻断恶性循环导致的自我损害。认知模式可以帮助受助者在情绪相对稳定的情况下调整认知内容，获得新的理性认知，获得具有信心和信念的感受，是非常重要的一种干预方式。再以调动内在应对方式、社会知识和环境资源的方法，来帮助受助者尽快达到自主控制的状态。

心理援助工作还包括对危机中心理压力的管理，并非所有人都处于高压状态。新冠肺炎疫情具有特殊性，涉及全民，需要全体居家隔离。在这种情况下，疫区居民即便待在家里也会有很大的心理压力，可能因压力过大而对自身状态判断失误，或者陷入刚才提到的恶性循环状态。也有一些居民可能觉得自己离感染源远，没有引起重视，或者不了解相关知识，警觉性不够，反而会由于压力太小而引发一些危险情况，比如没有做好居家隔离、没有做好外出的防护等，造成传染和被传染的风险。因此，抗疫心理援助工作还包括这样一个工作：对疫情期间不同类型、不同状态的人群进行不同的压力管理训练和辅导，帮助大家保持一个相对中等的压力状态，既警觉又不至于被过高的压力带来不良反应。

另外，需要对应激反应有一些认识：应激反应会在生理、行为、心理（情绪、认知）各方面出现一些反应，需要考虑对应激状态的干预和对应激反应的应对；持续的、强烈的应激反应会带来自我怀疑，造成自我认同崩溃和掌控感的下降。生活在一个大群体（社会）中，一个人的创伤反应不仅表现在生理方面、行为方面、心理方面，还表现在自体感受方面，如果调适得不够好，就可能不仅伤害自己，还会破坏自己所生存的环境和人际关系，之后又要靠良好的群体支持来缓解压力。因此，应激反应是复杂的系统性反应，心理咨询师在热线工作中和心理援助团体中要熟悉这些反应，对受助者叙述的反应和感受要有及时判断的能力。

自体感的崩塌就是丧失自我认同感和掌控感，很多人（尤其是疫区人民）遇到非常大的冲击，比如，有人父母生病了，因为隔离没有办法探望，甚至亲人去世都没有办法见到最后一面等。这些是非常大的冲击，会让受到这种压力的人觉得自己完全丧失了基本的稳定感，"究竟我是一个什么样的人""在这种时候为什么我什么都做不了"。医务人员在看到众多重病、死亡的情况下，经常会产生这种反应，它不是一般的焦虑反应。心理援助要做什么？心理援助不仅需要协助受助者做出一些反应性的调整，还需要帮他们维护自体感的基本稳定状态。当一个人很难自己面对这样的压力时，他背后的群体和社会就可能起到非常大的作用。

五、团体心理援助工作中团体领导者的角色和任务

从专业胜任力的角度看，首先要了解心理援助工作者应该承担的责任和扮演的角色。当人们受到危机事件的冲击时，心理援助工作中的咨询师扮演着帮助受助者重新获得安全感、稳定感和自控感的角色。

心理援助有急救的性质，就像急诊室的大夫或者护士一样，主要做心理安抚和包扎、止血的工作，然后进行基本的生命体征的维护，从心理上来说是进行基本的自体感的维护。在热线工作或者网络团体心理援助中，咨询师与平常的身份不太一样，会有一些社工的性质，给出一些建议，比如一些心理调适方法，或者其他的相关信息。

角色定位一定要非常明晰。在心理援助工作中，咨询师有时候会被受助者的痛苦和所经历的事情激发很多内心反应，这些反应有时候会使咨询师失位，偏离心理援助工作者的角色定位，还有一些个人议题导致的偏离，这些情况是在目前工作中经常遇到的。咨询师要知道自己的能力范围，无论是多么资深的心理治疗师或者咨询师，也不可能在热线工作中做心理治疗和咨询的工作，无论咨询师有多少社会资源，也不可能马上帮受助者解决很多现实问题。因此，要远离同情心和全能感带来的心态，这些心态可能带来超越界限的态度和行为。

心理援助的适宜人群和适当方式，首先是需要得到情感支持的人群，其次是针对一个紧急的需要聚焦处理的心理困扰或现实问题做一些资源分享和信息提供。情感支持是指对自我感的支持，自我感受良好首先需要有归属感，每个人都有这种被无条件接受和关爱的需求，它可以使人们感受到一种自己存在的安全性、能够帮助他人的价值感，也可以帮助人们在短时间内获得稳定的自我感。此外，如果对事件有些掌控能力，则可以帮人们重新获得一个整合的、认同的状态。比如刚才提到的精神病患者，患者可能就是在那个时候太焦虑了，虽然他是一个中年人，但是他的心理健康状态决定了他会在灾难面前出现严重退行，这个时候他害怕到希望钻进他人的怀抱里被抱一抱。咨询师可以从心理上给予关怀，给他一种温暖的支持，让他感到有人在关心他、心疼他。

团体心理援助的对象也有一线医务人员，他们的压力非常大，也非常恐惧、害怕，又有那么繁重的工作。虽然在疫情之初和医务工作者相比，心理

咨询师能做的真的太少，但是在这个时候，心理咨询师就是第二梯队，可以从心理援助的层面帮到他们，可以向他们传达他们是全国人民最关心、最敬佩也最心疼的人。当感受到这种来自大众和社会的支持时，很多医务工作者就会从最初隔离的、不想分享的态度，慢慢转变为可以把自己的一些感受和情绪表达和宣泄出来；同时，成员之间还会分享很多方法来帮助彼此更好地克服一些工作困难，不管是在心理上，还是在实际上，都会带来压力的减轻、自我感的恢复。当情绪得到处理，情感得到支持时，很多成员就会重新感受到自己的价值感和掌控感。他们表示：我选择了这个职业，我的初心就是去帮到更多人，尽管在这个过程中，可能有患者因为自己的病痛或者意识不清的问题对我有不公正的对待或者伤害，但我也要保持初衷，去真的帮到他们。这就是重新整合的认同感。

如图 9-3 所示，个体的身心灵依靠着团体和社会，把这种来自团体和社会的支持传达给受助者，就能帮助他们获得稳定、支持和基本的修复，具备更强大的抵御冲击的能力。团体辅导恰恰可以起到这样的作用，在团体辅导中成员的成长因素有很多，团体带来的安全感、价值感、相同感、归属感、可塑感、自主感等，都是帮助成员在受到冲击后尽快恢复平衡的因素。

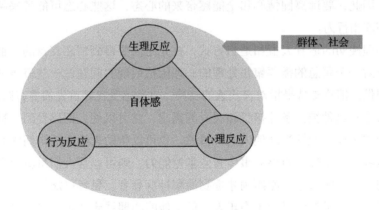

图 9-3　团体心理援助的机制

第三节　网络团体心理援助的伦理考量

网络团体心理援助是指通过网络平台，运用团体辅导的方式来协助处于危机和心理困难中的人群的一种心理辅导方法。首先，网络团体心理援助，必须要遵守相关的法律法规，包括《中华人民共和国精神卫生法》《中国心理学会临床与咨询心理学工作伦理守则》（第 2 版），还要参照注册系统新近颁布的一些规则，包括《抗疫心理援助的工作指南》《远程心理咨询的伦理规范（初稿）》《网络心理咨询的管理规范》等。

团体辅导和咨询在操作流程、专业技术等方面有很高的专业要求，现在需要在网络媒介上实施，需要在伦理方面进一步考量。

一、专业胜任力

具备专业胜任力是最基本的伦理责任。网络团体心理援助的团体领导者应具备哪些专业胜任力呢？如图 9-4 所示，专业胜任力包括知识、技能和态度。

作为网络团体心理援助的领导者，在知识方面要具备基本的心理学理论知识，也要有一些医学常识，还要具备危机干预、创伤治疗的相关知识。

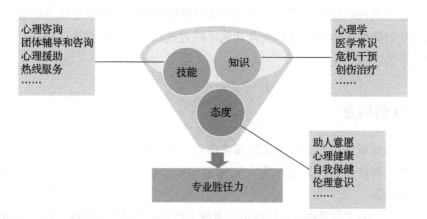

图 9-4　网络团体心理援助领导者专业胜任力的基本构成

在技能方面，要有心理咨询的基本技能，要有团体辅导和咨询的基本技能，要有心理援助的基本技能，要有热线服务或者网络心理援助的技能。

在态度方面，助人意愿在所有心理助人工作的胜任力构成中都是非常重要的部分，还有心理健康，自我保健、伦理意识等。这些都是专业胜任力的基本构成。

网络团体心理援助是一项新兴的、复杂的心理干预工作，必须加强技能培训和伦理培训，使团体领导者在有胜任力的基础上开展工作。

二、专业关系

首先，网络团体心理援助是特殊时期的特殊专业关系，除了遵守注册系统伦理守则的相关规定以外，还要认识到网络工作目标、工作条件、工作人员数量等的局限性。网络团体心理援助主要以对处于心理危机状态的受助者的支持和陪伴为目的，以心理知识和方法的传授为内容，在网络心理援助过程中不做团体心理咨询与治疗，杜绝非专业性的内容和方式。

其次，网络心理援助团体领导者应该具备相应的专业资质。团体领导者要具有团体辅导、团体咨询或治疗的系统培训和体验的经历，在带领网络团体之前要接受网络团体心理援助的相关培训，包括抗疫方面的医学常识、带领在线团体的技能、在线团体辅导的伦理要求等。

最后，网络心理援助团体成员需要进行入组访谈或人群筛选。对于不适合团体或者在线团体的受助者要在平等对待的基础上，提供更适合的援助方式，比如网络个体心理援助或者其他帮扶方式；对成员需要进行分类、分级别的干预。

三、知情同意

知情同意是建立工作关系的具体操作过程，有着协议的性质，需要告知受助者工作涉及的内容和方式。在网络团体心理援助之前必须明确告知受助者相关问题。

（1）明确工作资质：此网络机构隶属于什么机构或专业组织；网络团体领导者的资质和专业背景。

（2）明确工作目标：网络心理援助，陪伴和支持成员。

（3）明确工作关系：是心理陪伴关系，而不是咨询和治疗，更不是吐槽大会。团体领导者要严格遵守团体辅导的专业要求，成员也需要经过筛选后主观愿意接受、客观胜任这种网络团体辅导工作的基本要求。

（4）明确工作内容：在网络团体心理援助工作中要保持针对团体成员的心理活动进行工作，协助团体成员释放情绪和压力、调整观念和行为、积极应对灾难事件。

（5）明确工作方式：运用网络视频会议公共平台（如 Zoom、腾讯会议、科技云等），团体领导者有责任告知受助者网络专业工作的局限性，让受助者了解网络专业工作与面对面专业工作的差异。明确告知：第一，网络专业工作的益处、局限和潜在风险；第二，发生技术故障的可能性及处理方案；第三，无法联系到时的应急程序等。

（6）明确保密的局限性：团体领导者应告知成员电子记录和网络服务过程在网络传输中保密的局限性，以及其他相关人员（同事、督导、个案管理者、信息技术员）有无权限接触这些记录和辅导过程。应采取合理的预防措施（如设置用户开机密码、网站密码、咨询记录文档密码等）来保证信息传递和保存过程的安全性。

（7）明确和讨论专业界限：当成员或团体领导者认为网络专业工作无效时，团体领导者需要推荐成员需求其他服务，比如常规的心理咨询或治疗。在有可靠资源信息的情况下，可以帮助成员进行转介。

（8）知情同意的方式：书面（电子版）、告知受众网络平台的对外宣传内容。

四、隐私权和保密性

网络团体心理援助机构和团体领导者有责任保护成员的隐私权，同时明确认识到隐私权在内容和范围上受到国家法律和专业伦理规范的保护和约束。

（1）网络团体心理援助工作机构和团体领导者要向成员明确保密原则及其应用的限度、保密例外情况，并签署知情同意书。

（2）网络团体领导者应清楚地了解保密原则的应用有其限度，下列情况为保密原则的例外：第一，团体领导者发现受助者有伤害自身或他人的严重危险，疫情中已知被感染者或密切接触者未采取相应的隔离措施；第二，不具备完全民事行为能力的未成年人等受到性侵犯或虐待，疫情期间未得到应有的抗疫保护；第三，法律规定需要披露的其他情况。

（3）在发现保密例外情况时，团体领导者和机构有义务按照最低限度原则披露有关信息，但须要求法庭及相关人员出示合法的正式文书，并要求他们注意专业服务相关信息的披露范围。

（4）应按照法律法规和专业伦理规范在严格保密的前提下创建、使用、保存、传递和处理专业工作相关信息（如个案记录、测验资料、信件、录音、录像等）。可告知受助者个案记录的保存方式，相关人员（例如同事、督导、个案管理者、信息技术员）有无权限接触这些记录等。

（5）因专业工作需要在案例讨论或教学、科研、写作中采用心理咨询或治疗案例，应隐去可能辨认出受助者的相关信息。

（6）在教学培训、科普宣传中，应避免使用完整案例，如果有可辨识身份的个人信息（如姓名、家庭背景、特殊成长或创伤经历、体貌特征等），须采取必要措施保护当事人隐私。

（7）如果由团队为受助者服务，应在团队内部确立保密原则，只有在确保受助者隐私受到保护时才能讨论其相关信息。

（8）须确认成员真实身份及联系信息，也须确认双方具体地理位置和紧急联系人信息，以确保在受助者出现危机状况时可有效采取保护措施。

（9）团体领导者通过网络／电话与受助者互动并提供专业服务时，全程应验证受助者的真实身份，确保对方是与自己达成协议的对象。团体领导者应提供专业资质和专业认证机构的电子链接，并确认电子链接的有效性以保障受助者的权利。

第四节　网络团体心理援助的设计原则和案例

网络团体心理援助的设计原则，首先要考虑工作性质。樊富珉老师的公益演讲特别介绍了危机援助在不同阶段的任务。第一，在危机事件突发的情况下，要针对一些身心反应进行干预，这样可以减轻身心反应带来的进一步身心创伤；第二，危机事件发生一个月左右是心理急救的重要时期，要运用正常化技术做心理教育、评估转介等工作。一到三个月是哀伤辅导的阶段，在三个月之后，要针对转为慢性 PTSD 的情况进行创伤治疗。咨询师要清楚在什么阶段做什么工作，即便有各种团体辅导和咨询的技术，也要在不同的阶段做需要的工作，比如在急救阶段，简单的安抚胜过复杂的分析。因此网络团体心理援助的工作性质是心理援助、心理急救、心理危机干预，和咨询、治疗完全不同。这一点非常重要，需要首先考虑面对的人群大概处在什么阶段，他们最需要什么样的心理帮助，我们给予他们什么样的心理干预最有效。

另外，需要结构化技术的支持。和心理援助热线一样，网络团体心理援助也需要明确地按步骤进行，这是我在此次热线接听和团体过程中特别有感触的部分，越是结构化的干预，越能够使人们：第一，更好地建立和明确关系，不容易偏移、失位；第二，更好地确定目标和达成目标；第三，保持工作的深度和范围，保障工作的有效性；第四，更好地形成完整的干预过程。结构化技术在热线干预和团体心理援助中都是需要遵循的，是心理援助团体里特别重要的部分。

在结构化技术中首先要清楚四个工作阶段：第一，呈现问题；第二，给予支持；第三，展开讨论；第四，形成策略。其次要注意以下几个步骤。

一、建立关系

心理援助团体是一种支持和陪伴的关系，团体领导者在带领团体时要注意自己的身份，不是团体分析师，不是团体训练师，而是与成员更加平等的支持者和陪伴者。

二、心理评估

在分类、分级别进行入组招募后，因为没有组前的个人入组访谈或者这部分资料较少，所以团体领导者往往要在成员入组以后，才对其进行比较具体的个性化评估，包括：（1）心理危机评估。对成员当前的心理危机程度进行评估，即有无自杀／伤或伤人／己的情况，危险程度如何。（2）危机阶段评估。需要了解成员处于危机事件的哪个阶段，是冲击阶段、相对稳定的阶段，还是已经出现一些 PTSD 症状的阶段。（3）心理健康评估。入组前后要进行心理健康评估，即是否存在可能的精神障碍。（4）心理评估。具有精神动力学基础的团体咨询师可以进行人格功能评估，有助于在后期形成针对性的沟通方式，其他学派也可以进行相应的心理评估，比如认知、行为、图式等评估。团体领导者所给予的支持力度和干预的技术与方式，以及语言态度可能完全不同。心理评估是非常重要的部分。

三、聚焦问题

在建立了关系和评估的基础上，团体领导者需要迅速发现可以干预的成员的心理困惑，并可以在短时间内有所帮助，在这个基础上做聚焦的干预。聚焦的干预仍然是一种心理支持，咨询师需要始终提醒自己在进行团体心理援助工作，而不是团体咨询，也不是解决现实问题，更不是深度的心理治疗或者是身体治疗。聚焦的干预只是一种提供心理支持的方式，要根据评估情况来个性化应对。

四、正向结束

最后要进行一个正向结束，资源取向是这个阶段特别需要的。在创伤状态或者危机状态下，个体都会感到一种内在的崩塌感，因此寻找资源，不管是内在的还是外在的，都是非常重要的。然后和成员一起讨论决策，进行问题解决或者自我重整。

比如，对医务人员需要进行及时评估，他们大多数不会处于心理危机状态，心理健康基础良好，但是他们处于危机事件带来的强烈冲击阶段，处于一个高强度的应激状态，他们的困难很难被聚焦，因为太明显、太复杂。他们一方面要应对高强度的工作压力，另一方面要克服尚不够了解的新型冠状病毒的治疗难题。他们面临着随时被传染的高度风险，看到那么多患者感染病毒后病情急速恶化，而且最初对病死率也不清楚。他们内心承受着前所未有的恐慌感，身体承担着超负荷的工作量，眼见着患者痛苦和死亡的各种替代性创伤，这种高危机事件给他们带来的冲击远远超过常人，内心积聚的各种负性情绪密度很高，强度很大。但是，在网络团体心理援助过程中会发现，有了团体成员的相互陪伴，负性情绪有了足够的稀释和处理后，很多成员能够很快恢复到一个相对稳定的状态。这些医务人员会发自内心地表达，要保持助人的初心，更好地帮助患者，团体成员和团体领导者都非常感动。

解决方案需要咨询师与受助者共同建构，针对之前提到的精神病患者，咨询师虽然知道他很焦虑、害怕，但是不应只是按照咨询师自以为有效的方法，让患者进行放松练习、睡觉、深呼吸等，这些不一定是患者当下最需要或最愿意做的事情，而应更多看到患者的心理退行状态，可以像哄小孩子一样，带着患者想想什么是他当下愿意做、能够做的事情，比如和他商量："看看我们现在去做点什么好呢？到吃午饭的时间了，咱们去吃点东西好吗？"通过这种方式帮他找到更愿意做的或者更能做到的小事，完成正向结束。

　　结构化技术在团体设计中也非常重要。心理援助团体的时间不可能太长，也很难做连续性团体，因为很难保证成员每次准时出席，所以往往是一次性的超短程团体。只有结构化的方案设计，才可以保障在短时间里每个成员都能被关注，有相同的机会去分享感受、表达情绪。在做团体方案设计时，要考虑"6W+2H+I+E"（樊富珉）。6W 包括：（1）Why 指团体目标，即团体辅导要做什么、达到什么目的，此时心理援助是团体目标，心理援助到底在做什么前面已经讲得很详细了，大家要统一认识，不能按照自己的方式随意理解心理援助的含义，否则可能把握不好方向和深度。（2）Who 代表团体领导者，在网络心理援助团体中，团体领导者是支持者和陪伴者，不是团体分析师和训练师。团体领导者的所有经验和知识都可以作为专业背景，在做支持和陪伴时更好地发挥润物细无声的功能。（3）What 指具体要做什么，心理援助就是情感支持、安全稳定、资源取向、问题解决、自我重整等。（4）Whom 指哪些人参与，心理援助团体的成员是指需要得到心理援助的对象。同时要对成员进行更精细的分类，避免多重关系带来的不良影响。（5）When 指团体聚会时间和时限，一般单次聚会的时长不超过 1.5 小时。（6）Where 当然是通过互联网，最好是视频，尽量做到彼此看见，一方面能够让受助者感受到自己被关怀，另一方面帮助团体领导者觉察非言语信息。2H 指 How 和 How much。How 指怎么做，在这个部分要实现建立关系、心理评估、聚焦问题、正向结束这四个步骤，需要分配时间，先运用共情和联结来形成有凝聚力的团体氛围，然后请每个成员用几乎相同的时间来表达感受，其他成员给予倾听和鼓励，最后由成员表达各自的收获，团体领导者总结彼此的关怀和鼓励，团体正向结束；How much 指公益团体的数量。I——If，要有预案。E——Evaluation，要有评估。

　　在对人群进行分类、分级别干预时，可以参考卫健委提出的分类、分级别标准。近期，中国心理卫生协会团体心理辅导与治疗专业委员会研发了一个结构化网络团体心理援助方案，这个结构化方案在最近的实施中非常有效。在这个方案中，每个成员可能只有 3 分钟来表达自己的感受和想法，但这 3 分钟对很多成员来说弥足珍贵，他们可以表达一些在现实生活中没有机会讲出来的感受，又不会过多暴露情感，既开放又相对安全。

此外，必须强调的还有心理工作者自我保健的伦理部分。面对新情况、新问题，即使经验再丰富的团体领导者也需要不断学习，不断地个人成长，积极参加长程的、短程的培训。同时要做好自我保健，团体领导者是用自己去工作，自我保健就是把自己这个"工具"保护好，使之达到真正的有用、有效状态。自我保健涉及身体、心理、人格。人格需要一个持续成长的过程，在疫情当下，心理工作者更需要有自我成长的意识，让人格在这个过程中得到历练，在当下和将来帮到更多人。同时要注意休息、适当工作，不能因为善心而过度工作，造成疲劳或心理枯竭，否则会影响自身健康，也会影响心理援助工作的效果。有的热线接听员一天接听 24 小时，或者接听 24 小时后轮休一天，这是不可以的，不仅对自己有损伤，也会损害工作，损害受助者的福祉。

专业伦理是专业技术得以良好发挥的保障，在网络团体心理援助工作中，要注意每个环节的专业伦理规范，保障工作的有效性，避免因工作失当而给受助者带来伤害，最大限度地发挥团体辅导在心理援助工作中的功效。

参考文献

[1]　樊富珉 . 团体心理咨询 [M]. 北京：高等教育出版社，2005.

[2]　JAMES R K，GILLILAND. 危机干预策略（第 7 版）[M]. 肖水源，周亮，译 . 北京：中国轻工业出版社，2018.

[3]　SPERRY L. 心理咨询的伦理与实践 [M]. 侯志瑾，译 . 北京：中国人民大学出版社，2012.

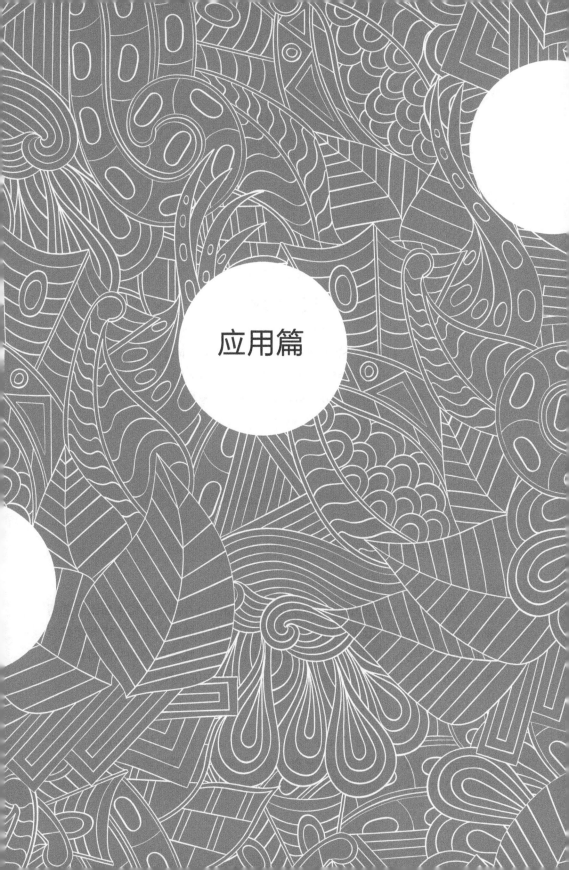

应用篇

第十章

危机干预中的团体工作：模式与方法

::: 樊富珉 :::

清华大学心理学系教授

中国科协全国临床与咨询心理学首席科学传播专家

中国心理学会危机干预工作委员会副主任委员

中国心理卫生协会团体心理辅导与治疗专业委员会荣誉主任委员

第一节　危机团体干预的意义和价值

一、关于团体工作

1. 团体工作的定义

团体工作是一个范围较广的专业实践，指的是在团体环境中所给予的帮助或是任务的达成。团体工作一般由一位具有能力的专业人员应用与团体有关的理论和方法，去帮助一群互相依赖和互助的人达到他们的共同目标，这种目标可以具有个人的、人际关系的或者任务相关的等性质。

2. 团体工作的目标

团体工作者的主要目标是形成一个生态上有效的实体，创造出"一个活跃与情境化的社会系统，即富有成效的任务团体，具有教育意义和培养技能（心理教育团体），擅于解决人际问题（咨询团体）或心理重建（治疗团体）"

（Conyne & Bemak, 2004）。

3. 团体工作的形式

团体工作的主要形式有团体辅导、团体咨询和团体治疗，这三者之间既有相似，也有不同，如表 10-1 所示。

表 10-1 团体辅导、团体咨询和团体治疗的区别

	团体辅导	团体咨询	团体治疗
目的	教育成长	问题解决	人格重建
功能	预防性/教育性	发展性/问题解决	补救性/矫治性
特点	重视信息提供，强调认知与环境因素	重视咨询关系，强调认知/情感/行为	重视对过去的探讨
对象	正常人 教育机构	正常但有困扰的人 学校/社区	达到诊断标准的患者 医疗机构
结构化	高结构	半结构	非结构
次数与时间 90~120 分钟/次	1~8 次 每周一次	6~12 次 每周一次	12~24 次 每周一次

二、关于危机与危机干预

（一）危机及其干预概述

1. 危机的定义

危机有两种含义：一是指突发事件，包括天灾和人祸，如地震、水灾、空难、疾病暴发、恐怖袭击、战争、不被预期的意外事件、死亡等，也称危机事件；二是指当人处在紧急状态时原有的心理平衡状态被打破，正常的生活受到干扰，内心的紧张不断积蓄，继而无所适从，导致情感、认知、行为功能的失调，进入一种失衡状态，也称心理危机。确定危机需要符合以下三项标准：

（1）存在具有重大心理影响的事件。

（2）引起急性情绪扰乱或认知、躯体和行为等方面的改变，但又不符合任何精神疾病的诊断。

（3）当事人或患者用平常解决问题的手段暂不能应对或应对无效。

2. 常见的危机反应及发展阶段

当人遭遇危机事件，心理平衡状态被打乱时，会出现一系列身心反应。常见的危机反应表现在认知、情绪、生理和行为方面。

（1）认知方面：问题解决能力与应对机制暂时受到打击，出现否认、健忘、注意力不集中、危机情境出现、强迫性思考、失去信心、内疚自责、丧失安全感等。

（2）情绪方面：在暂时性的震惊之后，出现混乱、害怕、恐惧、沮丧、麻木、怀疑、悲伤、绝望、无助、羞愧、易怒、无法平静等。

（3）生理方面：心跳与呼吸频率改变，过度出汗，胃痛、头痛、肌肉酸痛、恶心、腹泻、血压升高、疲惫不堪、昏昏沉沉等。

（4）行为方面：攻击、社交性退缩、逃避、食欲不振、哭泣、酒精和药物使用量增加、坐立不安、睡眠不安稳、过度警戒等。

危机的发展经由四个不同的时期，如图 10-1 所示。

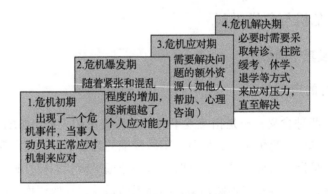

图 10-1　危机发展阶段示意图

3. 危机干预及其目标

危机干预（crisis intervention）是指对处于心理危机状态的个人采取明确的有效措施，使之最终战胜危机，恢复心理平衡，重新适应生活。当个体面临突发危机事件时，常常会手足无措，原有的应对方式或应对资源无法解决，陷入心理失衡状态中。通常表现为一系列应激反应，如恐慌、紧张、苦恼、焦虑、忧郁，濒临崩溃，甚至产生轻生的意念。

心理危机不是一种疾病，而是一种情感危机的反应。危机干预就是在危机的反应时期进行工作，其目标是帮助个体舒缓和稳定情绪、反应正常化，找到支持系统以及积极应对的方法。

（二）危机干预的原则与时机

1. 危机干预的基本原则

危机干预是短期的、问题取向的，其目标是尽可能快速且直接地让个体的危机状况发生改变，避免个体自伤或伤及他人，同时协助个体恢复心理平衡。

（1）**保障安全**：危机干预的首要目标是保证被干预者的安全。

（2）**聚焦问题**：危机干预聚焦于个体的情绪冲突和情绪调节问题。个体的人格问题和其他深层问题不是危机干预的主要目标。

（3）**激活资源**：危机干预的主要途径是发掘和激活个体的内在资源，以应对生命中突如其来的危机和困境。

（4）**团队合作**：危机干预要注意避免单枪匹马，要有一个危机干预的团队一起工作，团队由精神科医生、心理治疗师、心理咨询师、社会工作者等相关人员组成，共同协作，解决问题，并提供及时的支持。

2. 危机干预的时机与效果

什么时候应该进行危机干预，危机干预后个体又会发生哪些改变呢？如图 10-2（Dohrenwend B S，1978）所示，危机干预一般在危机事件发生后，个体产生危机反应的情况下进行。干预的效果受很多因素影响，有些个体在接受危机干预后，从灾难中获得创伤后的成长，也有些个体在接受危机干预后可能没有出现实质性和持久的改变，还有少数个体可能会被诊断为 PTSD，需要接受持续的心理治疗。

3. 危机干预的模式与方法

（1）危机干预的理论模式。

最早提出危机干预理论模式的学者是美国的开普兰（Caplan）博士，他在 20 世纪 60 年代就提出了危机干预的集中干预理论模式。20 世纪 70 年代后陆续有学者提出不同的模式，包括认知模式、平衡模式、支持模式、心理社会模式以及整合模式，如图 10-3 所示。

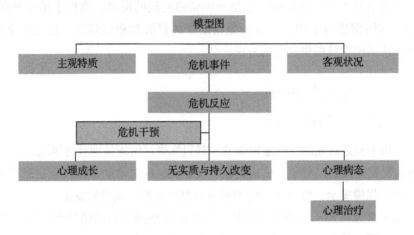

图 10-2　危机干预的时机与效果

（2）危机干预的常用方法。

- 心理健康维护和自助方法宣传
- 24 小时心理热线服务
- 网络心理辅导
- 危机心理评估
- 危机个别干预
- 危机团体干预
- 社区工作
- 班级团体辅导
- 其他形式的心理干预（见图 10-4）

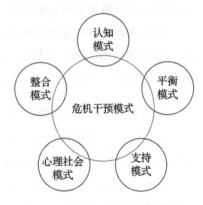

图 10-3　危机干预的理论模式

三、危机团体干预的价值与特点

危机事件发生后，经历危机或者与危机事件相关的人普遍会出现身心症状，包括痛苦、伤心、焦虑、恐慌、压抑、失眠、无法专心等情绪、认知、行为及生理的反应，影响正常生活，甚至由此产生长期的负面影响。危机干预工作者运用危机小团体方式进行干预，可以有效疏解成员在此阶段所感受的身心压力，是一种有效的心理健康教育方法。

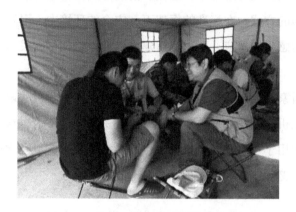

图 10-4　帐篷里的危机小团体干预现场

（一）危机团体干预的价值与适用性

1. 危机应对：团体工作的价值

地区性、国家性、全球性自然灾害、人为灾害及意外事件频发，其影响日益增强，运用团体工作的方式帮助受害者、救援人员、目击者以及旁观者维护生理、心理和情绪上的健康变得尤为重要。

危机干预已经成为世界上应用最为广泛的短期治疗模式。由于危机干预与危机事件压力管理的推动，数百万人在危机状况下能获得最符合成本效益的、最及时的帮助。

曾任美国团体工作专业协会会长的特罗泽博士（Trotzor，2010）认为，团体工作完全可以成为我们这代人应对灾难的急救方式。无论是灾难的救援和恢复，还是社区行动计划与准备，在整个危机应对过程中，为满足受灾人群的需要，各种形式的团体领导者技能和有关团体过程的专业知识都必不可少。

2. 危机团体干预的适用性

大多数危机应对专家会推荐用团体的形式开展危机干预，一般在危机发生之后 24～72 小时内引入危机团体干预，越快越好。在危机发生之后，人们会不断谈论危机，在此过程中，恐慌、猜疑等负面情绪可能被不断加强，而通过团体干预的方式，在标准的框架下、安全的环境中，引导成员谈出自己对危机事件的感受和反应，可以更有建设性地讨论他们的关切点，改善成员心理健康状态。

在发达国家的灾难心理援助工作中，危机团体干预被普遍应用。危机干预作为一种危机初期的心理急救，在有限的资源条件下可以帮助更多人。危机团体干预适用于各类危机事件，如地震、空难、火灾以及学校、公司、机构中各种意外或自杀事件的善后。

(二) 危机团体干预的特点及作用

1. 危机团体干预的特点

危机团体干预是非治疗性的心理健康教育团体。危机干预工作者运用危机团体方法进行干预，如危机减压团体 / 安心团体 / 支持团体，属于短程的、结构式的心理健康教育，减轻成员面对危机事件的应激反应，从而稳定情绪、减轻症状、恢复适应性社会功能。

危机团体干预大多是一次性的工作，时间有限，且目标不是心理治疗，所以在团体过程中不对个别成员做深入干预，实施过程非常结构化，具有指导性。每个成员的时间比较均等，每个成员都必须讲话。

相对于其他团体，危机团体干预有其自身的特点。第一，危机团体干预一般是短程、结构式、指导性的团体；第二，危机团体干预的性质是心理教育团体，一般用于心理急救，而非心理治疗；第三，危机团体干预能够在有限的资源条件下帮助更多人。

2. 危机团体干预的作用

危机团体干预的作用就是将成员情绪的逐步增强过程和行为的逐步减弱过程缩短，从而促使作为决策和行动基础的认知功能得以恢复 (Trotzer, 2010)。

危机团体干预最大的作用和好处是它可以满足人们共同的心理需要。无论是新冠肺炎疫情，还是地震、泥石流等自然灾害，危机破坏的都是人们的心理平衡，让人们处在不知所措、痛苦、紧张、焦虑的状态中，而处于这些状态的人基本上有着共同的心理需求，包括减少恐慌、远离孤单、增加安全感、增强控制感、强化社会支持、增加社会联结感以及尽快恢复正常生活、着眼于未来的发展等。而团体提供了一个机会，让这些有相似需求的人在一起，围绕共同的需要去探讨解决问题的策略，所以用团体来帮助人们度过危机是非常有效的方法。

（三）危机团体干预的具体目标

危机团体干预属于心理教育团体，主要任务是了解症状，使非正常状态反应正常化；接受和面对危机带来的困扰；减轻症状，减少不可控制感；获得团体的支持和关爱；探询解决问题的途径与方法。

危机团体干预的具体目标主要有以下几点：

（1）反应正常化。通过团体成员共同经验，让参加者有机会表达并了解自己的压力或危机反应，接纳这些反应，疏解压力与疏导情绪，降低焦虑和恐慌。

（2）增强成员安全感和归属感。

（3）帮助成员获得支持，建立和强化社会支持网络。

（4）帮助成员找到应对危机的方法，发展或强化适应性的应变能力及问题解决技巧，以尽快恢复身心和人际的平衡。

（5）预防创伤后应激障碍等问题的衍生。

（6）通过团体筛选出危机事件中心理受创伤较严重的成员，将其转介，使其接受进一步的心理或药物治疗。

（四）危机团体干预领导者的角色

危机团体干预的领导者，主要承担了主持人、教育者、陪伴者和咨询师4种角色，但与心理咨询和治疗团体不同，这里团体领导者作为咨询师的角色是比较弱的，因为危机团体干预是一个心理教育团体，所以团体领导者更多时候是指导者、教育者的角色，团体领导者首先需要维持团体、鼓励保密、推动参与和讨论并聚焦于参与者的需要，其次教授成员危机应对的技能，最后运用咨询师的专业判断力，把需要进一步干预的成员筛选出来，进行随访或者转介。当然，在此过程中，团体领导者需要共情、倾听、陪伴。

四、危机团体干预的实施

危机团体干预的实施也有其特点与要求。一般而言，危机团体干预由专业人员或半专业人员带领，通常在危机发生后 48～72 小时进行，一周内最佳。团体形式多为单次小团体，运用艺术或语言表达，团体过程相对结构化，有固定的步骤，一般需要 2～3 小时，参加人数一般在 3～12 人。团体最好在安静、封闭、有桌椅，并备有白板的空间（如会议室）进行，以便记录并整理成员所叙述的身心行为反应，进行方式是结构性地邀请成员依序发言。

第二节   危机团体干预的类型和准备

一、了解危机团体干预的类型

危机团体干预的工作模式有多种。最有影响力的包括美国红十字会开发的"急性危机团体干预"，美国"危机事件压力管理"机构开发的"危机团体干预"，黄龙杰整合以上两种方式开发的 6+1 危机减压团体，美国团体治疗学会（AGPA）开发的创伤事件后的团体干预，美国团体工作专业协会开发的ABC'S（s）模式的团体危机处理。

（一）美国红十字会急性危机团体干预

美国红十字会开发的急性危机团体干预（ACR）一般分为 5 个步骤：

（1）开场白：目的和保密

- 说明为何举行团体。
- 邀请每位成员开口讲话。
- 请大家保密。
- 请每位成员自我介绍。

（2）把事情摊开来谈

- 发生了什么？

（3）感受和反应

- 事件对你的影响是什么？

- 现在的感受如何？

（4）应对策略

- 你是怎样应对这些压力的？
- 平常有这种感觉时你怎么办？
- 下次有这种感觉时如何自助？

（5）结束

- 这次参加团体最大的收获是什么？
- 你现在的感觉是什么？
- 还有其他要说的吗？

（二）美国"危机事件压力管理"机构危机团体干预

CISD 是 Critical Incident Stress Debriefing 的缩写，是由美国"危机事件压力管理"机构开发的危机团体干预。危机干预团体最初由 Jeffrey Mitchell（1983）正式运用于灾难现场救助人员的团体中，将人们集中起来，一同分享及了解彼此痛苦的经验。目前 CISD 的应用范围包括小规模的危机事件干预和大规模的灾难事故危机干预，是一种全面的、整合的、系统性的危机干预形式。

CISD 的标准版有 7 个步骤，可以由专业人员或者半专业人员实施，如图 10-5 所示。

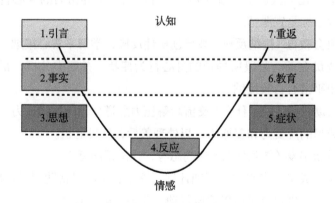

图 10-5　CISD 团体干预实施步骤

（1）简介：说明团体的目标与定位，重点在个人遭遇的历程。

（2）事实阶段：陈述个人在事件发生期间的角色与任务，以及所发生的各种事实。

（3）思想阶段：回忆并说出事件发生初期的想法。

（4）反应阶段：说出最深刻或最恶劣的经验部分，以及个人的感受。

（5）症状阶段：审视个人在事件发生期间与发生之后，身体、情绪、行为，以及认知的症状。

（6）教育阶段：咨询师提供一些创伤反应作为常态信息，并教导各种应对策略与一般健康问题。

（7）重返阶段：提供摘要与建议。

（三）6+1 危机减压团体

黄龙杰将 ACR 和 CISD 整合，并结合华人文化背景和自身的临床经验，设计出了 6+1 危机减压团体。这个团体主要分为以下 6 步：

（1）开宗明义（开始阶段）轮流自我介绍，建立结构

主持人说明团体宗旨和进行流程，并邀请成员轮流自我介绍，说明与当事人的关系。

（2）还原现场（事实阶段）引导回顾意外，开启叙说

引导成员回顾意外发生当时，自己的第一反应（想法、念头）。

（3）压力反应（反应阶段）吐露身心冲击，宣泄情绪

引导成员轮流叙说意外事件始末，并吐露经历冲击后的身心行为反应或症状，主要目标是宣泄情绪。

（4）机会教育（接纳反应）教导创伤性反应，学习平常心接纳

整理成员在前一阶段所提及的身心行为症状，并归类分析，帮助成员理性了解，用平常心自我接纳。

（5）行动计划（做了什么）交流疏解压力之道，预防后续压力

强化成员的应变力和复原力，以处理善后，度过危机。

（6）重新出发（学到什么）逆向思考，找出正面意义

协助团体成员对未来做好短期计划。这个做法可以帮助团员走出无力感，重建有为感，发现自己是可以采取行动、改善环境或心境的。

"+1"指筛选与转介。筛选需要进一步关照的成员，以追踪辅导，或转介悲伤治疗与精神医疗。

团体前后，可以播放一些柔和甜美的轻音乐，松弛参加者的情绪。

黄龙杰提出的整合模式的 6+1 危机减压团体干预通常在危机发生后 48～72 小时进行，一周内最佳。采用单次小团体形式、口语沟通，参加人数一般为 3～12 人，时间依人数而定，通常在 1.5～3 小时，进行方式是结构性地邀请成员依序发言。进行场地以安静、封闭、有桌椅，并备有白板的空间（如会议室）为宜，以便记录并整理成员所叙述的身心行为反应。

（四）危机团体干预类型的多样性

由于灾难的类型不同，受影响的人群不同，危机团体干预的种类繁多。罗伯特所著的《助人者危机介入的随身指南》一书列出了多种灾难危机干预的方法，见表 10-2。美国团体治疗学会（AGPA）网站上关于创伤性事件后的团体干预有 10 个模块，见表 10-3。

表 10-2　不同类型的灾难的危机干预

（1）自然灾害（飓风、地震、洪水等）后的危机干预
（2）意外事故幸存者的危机干预
（3）飞机、铁路或建筑物遭遇恐怖攻击后的危机干预
（4）生化恐怖攻击后的危机干预
（5）性虐待 / 伤害受害者的危机干预
（6）凶杀案幸存者的危机干预
（7）暴力犯罪受害者的危机干预（受暴妇女、受虐儿童）
（8）校园暴力后对学生的危机干预
（9）亲人过世后的危机干预
（10）物质滥用者的危机干预

表 10-3　AGPA 网站创伤性事件后的团体干预 10 个模块

（1）成人创伤治疗的团体干预
（2）儿童创伤治疗的团体干预
（3）青少年创伤治疗的团体干预
（4）成人创伤治疗的循证团体方法概述
（5）儿童和青少年创伤治疗的循证团体方法概述
（6）团体干预在处理创伤事件后果中的作用
（7）反移情：对治疗创伤的团体治疗师的影响
（8）团队工作与创伤的独特之处
（9）团体中隐性创伤反应的识别和处理
（10）创伤事件后丧亲之痛的团体干预

书中的看法是危机团体干预的类型丰富多样，可以从团体规模、团体性质、团体对象、团体形式、团体时间、团体方法和危机事件类型几方面来进行划分，如图10-6所示。可见，危机干预团体工作需要根据危机事件的具体类型来进行，不仅根据天灾人祸的大类，还要看具体的事件，考虑以下内容：需要危机干预的人群（老人、儿童、妇女、幸存者、救援者、医护人员等），人数，需要干预的时间长短，常用线上干预还是线下干预，干预方法选择语言表达还是绘画等艺术表达等。针对特殊的服务对象灵活选择和运用最有效的危机团体干预模式与方法。

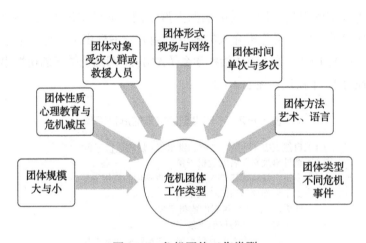

图 10-6　危机团体工作类型

二、危机团体干预的时机与工作要素

（一）危机干预与哀伤辅导、创伤治疗的区别

危机团体干预的目的是帮助当事人在危机事件发生后稳定情绪，找到有效的应对方法，恢复心理平衡和社会功能。危机团体干预属于心理急救、短期心理援助，不同于哀伤辅导、创伤治疗或一般成长团体，并不期待成员改变个性、治疗病态，或做出人生重大抉择。危机团体干预的目标是帮助成员面对危机，抒发情绪，交流感想，分享应变的方法，强化彼此的支持，发展出互相支持和积极的应对方法。

危机发生后，首先要做的是危机干预或心理急救，稳定情绪，找回掌控。随着时间的推移，突发事件过去了，需要对危机事件中的丧亲人群开展哀伤辅导。危机事件过后三个月，当事人如果还有明显症状，且适应困难，由医疗机构诊断为创伤后应激障碍，就需要进行系统的创伤后心理治疗（见图 10-7、图 10-8）。

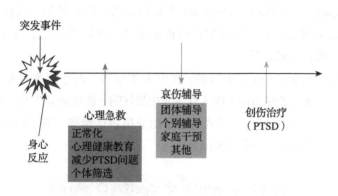

图 10-7　危机事件发生后心理援助的不同阶段

危机干预	哀伤辅导	创伤治疗
·A.心理急救，稳定情绪，心理支持 ·B.行为调整，放松训练，压力管理 ·C.认知干预，安心团体CISD	·支持性团体 ·哀伤处理 ·陪伴 ·自杀预防 ·重建希望	·PTSD评估 ·认知行为治疗 ·暴露治疗 ·眼动脱敏EMDR ·药特治疗 ·其他

图 10-8　危机团体干预与哀伤辅导、创伤治疗的区别

（二）危机事件处理要素的工作模型

如前所述，危机团体干预有多种模式，在实际工作中，心理干预人员该如何选择？美国团体工作专业协会提出了一个危机事件处理要素模型——ABC'S（s）（见图 10-9），美国团体工作专业协会认为在任何危机事件中，ABC'S（s）模型所包含的这些因素都是

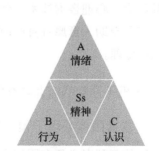

图 10-9　ABC'S（s）危机事件处理要素模型

处理灾难的基本方面，也是危机干预内容的组成部分。

A = Affect 情感（感受、情绪）：你有什么感受？

B = Behavior 行为（行动、行为）：你做了什么？

C = Cognition 认知（思维、想法、观点）：你是怎么想的？

S = Spiritual or Faith Dimension 大写的 S 代表宗教信仰：在你遇到危机时，你会将宗教信仰看作应对危机的资源还是会将危机的发生归咎于宗教？你的信仰会增强或减弱吗？

s = The Human Spirit 小写的 s 代表人类精神（人性的本质和复原力）：这段经历究竟激发了你和他人的人性本质中最好的一面还是最坏的一面？

总体而言，ABC'S（s）模式就是帮助成员表达情绪、调节认知、改变行为、满怀希望的过程（见图 10-10）。

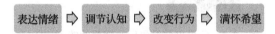

图 10-10　ABC'S（s）模式工作过程

三、危机团体干预领导者的准备工作

（一）危机干预人员的基本胜任力

危机干预人员要从知识、技能、态度和价值观三个方面具有基本胜任力，见图 10-11（樊富珉，2014）。知识方面，干预人员应掌握危机事件的相关知识、危机干预的理论与方法、心理咨询的相关理论，以及哀伤辅导与生命教育的相关知识；技能方面，干预人员应掌握危机评估方法、接线服务技巧、共情陪伴能力、心理咨询技术、个别和团体干预技巧；态度和价值观方面，干预人员应具有助人意愿且身心健康，能够进行自我觉察与自我照顾，遵守危机干预的伦理。

（二）危机干预前的培训与准备

1. 掌握团体心理干预一般技能

团体干预者必须有团体心理干预的经验，了解团体中促使人改变的有效性因素，善用相关技能，营造团体支持的氛围，提升团体凝聚力。根据危机性质和干预对象设计适合的团体干预方案。

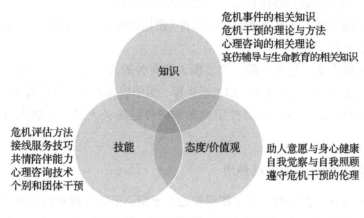

危机事件的相关知识
危机干预的理论与方法
心理咨询的相关理论
哀伤辅导与生命教育的相关知识

知识

危机评估方法
接线服务技巧
共情陪伴能力
心理咨询技术
个别和团体干预

技能　态度/价值观

助人意愿与身心健康
自我觉察与自我照顾
遵守危机干预的伦理

图 10-11　危机干预人员基本胜任力

2. 接受危机干预相关理论方法以及伦理培训

没有经过危机干预专业培训的团体领导者无法胜任危机干预工作。危机干预中的伦理是最重要的团体领导者胜任力，团体领导者必须了解和掌握关于保密、知情同意、专业关系等伦理议题。

3. 危机心理教育知识的准备

团体领导者在带领危机团体干预前必须做好知识方面和专业技能方面的准备。由于危机团体干预属于短期心理援助，团体领导者事前要准备心理教育相关资料，例如情绪管理、睡眠卫生、精神障碍、哀伤支援、疼痛控制、康复治疗等。尤其应该尽可能了解与灾难、危机相关的心理问题，如急性应激反应（ASD）、创伤后应急障碍（PTSD）等。

4. 了解危机中不同人群的需要

团体领导者需要了解不同人群在危机中的反应和需要（如危机当事人、救援者和相关亲属），能够根据不同对象设计不同的危机干预方法。以新冠肺炎疫情为例，国家卫健委颁布的《新型冠状病毒感染的肺炎疫情紧急心理危机干预指导原则》中指出，新冠肺炎疫情影响人群分为四级，干预重点应当从第一级人群开始，逐步扩展。

第一级人群：新型冠状病毒感染的肺炎确诊患者（住院治疗的重症及以上患者）、疫情防控一线医护人员、疾控人员和管理人员等。

第二级人群：居家隔离的轻症患者（密切接触者、疑似患者）、到医院就诊的发热患者。

第三级人群：与第一级、第二级人群有关的人（如家属、同事、朋友），参加疫情应对的后方救援者（如现场指挥、组织管理人员、志愿者等）。

第四级人群：受疫情防控措施影响的疫区相关人群、易感人群、普通公众。

5. 具备危机心理评估能力

并非所有危机及相关人员都需要进行干预。干预者到危机现场需要对相关人员进行危机评估，对有心理危机反应的人员制定干预计划，分别进行个别或团体危机干预。

（三）掌握危机团体干预的相关技术

在危机团体干预过程中，无论是讨论还是个人分享，团体领导者都应该善用团体干预的技术，为团体营造温暖、尊重和分享的团体气氛，团体领导者应积极倾听与接纳，提供共情的陪伴，促进团体成员充分地表达和投入团体，从而在团体中获益。

危机团体干预结束时，团体领导者要强化成员表达出来的正向力量和积极态度。让成员从困难中学习，在逆境下坚强，经危机而成长。团体过程中要注意强调成员的积极资源，危机团体干预要在有希望、有力量的氛围中结束。

第三节 一种心理急救团体干预模式及其应用

一、基于 ABC'S（s）的心理急救团体干预

由中国心理卫生协会团体心理辅导与治疗专业委员会推荐的，特罗泽撰写的专著《咨询师与团体》中提出心理急救六步法（见图10-12）。特罗泽认为，

如果团体是以危机干预为目的组织起来的，那么它的成员应该具有同质性，而且团体规模应该严格控制在 10～20 名成员，以确保所有成员能够最大限度地投入团体。

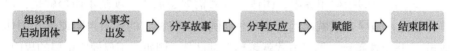

图 10-12 心理急救六步法

（一）实施前的准备工作

团体的规模从小型团体（4～12 名成员）到班级规模的团体不等，在许多情况下，团体可以是本来就存在的，比如现实生活中的班级团体或工作团体。成员在投入参与这类团体的过程中，更容易体验到亲密的氛围。

（二）心理急救团体实施过程

1. 步骤一：组织和启动团体

目标：形成团体的框架、形式和焦点。

（1）团体领导者自我介绍

如果团体领导者首次带领这个团体，要进行自我介绍以及背景信息和专业知识介绍。

（2）相识

如果团体是已经存在的，那么团体领导者可以直接跳过这个任务。如果是新团体，团体领导者可以组织一个简短的活动，帮助团体成员相识（诸如姓名、单位、职务等基本信息），为团体成员提供互相接触的机会，也为团体领导者提供了解成员的机会。

（3）陈述团体的目标

陈述团体的目标既可以明确团体的焦点，又可以设定分享内容的界限。它有助于团体成员集中精力，并且对团体过程产生安全感，因为每位成员都知道接下来会讨论什么，如"我们今天的目标就是谈一谈 XXXX 年 X 月 X 日发生的恐怖袭击事件，请大家分享一下自己的相关经历"。

（4）设定界限和期望

① 鼓励每位成员都参与其中。

② 每位成员的观点都应该被倾听和尊重。

③ 声明本次团体的时间安排。

④ 概述本次团体的活动顺序（六个步骤）。

关于团体的结构和界限，团体领导者需要遵循的一项基本前提就是：离事件越近，领导方式就越趋于指导性（例如，将特定的界限声明或告知团体成员）；离事件越远，领导方式就越趋于辅助性（例如，不仅规定重要的界限，还征求成员的想法和建议）。

2. 步骤二：从事实出发

目标： 明确事实，粉碎谣言。

（1）提供准确信息

这一阶段的目标是给成员提供灾难相关的准确信息，并尽可能多地提供事实细节，识破谣言并将其去除，同时纠正错误信息。这一步骤尤为关键，它会为之后的个人分享和讨论奠定基础。这样做会在事实基础上为成员创造出安全感与信任感，而不是基于传言和恐惧。

（2）不信谣言

团体领导者必须解决灾难相关的三个典型因素。每个因素都代表着一个可能干扰有效团体进程的障碍：

① 虚假信息：隐瞒信息，误导大众（提供最新的准确信息）。

② 错误信息：成员可能具有的错误信息（纠正不准确的信息）。

③ 虚构信息：成员为了填补信息缺失而散布或捏造的谣言和虚构的信息（粉碎谣言、道听途说和虚构的信息）。

建议将准确的新闻、网络信息或者所在组织的官方声明分发给成员阅读。

3. 步骤三：分享故事

目标： 每位成员分享个人在灾难中的经验。

团体领导者邀请团体成员以讲故事的形式来分享他们的灾难经历。每位成员都有分享的机会，可以选择分享到什么程度。大部分故事要遵循固定的格式：讲故事的人在哪里、发生了什么、他是如何存活下来的，以及在灾难中和灾难后都做了什么。

团体领导者需要强调，个体对灾难的反应没有对错，每位成员的经历都

很重要。除了自己和他人可能出现的破坏性反应之外，其他反应都应该受到
尊重，所有的反应都是正常的。同时，团体领导者需要控制分享时间，确保
每位成员都有机会讲述自己的故事。

4. 步骤四：分享反应

目标：讨论成员共同的主题和感受。

（1）共同的主题和感受包括：

① 情感 A：关键问题

你当时有什么感受？

你现在感觉怎样？

② 行为 B：关键问题

你当时做了什么？

你现在在做什么？

你打算做什么？

③ 认知 C：关键问题

在事件发生之前你是怎么想的？

现在你是怎么想的？

当事件发生时你是怎么想的？

（2）正确看待并肯定每位成员的感受和经历。

（3）运用 ABC'S（s）模型引入时间维度。

（4）危机事件与团体讨论的时间间隔越长，时间维度就变得越关键。

在分享反应阶段，团体领导者应该把重点放在成员对灾难的情绪反应和
感受上。团体领导者需要努力辨别成员的各种反应，并引导成员在危机事件
的背景下正确看待这些反应。团体领导者应鼓励成员讨论成员共同的主题和
感受，注意成员独特和异常的反应，正确看待并肯定每位成员的感受和经历。

5. 步骤五：赋能

目标：发掘应对灾难的策略和方法。

赋能的重点在于团体领导者要确定成员能否运用灾难应对策略和资源，
从创伤和灾难的影响中恢复过来。团体领导者的语气应是行动导向的（例如，
你可以做什么），而且是明确具体的（例如，你可以从哪里得到帮助或给予帮

助），团体领导者需要给成员介绍进一步处理危机的资源和机会，还需要为那些直接受到灾难影响的人提供援助或帮助的方法。团体成员可以针对如何帮助受害者或那些需要帮助的人进行头脑风暴，并制定一份"可以做的好事"清单。

团体领导者还要明确成员可利用的资源，比如家庭、朋友、事件的幸存者或目击者 / 旁观者同伴。同时，介绍成员可以运用的支持性团体与专业服务，并且准备好相关的转介信息。

6. 步骤六：结束团体

目标：总结本次团体。

团体领导者应以一种积极的方式结束团体：强调希望的重要性，鼓励成员从事件中恢复。团体结束时，成员曾经分享和处理各自经历的共同体验都是他们应对危机，并从中收获成长的方式。团体给每位成员互相告别的机会，肯定他们的经历，帮助他们明确自己要做的事、要见的人、要完成的项目以及要遵循的计划。团体领导者同时应该征集团体成员的反馈，提供有帮助的资源，并跟进那些需要更多帮助的成员。

（三）后续：汇报总结

1. 总结团体干预并关注团体领导者的心理健康

如果是多位团体领导者在同一环境下分别带领了危机团体干预，结束时应把他们聚在一起，让团体领导者分享和处理他们的经历，大家共同评估团体过程及其影响，并跟进那些需要帮助的团体领导者，如有需要，进行督导或转介。向所有团体领导者征集对"接下来该做什么"这一问题的建议与反馈。

对于进入学校和社区环境中带领危机团体干预的工作团队成员而言，汇报总结同样重要。团体领导者自身必须心理健康，这样有助于他们规划后续工作，并改善团体领导者提供的服务。团体领导者可以在汇报总结阶段克服自己在团体工作中可能经历的替代性创伤（Trippany, White, & Wilcoxen, 2004）。

2. 确定需要额外帮助的团体成员

特别值得注意的是，如果在团体过程中成员出现以下情况，团体领导者要及时进行评估，并进行持续干预、跟进或转介。在团体过程中，某位成员可能在心理上很脆弱，需要更加直接的个别照顾，或者某位成员对团体具有潜在的破坏性，为了团体进程，团体领导者需要对其进行干预。团体中需要持续干预、跟进或转介的成员包括以下几类：

（1）反应不足：成员在面对团体领导者邀请／支持自己表达和面对规定的分享环节时，表现出回避、隔离、情感匮乏和注意力不集中。

（2）过度反应：成员无法根据团体的规定、期望与界限来控制自己的情绪和行为，表现或暗含自杀或行凶的行为或威胁。

（3）转移话题或详细地谈论其他话题：尽管团体领导者多次要求，成员还是无法或不愿意停留在当前的话题和焦点上。

（4）需要特定的帮助：成员表示自己需要或想要得到更多帮助。

（5）表现出分裂、混乱或者使人不安（偏执、精神病等）的行为：成员在团体进行过程中表现得莫名其妙，说话没有条理或行为怪异。

二、危机团体干预应用实例

（一）危机现场工作流程

本章作者作为心理咨询专业教师，以及团体辅导与咨询的专家，尤其是有比较丰富的危机团体干预经验的团体领导者，曾经参与了非典、汶川地震、玉树地震、天津港大爆炸、富士康员工自杀事件、鲁甸地震等危机干预实践。多年的经验发现，进入危机干预现场，要有清晰明确的工作流程，才能不忙乱、不慌张，按照专业的要求，一步一步规范地开展工作。图 10-13 就是从实战中总结的危机干预工作流程。

在危机现场，首先要确定干预的人群，然后对他们采用面谈或量表等方法进行危机状况评估，看看哪些人最需要干预。针对危机性质，针对干预对象设计相应的干预方案，根据方案实施干预，主要有两种形式，一对一的危机个别干预，还有多人参加的危机团体干预。干预结束后要对危机干预工作者进行督导，协助干预者经

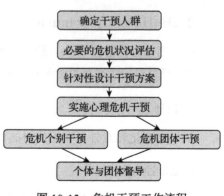

图 10-13　危机干预工作流程

由实战经验提升能力、处理困难、舒缓情绪。

（二）危机团体干预需要考虑的要素

由于危机团体干预应用普遍，适合各类危机事件，无论是影响广泛的集体性灾难（如重大公共卫生事件、重大自然灾害、恐怖袭击、空难等），还是影响有限的个人性灾难（如车祸等意外死亡、病亡、自杀等），因此在应用危机团体干预时，需要考虑和设计团体干预方案。最容易记忆的 6W+2H+I+E，可以为团体领导者提供参考。

1. 6W=Why、Who、What、Whom、When、Where

（1）团体目标 Why。为什么要组织这次团体干预？期望达成的目标是什么？

（2）团体领导者 Who。谁来带领这个团体？有怎样的训练背景？有无危机干预的培训？有无协同领导者？

（3）团体进行方式 What。团体以什么形式和介入技术进行？线下还是线上？语言模式还是艺术模式等。

（4）团体成员 Whom。参加团体的成员是什么人？年龄？性别？受创程度？人数？同质还是异质？

（5）干预时间 When。什么时间干预？单次团体还是多次团体？如果是单次团体，时间是 90 分钟还是 150 分钟？

（6）干预地点 Where。危机团体干预在哪里进行？场地和环境条件如何？是否有助于为成员提供安全感、舒适感和投入专注？有无后备的场地？

2. 2H=How、How much

（1）团体如何准备 How。比如，用什么方法进行宣传？怎样招募成员？

（2）团体进行所需的资源 How much。比如，人力、物力、财力等准备。

3. I=If

如果有变化和意外，有无应对的预案？

4. E= Evaluation

对团体效果和成员的改变如何评估？用什么方法进行评估？

（三）云南鲁甸地震后的中学生班级危机团体干预实例

1. 灾后危机干预的背景

2014 年 8 月 3 日，在云南省昭通市鲁甸县发生 6.5 级地震，震源深度 12 千米，余震 1335 次。截至 2014 年 8 月 8 日，地震共造成 617 人死亡，112 人失踪，3143 人受伤，22.97 万人紧急转移安置。受灾范围 108.84 万人受灾，8.09 万间房屋倒塌。灾后，中国心理学会危机干预工作委员会在鲁甸重灾区龙头镇中学校园内搭建了帐篷，建立了"中国心理学会危机干预工作站"，派驻心理援助志愿者为灾区民众提供心理援助。2014 年 8 月下旬，樊富珉教授带领清华大学团队到工作站，深入灾区民众、救援部队、心理援助志愿者、学校教师和学生这些群体开展灾后心理需求调研，在 8 月 28 日～9 月 2 日五天时间内，设计并带领了五个危机团体干预，其中包括，针对危机干预工作站志愿者的"预防倦怠的志愿者充电团体"、针对救援部队战士的"舞动减压团体"、针对救援部队干部的"心理减压团体"、针对龙泉中学教师的"灾后教师自我照顾团体"、针对初中生的"情绪舒缓安心团体"。在很短的时间内，团队采用危机团体干预方法为 200 多人提供了心理干预。

灾区的龙泉中学受灾严重，校舍坍塌，地震发生的时间正值学校的暑假，有师生伤亡，但不多。武警部队承担了板房学校建设，9 月 1 日开学时，学生将在板房学校学习和生活。危机干预专家建议学校安排好灾后第一课，协助学生处理灾后情绪，重新适应新环境。其中初二某班学生面临同学去世，班主任家庭出现变故以及大部分同学家中受灾的情况，樊富珉教授及其团队为这个班级设计了名为"灾后第一课：重新开始，从心出发"的危机团体干预辅导课。

2. 初中生班级危机团体干预方案

（1）班级危机团体干预辅导目标
① 协助学生处理地震后的创伤情绪。
② 协助学生恢复自我功能。
③ 强化班级同学之间的相互支持。
④ 找到灾后重建的积极应对方法。
⑤ 增强学生的积极的生命力量。

（2）团体辅导设置

团体形式为班级团体辅导，将全班同学70人分成7人小组，共10组，有10位志愿者分别进入每个小组。团体辅导在活动板房教室内进行，共1.5小时。

（3）团体辅导成员

鲁甸县某中学初中二年级某班共70名学生，大多数是农村的学生，少数民族为多，大多住在山上，靠采花椒为生，家境都比较困难。

（4）团体辅导领导者

清华大学樊富珉教授及其博士生团队，工作站的心理援助志愿者，共11人，其中志愿者和清华博士生进入小组，带领学生按照团体流程工作。

（5）灾后第一课团体辅导设计思路

① 温暖班级氛围→消除紧张感、陌生感。

② 缓解地震带来的心理压力→运用绘画练习"画说那一天"。

③ 心理教育→反应正常化。

④ 思考讨论积极应对策略→运用小组头脑风暴。

⑤ 建立团体支持→手语操"相亲相爱"。

3. 初中生班级危机团体干预实施过程

（1）热身练习：雨点变奏曲，温暖班级气氛，引发成员积极参与。（1分钟）

（2）小组成员增强联结感：表达性连环自我介绍。目的是让小组成员通过重复名字建立联结，增加小组的凝聚力。（4分钟）

（3）画说那一天。目的是了解成员地震时的状况。团体领导者让成员画出8月3日地震时的记忆，在哪里，做什么，当时的感受和反应，并请成员在小组内分享，将惊恐的心情说出来，也使团体领导者能够了解成员经历了什么。（创作8分钟，小组内分享20分钟）

（4）请你选一选（见表10-4）。目的是帮助成员表达和处理情绪。使用地震灾后身心反应卡片，请成员用在表中打勾的方式找出自己的身心反应，让每位成员有机会抒发与合理化他们感受到的强烈情绪，也听听其他成员的感受，团体领导者进行反应正常化教育。（选择3分钟，分享15分钟）

（5）与智慧老人对话。目的是发挥成员潜在的创造力、想象力和自愈力。先请成员用冥想的方式放松疲惫的身心，"请你闭上眼睛，放松全身，想象你的面前坐着一位智慧老人，他也许是一位你最信赖的人，你很想跟他说一些话，你可以把心中的话或者困惑告诉他，然后静静地倾听他的回答"。之后请成员分享。（冥想 10 分钟，分享 10 分钟）

表 10-4 初中生灾后身心反应

身体/生理反应	情绪反应	认知反应	行为表现
□ 头痛 □ 恶心 □ 心神不宁 □ 皮肤发疹 □ 头晕眼花 □ 呼吸困难 □ 身心疲惫 □ 头、颈、背部疼痛 □ 心跳加快 □ 发抖或抽筋 □ 反胃、拉肚子、肚子疼	□ 紧张 □ 焦虑 □ 担心 □ 害怕 □ 难过 □ 悲伤 □ 愤怒 □ 疑心 □ 内疚 □ 绝望 □ 孤独 □ 失望 □ 希望	□ 注意力不集中 □ 不想学习 □ 责怪自己 □ 觉得自己不好 □ 上课不专心 □ 意识模糊 □ 容易忘记事情 □ 相信灾害中失去的同学	□ 睡眠失调 □ 不想吃饭 □ 打架 □ 害怕和人交流 □ 希望得到别人的注意 □ 失去和同学玩耍的兴趣 □ 做恶梦 □ 睡不着觉 □ 常常哭泣 □ 梦见死者

（6）脑力激荡。目的是让学生（团体成员）看到虽然经历了灾难，我们仍然可以去做一些有意义的事情，找回对学习和生活的掌控感。每个学生在小组内说出灾后自己最想做或最可以协助班级做的事情，请一位同学将组内所有人的表达记录在一张大海报纸上，写出后贴在教室的黑板上，各小组派代表进行全班分享。（集体讨论 10 分钟，分享 10 分钟）

（7）相亲相爱。目的是用手语操的动作方式，使成员体验班级团体的支持，同心同德面对灾后重建，将这次灾难经验转化为具创造力的方向。

最后，请班主任老师讲话。与学生分享自己在地震时的生死经验，以及亲人离去的悲伤，鼓励学生走出阴影，努力去实现自己的目标。并建议全班同学拧成一股绳，齐心协力共渡难关。（团体领导者事前已经与班主任沟通，建议班主任勇敢地与学生分享自己的经验，这将对班级产生正面的影响。）

4. 本次危机干预后的总结

本次灾区初中生班级危机团体干预面对 70 个学生，花费了 90 分钟时间，在团体领导者和志愿者的共同努力下，达成了危机团体干预的目的，有以下几点经验可以总结。

（1）专业准备：提前培训好参与干预的志愿者，让他们熟悉方案以及流程。

（2）了解情况：团体方案设计者、团体领导者提前了解学生情况，摸清干预对象的需要，使设计方案更有针对性。

（3）团队作战：团队合作，发挥专长，协助配合，每个 7 人小组配备一名志愿者，在小组内带领。

（4）接纳局限：在灾后困难时期团体的工作任务主要是提供安慰和支持，给予帮助和灌注希望。

（5）灵活应变：根据现场因地制宜，调整方法，适应需要，比如板房教室空间狭小，无法做全班大团体热身，需要提前一天将教师桌椅摆放成 7 人一组。

（6）遵守规律：始终牢记危机干预的三个要点：反应正常化、建立社会支持、找到积极应对方法。

（7）善用方法：使用多种语言和非语言的表达方法，成人和儿童注意区别使用不同方式。

参考文献

[1]　樊富珉 . 结构式团体辅导与咨询应用实例 [M]. 北京：高等教育出版社，2015.

[2]　樊富珉 . 团体心理咨询 [M]. 北京：高等教育出版社，2005.

[3]　樊富珉，张天舒 . 自杀及其预防与干预研究 [M]. 北京：清华大学出版社，2009.

[4]　张亚林，曹玉萍 . 心理咨询与心理治疗技术操作规范 [M]. 北京：科学出版社，2014.

[5]　ROBERTS A R，YEAGER K R. 助人者危机介入的随身指南 [M]. 方汇德，吕伯杰，张家瑜，等译 . 台北：心理出版社股份有限公司，2013.

[6]　GILLILAND B E，JAMES R K. 危机干预策略 [M]. 肖水源，等译 . 北京：中国轻工业出版社，2000.

第十一章

心理危机干预的 CISD 团体技术

::: 张秀琴 :::

青海民族大学心理健康教育中心主任、教授

清华大学心理学博士

中国心理卫生协会团体心理辅导与治疗专业委员会常委

　　危机（crisis）是指在生活中当人们面对一个突如其来的意外事件，手足无措，运用原有的处事方式或资源无法解决的状况。在特殊情境下，危机也可称为"危机事件""危机心理反应""危机心理""心理应激"等，而世界上发生的各种灾难事件一定会伴随危机的发生。

　　灾难事件（traumatic incident）指导致个体产生中度和重度应激反应的某个事件或一系列事件。死亡、严重的躯体伤害、惊恐、无助感是灾难事件最常见的特点。

　　根据对灾难事件后心理创伤的流行病学调查发现，突发事件后 PTSD 终身流行率在 30%～60%，而 DSM-V 对压力源准则的界定更为宽松，使得 PTSD 的终身流行率达到 80% 以上，天灾事件后 PTSD 的终身流行率为 15%～20%。经历了灾难事件的人会出现一系列身心方面的不适或症状，常见的反应包括焦虑、抑郁、PTSD、睡眠问题（做噩梦）、幸存者有罪恶感等。相关研究发现，70%～75% 的灾难事件受害者有短暂的焦虑和抑郁症状，5%～10% 的受害者表现出带有精神病特点的严重综合征，10% 的受害者没有受到明显影响。

CISD 技术，也叫紧急事件应急晤谈法（集体减压法），是一种通过交谈来减轻压力的系统方法，属于简易的支持性团体治疗。新冠疫情对一部分人来说是一次严重危机事件，但我们无法面对面开展工作，需要借助网络形式开展心理疏导和援助，需要学习一些危机干预技术和方法。危机心理干预的 CISD 团体技术经常用于灾难性事件中的心理危机干预，实践证明 CISD 技术在危机事件发生的急性期对于缓解压力、降低 PTSD 的发生率具有很好的作用。

第一节　心理危机及相关研究

一、心理危机概念

心理学认为，每个人在其一生中都会经常遇到应激或挫折，一旦自己不能解决和处理这种应激或挫折，就会发生心理失衡，这种失衡状态便称为"危机"。也就是说，心理危机是个人在遇到重大的应激或挫折事件时，心理出现的不平衡现象。

心理危机的应激源很多，在中国传统文化中，可概括为天灾和人祸，如图 11-1 所示。

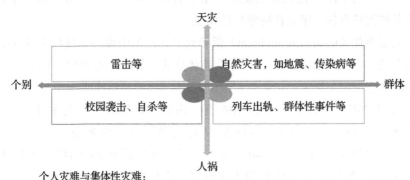

个人灾难与集体性灾难：
集体性灾难影响范围更广，数量远超过直接受害者或直接受到灾难影响的个体。

图 11-1　心理应激源

每个人在其一生中都会遇到各种危机事件，有天灾，有人祸；有个体事件，有群体事件。比如，一个人走在路上被雷击倒了，这就是天灾导致的个体事件；而如果是人为操作错误，导致列车出轨，引发灾难，则是由人祸导致的群体性事件。目前肆虐全球的新冠病毒肺炎疫情就属于人类的群体性灾难，世界实时统计数据显示，截至北京时间 2020 年 6 月 11 日 6 时 39 分，全球新冠肺炎累计确诊病例已达到 7 439 307 例，累计死亡病例已达到 417 956 例。土耳其成为全球第七个累计确诊病例超过 10 万例的国家，其他六个累计确诊病例均超 10 万例的国家为美国、西班牙、意大利、法国、德国和英国。世界银行 2020 年 6 月 8 日发布的最新《全球经济展望》显示，受新冠肺炎疫情影响，全球经济受到巨大冲击，预测今年全球经济将萎缩 5.2%，世界银行预测今年全球经济将陷"二战"以来最严重衰退，人均产出下降的经济体比例将达到 1870 年以来的最高水平[⊖]。本次灾难事件影响范围之广，对人们生活影响之深堪称近 200 年来之最，已经变成需要全世界共同应对的突发公共卫生事件，根据危机事件分类，是典型的群体性灾难事件。群体性灾难的特点就是影响范围特别广，每个人都置身其中并且不同程度地卷入其中，这种蔓延范围广泛、持续时间长、无法明确预期结束时间的灾难不仅给人们的现实生活带来了种种不便，给人们的心理更是带来了无法估量的痛苦和伤害。

二、心理危机的判断标准

心理危机（crisis）是指人类个体或群体无法利用现有资源和惯常应对机制加以处理的事件和遭遇。由于危机是突发的、出乎预料的，使得人们惯用的应对方式失去了它原本解决问题的能力。如果不能得到及时的控制，危机就会导致人们在生理、情绪、认知、行为方面出现功能失调以及社会的混乱，进入一种失衡状态，如图 11-2 所示。心理危机的判定标准有三项：

第一，存在具有重大心理影响的事件，比如说这次的疫情影响之广、波及范围之深，是人们未曾预料的，是一次重大的灾难。

第二，引起急性情绪扰乱或者认知、躯体和行为方面的改变，但又不符合任何精神疾病的诊断标准。按照标准，本次疫情可以判定为符合心理危机的标准。

第三，当事人用平常解决问题的手段暂时不能应对或者应对无效。

⊖　https://www.4hw.com.cn/life/202004/491875.html，2020 年 6 月 19 日。

生理方面	情绪方面	认知方面	行为方面
·身体颤抖、容易惊吓 ·精疲力尽 ·头痛、背痛 ·恶心、胸闷 ·心悸、失眠 ·恶梦、尿频 ·肌肉紧张、肠胃不适、食欲下降、感觉呼吸困难或窒息、哽塞等	·恐慌、担忧 ·愤怒、悲伤 ·自责、内疚 ·绝望、易怒 ·无助、沮丧 ·过分敏感、警觉无法放松、担心家人死去等	·健忘、否认 ·注意力不集中 ·效能降低 ·记忆力下降 ·思维混乱 ·自尊下降 ·缺乏自信 ·不能把思想从危机事件上转移等	·睡眠障碍 ·食欲改变 ·哭泣、攻击 ·不断查看手机信息 ·容易自责 ·怪罪指责他人 ·逃避不敢出门等

图 11-2　危机中的身心反应

判定一个事件是不是心理危机，要看是不是符合以上三项标准。

心理危机不是疾病，而是人在危机状态下的一种情感反应，它具有四个方面的特征：（1）短暂的临时状态；（2）混乱与崩溃状态；（3）当事人无法用通常有效的方法来处理所面临的特殊困境；（4）有获得新的良性结果的潜在机会。

既然是短暂的、临时的崩溃状态，那么如果我们处理得好，我们就能够很好地度过危机；但如果处理不好，就会引发精神创伤，即出现急性应激反应（acute startle reaction，ASR）和急性应激障碍（acute stress disorders，ASR）。急性应激反应过度，会导致创伤后应激反应（post-traumatic stress reaction，PTSR）和创伤后应激障碍（post-traumatic stress disorder，PTSD），甚至出现抑郁、焦虑、适应障碍等。

三、心理危机的干预对象

根据心理危机的判定标准，一个事件如果被判定为心理危机，就需要对危机中的相关人群进行心理干预。

以本次新冠肺炎疫情为例，需要心理干预的群体大致如下：

第一级人群，危机事件的受害者、幸存者、目击者等。

第二级人群，危机事件中死难者的家属、同事、朋友等。

第三级人群，危机事件中的救援人员，比如医护人员、警察、应急服务人员、基层干部、志愿者以及易感人群等。易感人群是指那些原来就有创伤或者精神方面疾病的人群。

四、心理危机干预的研究

心理危机干预（crisis intervention）指心理干预者采取有效措施，克服个体的心理恐慌状态，回归正常生活。心理危机事件，如这次的疫情造成的心理危机对大部分群体来说，并不会造成极端状况，更不会永久存在。但若心理压力过大或是心理危机持续时间过长，就可能对个体心理产生不可逆的影响。有效的心理干预有助于个体重获安全感，缓解突发事件造成的心理焦虑与恐慌，并为个体提供应对潜在危机的有效策略。针对心理危机，必须对个体进行及时干预，其目的是及时控制和减轻创伤事件带来的心理影响。自 20世纪 70 年代初，有关心理危机干预的理论研究就已经逐步成熟，国内外也逐步建立了较为完善的心理干预系统。研究表明，评估是心理危机干预的基础，其在干预过程中起到重要作用。而评估的过程大多发生在危机之后，这意味着心理危机干预是一种被动的、短期的处理过程（李建明，晏丽娟，2011）。

发生心理危机后，个体会产生焦虑、抑郁等症状。Terr（1985）发现心理创伤是一种情绪反应，紧跟着一个突发的、未预期的以及强烈的外界灾难，而这强烈的情绪反应会严重破坏个体的应对以及防御机制，使之暂时性地处于无助状态。林清文（2001）研究了中国台湾"921"大地震，发现几乎所有人在经历灾难后都有一些应激反应，这些反应通常表现为一般的心理健康问题，也是在灾难早期的正常反应，具体体现在认知、情绪、行为和生理等方面。创伤经历是一个过程，横断面的研究无法全面描绘个体的心灵路程。Norris（2002）研究发现，在经历严重的创伤事件后，儿童会出现分离焦虑、退行等行为表现。Nice（2005）研究发现灾难后会出现 PTSD、抑郁、焦虑等一些生理及行为适应障碍。Fulaier（2006）研究发现灾难与焦虑、抑郁、PTSD、非特异性心理困扰等症状密切相关。吴培等人（2020）研究发现，在新冠肺炎疫情期间大学生存在一定的应激状态，以恐惧、疑病、抑郁为主。John（2007）通过对相关文献的梳理发现，青少年 PTSD 的检出率从 0%～95% 不等，出现如此大的差别，与灾难的性质、测量的方法、施测的时间点以及研究样本等因素有关。

还有研究发现，灾难后不同的时间历程对人的心理影响不同。一些研究认为，心理症状会随时间流逝而减缓，例如：Norris（2002）研究发现，受灾人群的心理症状会随着时间减缓，大多数的应激反应会随着时间的流逝而消失。吴英璋和许文耀（2004）对"921"大地震后人群心理状况的研究发现，地震后一个月 PTSD 的检出率为 29.6%，在另一个样本中发现震后三年的 PTSD 检出率从最初的 7.9%～10% 降为 4.4%，说明随着时间的流逝，部分人 PTSD 的症状自然减缓或者消失。还有一些研究认为各类症状会随时间的推移而加重，例如，Ashraf（2005）研究发现受灾人群的心理症状会随时间的延续而持续增加。也有学者认为，灾难三年后的身心症状群仅受灾难后因素的影响。臧伟伟在研究汶川地震后得出结论，在灾后不同的时间历程和心理症状上，不同的灾难因素所起的作用可能是不同的。例如，疫情刚开始时，大家产生对疫情的恐惧，对自己健康的担心，两个月过去后，很多人因为迟迟不能复工，挣不到工资，担心失业，储蓄越来越少，甚至还有贷款，经商的人担心房租、工人的工资等，这些成为影响宅家人群心理健康的重要因素。通过青海玉树地震、四川汶川地震，我们也发现，灾难发生一年到三年间，灾难后因素对人们的心理健康影响非常大。灾难本身对人们的心理健康影响会下降，但是灾难后因素成为影响人们心理健康的重要因素。为此，国家出台了很多政策，比如降低贷款利率、减免房租等，帮助中小企业恢复和为困难人群提供帮助，目的就是降低灾难后因素对人们心理健康的影响。

我们目前看到的关于灾难的研究很多是横断面的，比如地震发生以后或者"9·11"恐怖袭击事件发生以后，选很大的样本进行横断面的研究，这种研究在一定程度上来说无法描绘个体的心路历程，因为横断面本身是一个量化的研究方法（林清文）。

关于如何开展危机干预，学者也进行了一系列研究。James（2004）研究发现，PTSD 的早期治疗非常关键，如果创伤事件的受害者在事件发生早期能够得到足够的社会支持，就可以降低 PTSD 的发生率。徐光兴（2004）发现，中国传统注重从整体观出发，强调行神相即、身心健康、重视心治。李璐寰等（2008）认为在心理治疗方面，采用国际上各种治疗方法，比如认知 - 行为疗法、暴露疗法、精神动力学治疗以及眼动脱敏和认知再加工等。李忠义等（2009）提出中西医结合是治疗 PTSD 的一种有效方法。林赞歌等（2014）对大学新生心理危机干预的研究发现，团体辅导后，个体在躯体化、抑郁、焦虑与敌对因子上的得分显著下降。团体辅导能够积极影响学生知觉社会支持，并促进其有效应对面临的危机。赵军等（2015）研究发现社会支持对个体的心理健康水平有促进作用，对危机事件能够起到有效的干预。顾源等（2019）发现抗压能力对心理干预效果有显著的正向预测作用。具有更强抗压能力的个体在遇到心理危机时，能够更好、更平稳地度过危机，也会获得更好的干预效果，从而避免出现巨大的心理创伤。这说明尽早进行抗压能力训练具有重要意义。这些研究发现，个体受到创伤后，社会支持可以有效缓解 PTSD。比如这次疫情发生以后，从国家层面到全国各个地方，从群体到个人，对武汉地区的心理支持是相当多的。充分的社会支持可以缓解灾难带来的影响，也会降低 PTSD 的发生率。

第二节 疫情下的心理应激

一、急性应激障碍

急性应激障碍（acute stress disorder，ASD）是灾难发生后立即出现的一种严重的心理反应，会引起人们一系列的生理、心理和行为的改变，通常持续几小时至几天，之后便迅速恢复。急性应激障碍在恐怖袭击事件、地震、车祸等灾难性事件上会表现得非常明显。

Staab 等发现急性应激障碍一周后检出率是 7.2%。Chassen 等对暴力事件的研究发现，如果经历了暴力事件，急性应激障碍发生率是 33%。这两个研究同时发现 ASD 是创伤后应激障碍（post-traumatic stress disorder，PTSD）很好的预测指标，如果发生了急性应激障碍，并且不做干预，就很有可能出现 PTSD。在应激状态中，人群中一部分处于亚健康状态的个体经过一段时间后，会自行恢复。但是很大一部分亚健康的人群会出现自杀、抑郁、焦虑、酒精和药物依赖等症状，这种多种症状混合的状态称为复杂型 PTSD，复杂型 PTSD 伴随着抑郁、焦虑，甚至自杀意念行为综合存在，是在创伤治疗中常见的一种疾病。

二、创伤后应激障碍

（一）什么是创伤后应激障碍

创伤后应激障碍，是对异乎寻常的威胁性或灾难性应激事件或情境的延迟和突出的反映，比如天灾，人祸，战争，严重事故，目睹他人惨死，身受酷刑，成为恐怖活动、强奸或其他犯罪活动的受害者，这类事件或情境几乎能使每个人产生弥散的痛苦。这种弥散的痛苦，会严重影响人们正常的生活，我们把这种疾病称为创伤后应激障碍。目前的创伤和应激障碍概念已经很普遍了，很多经历过灾难性事件的人，很可能罹患 PTSD。

如果干预不到位，PTSD 的发生率相对比较高，某些类型的灾害之后，抑郁较 PTSD 更常见。比如新冠疫情，没有伴随着恐怖的画面，这时候可能人们的抑郁和焦虑比 PTSD 更常见、更多发。我们在做心理援助、接热线时，要了解人们的抑郁、焦虑情绪比 PTSD 更常见，而且 50% 的 PTSD 病例同时存在抑郁。

美国一般人群约 50% 在一生中会遇到创伤性事件，遇到创伤者发生 PTSD 的比例为 10%～20%。某些创伤导致 PTSD 发病率更高，比如遭遇强奸后为 50%。女性在年幼时，如果遭受性侵，PTSD 患病率非常高。在伊拉克回来的军人中发现，有 1/6 的人存在心理创伤，而且多数在战场归来后 3～4 个月接受检查。经历过的战争越多，PTSD 患病率越高。国内研究发现，发生车祸三个月以后，41% 的人会出现 PTSD，四年以后 36% 的人还会检测出 PTSD。滑坡事件 PTSD 检出率为 43%，在地震后 9 个月之内 PTSD 检出率为 24.2%，洪水发生后三个月 PTSD 检出率为 3.7%。

PTSD 终身患病率约 8%。一系列研究发现，我国的灾难事件，例如汶川地震、温州动车事故、张北地震，还有新疆克拉玛依大火，导致的终身患病率是 5%～10%。其中女性 10%，男性 5%，也就是说创伤后应激障碍，女性患病率比男性要高一倍。

（二）创伤后应激障碍的症状和诊断标准

创伤性事件发生以后，很多人会有被抛弃的感觉，有强烈的无助感。创伤后应激障碍的症状概括为三部分。

（1）再体验，出现闪回：反复、不由自主地出现对创伤事件的痛苦回忆，包括与事件有关的想象和思维。有创伤事件正在重现的行动和感受，包括再体验、情境闪回发作。反复地、痛苦地做关于创伤事件的梦，一闭上眼睛同样的梦会反复出现。遇到与创伤事件有关的人、地点或提示的时候，有强烈的精神痛苦感和躯体反应，比如说现在有些人提到武汉时，会出现强烈的精神痛苦感；有的人听到肺炎、武汉、湖北、方舱医院、重症，会心跳加快、手心出汗等。

（2）回避/麻木：主要表现为，①极力回避与创伤事件有关的想法、感觉或言语，不能听、不能看。②极力回避能唤起创伤事件回忆的活动、场所或人物。尤其经历过车祸、地震等刺激特别大的创伤事件。③不能回忆有关创伤事件的一些细节，对以前喜欢的一些活动不再感兴趣或者很少参加，与家人和朋友疏远、隔离或者脱离。④情感麻木，周围人也能感觉到这一变化。认为生活中某些重要目标不能再实现。比如说结婚、为人父母或长大成人。⑤有的人经历创伤以后，出现退行行为。比如已经十几岁的孩子了，经历过严重的地震以后，变回到像小婴儿一样，一定要跟父母睡在一起；有些人坚决不看、不听有关疫情的信息，降低自己的感受性。诊断过程中以上症状需要至少满足其中三项。

（3）过度觉醒，或者称为过度警觉。主要表现为入睡困难或者易醒、易激惹以及难以集中注意力。玉树地震后，我到一个学校去看从玉树转介过来的学生。主管老师告诉我有两个女孩子，最近状态特别不好，根本睡不着觉，也没有胃口，整天哭泣，感觉他们有严重的心理疾病。见到她们后，我问："你们最近好像睡得不太好？"她们说："老师我们根本睡不着。"我问睡不着的原因，她们说："老师我们不能睡高低床，因为我绝对不能忍受上面的床稍微晃一下，只要稍微有一点动静，我立刻就会跳起来，就像是地震了，那种感觉挥之不去。"这就是典型的过度警觉的表现。后来我跟老师建议，这两个学生都睡高低床的下铺或者单人床。这次疫情中，我们会反反复复洗手，有的人甚至会反反复复消毒，这也是非常典型的过度警觉的表现。

（三）创伤后应激障碍的出现

（1）PTSD 一般在创伤事件发生后几周内出现，也有的人可能在发生后几个月甚至几年后出现，因为有的人刚开始是麻木的，反应滞后。我们在青海时，夏天开车去草原，会发现马路中间经常有一些老鼠被轧死，因为当老鼠过马路时，看到一辆车快速开过来的一瞬间是呆住的，不会做出及时的反应。车开过去就会把它轧死。当遇到一个非常紧急的危机事件时，有的人一瞬间不知道该怎么反应，处于一种木僵的状态。有的人也有可能由于遗传、心理特质的不同，在创伤事件发生后几个月，甚至几年后才会出现症状。

（2）创伤后应激障碍还会伴随着一系列的躯体症状，常见的躯体症状包含胃痛、胃不舒服、便秘和腹泻交替出现、呼吸系统问题，比如反复的咽炎、鼻炎、咳嗽、弥散性头痛、肌肉抽筋或者疼痛、后背痛、出现心血管系统症状、突然间胸口闷喘不过气来等。

（3）PTSD 也可能"无症状"。如果某个学生在经历了危机事件，如严重的车祸后，从表面上看很平常，没有任何情绪反应和异常行为，他会产生创伤后应激障碍吗？答案是会。PTSD 创伤后的反应有一种是过了很长时间才产生的。表现出回避，这是很典型的回避状态。有的人可能三年、五年以后，以一种非常极端的方式爆发出来，可能那时候才是我们需要做一些干预的时机。他的情绪行为看上去很平常，我们应该理解为不平常。他的痛苦、悲伤都没有宣泄出来，压抑自己，不反应，不代表没有产生创伤后应激障碍，仍然需要给予关注。一项针对疫情"非常严重"地区人们的调查显示，其自评焦虑水平未明显高于其他地区，出现了"心理台风眼"现象，但这并非表明"疫情严重地区的人们不需要心理干预"，因为人们在危机中的心理反应不是单一的，更不是静态的。暂时的平静可能是保护自己的方式。人们在面对危险时有两种基本反应：战斗和逃跑。"战斗"模式看似积极，但应激状态下人们采取的行动很可能是非理性的，甚至可能引发"次生灾害"，"逃跑"策略看似消极，但某些情况下却是人类获得生存机会的有效措施。

(四) 创伤后应激障碍的病程及预后

1. 病程

早期以闪回为主，闭上眼睛或者安静时，不由自主地听到某些声音，闯入某些画面，闻到某些味道。玉树地震以后，我到玉树去支援，当地人对遇难者的遗体进行集体火化，我在那里待了十几天的时间，几乎每天都会闻到味道。抗震救灾结束后，回到西宁，将近一年我都对气味特别敏感。闻到某种气味时，我立刻就会特别警觉，这就是一种闯入、闪回，因为当时的气味给我的印象太深刻了。

达到缓解的时间中位数，至少三年，1/3 的病人 PTSD 病程超过 10 年。美国对于参加越战的老兵进行了将近 30 年的研究后得出结论，参加过越战的老兵，在后来的工作、婚姻、子女教育、身体健康方面，会出现很多问题，这些是跟战争时经历的创伤有关系的。

2. 预后

A 同学车祸 10 年过去了，依然对车祸记忆犹新，回忆并且后怕。这是一个非常典型的 PTSD，常用眼动脱敏治疗和催眠治疗。针对这样的个体，尽可能做个别心理咨询，或者请专业人员做长程的心理咨询。那治疗之后恢复如何呢？研究发现创伤后应激障碍经过治疗，30% 个体完全恢复，40% 有轻微症状，20% 持续存在中度的症状，10% 终身不愈，甚至恶化。

三、对疫情下应激反应的理解

(一) 我们可以将人类的大脑划分为三层

第一层是本能脑，位于脑干区域，控制着身体的肌肉、平衡与自动机能、呼吸、心跳和体温，也是我们做出自卫等本能反应的部分，是任何动物都有的。大脑的这个部分一直保持活跃状态，即使在深度睡眠中也不会休息。

第二层是情绪脑，位于边缘系统区域，与情感、直觉、哺育、搏斗、逃避，以及性行为紧密相关；它没有逻辑，却具有想象力，其"趋利避害"原则，保证了我们的生存。

第三层是逻辑脑，位于新皮层、前额区域，负责语言逻辑、利弊衡量决策等，是人类在几十万年进化发展的基础上，根据过去有意识或无意识经验发展出的逻辑，是我们通常使用最多的脑区。

(二) 本能脑和情绪脑组成了我们的感性脑

感性脑是指我们在面对应激事件时，会启动无意识的防御机制，做出无意识的防御反应。如果我们的防御机制成熟，我们就可以化悲痛为力量，反应不过度。但在我们防御时，我们会消耗很多能量，如果防御失败，就进入外在的援助阶段。如果外在援助帮助我们度过了危机，我们会获得成长，恢复理性，就回到了逻辑脑（理性脑）。我们可以通过训练感性脑和理性脑获得更多智慧，增强应对能力。在我们面对应激事件之初，启动的是我们的感性脑，它是由情绪脑和本能脑这两部分组成的；当我们启动了这部分时，理智脑的控制开关就被关闭。这时我们处理问题是不理智的，也就是处于应激状态之下，目前我们大家基本上都是在这个状态。

（三）疫情危机事件的社会心理后果

疫情危机事件给我们带来不一样的影响和后果。

短期的后果。少部分人的心理健康水平、整体心理素质较高，没有明显的应激反应；而绝大部分人会经历急性应激障碍（ASD）或者急性应激反应（ASR），出现一种或多种创伤后应激反应，一般持续不超过四周。

长期的后果。如果应对良好，有 2/3 的急性应激障碍会在一个月之内自愈；80% 有适应障碍的人在半年内会自愈。如果造成 PTSD，会反复出现闪回、回避、过度警觉、惊吓（6 个月以上），还可能导致诸如抑郁、焦虑、躯体症状、相关障碍、物质滥用、解离障碍、人格障碍等。

（四）新冠肺炎危机事件破坏了人五个方面的基本需要

安全感，即受到保护，不受环境和他人的伤害（给健康和生命带来巨大的威胁）。现在很多人都会觉得没有安全感，不知道戴什么口罩能防止病毒，乘电梯担心气溶胶传播，也担心生命、财产是否受到足够的保护等。当人的健康甚至生命受到巨大的威胁时，会感觉特别没有安全感。

信任感，即信任他人，信任自己（对周围的基本信任被破坏）。现在全民抗击疫情，要报告是从哪回来的，网络信息真假难辨等。虽然这些是非常时期采取的非常手段，但都会对人的心理造成影响。过去人们是信任自己、信任他人的，现在有人会觉得基本的信任在一定程度上被破坏了。

控制感，即能控制自己、对他人有影响力（失去对现实世界的安全感和对自己生活的掌控感）。我们都希望能够掌控自己，甚至掌控这个世界，对他人能有一些影响力；但现在发现我们连自己都掌控不了，身边有很多人，因为不知道自己得了新冠肺炎，导致家人也感染了。

自尊，即重视自己的感觉、想法和信念、重视他人（自我价值和自尊下降）。当我们感觉失去安全感和对生活的掌控感，不知道危险什么时候会降临在自己身上时，会导致自我价值和自尊感的下降。

亲密关系，即接受自己、亲近他人（难以建立亲密关系）。由于新冠病毒传染性强的原因，现在的亲密关系也受到了影响。比如，过年曾是中国人传统欢聚的节日，但现在不能面对面欢聚，即使亲友之间甚至家人之间都难以接近，这对我们亲密关系的影响是不容置疑的。

总之，在新冠肺炎危机事件发生之后，人们都有一些共同的心理需要，包括：减少恐慌、远离孤单、增加安全感、增强控制感、强化社会支持、增加社会联结感、尽快恢复正常生活、着眼于未来的发展。

四、疫情期间的心理援助

(一) 心理危机的发展

面对心理危机，个体一般会经历四个阶段：

冲击期：出现在危机事件发生后不久或当时，感到震惊、恐慌、不知所措等。

防御期：表现为想恢复心理上的平衡，控制焦虑和情绪紊乱，恢复受到损害的认识功能，但不知如何做，会出现否认、合理化等。

解决期：积极采取各种方法接受现实，努力寻求各种资源设法解决问题；慢慢地焦虑减轻，自信增加，社会功能逐渐恢复。

成长期：经历了危机变得更成熟，获得应对危机的技巧；但也有人消极应对而出现种种心理不健康的行为。尤其在成长期，每个人经历了危机事件之后，多少会获得成长。就像这次全国的心理工作者和社会工作者在疫情面前，都在不断地努力、学习、成长，适应新的变化，从原来的面对面咨询，迅速转为电话咨询、网络咨询，这就是在应对危机时，掌握了更多应对方式。

不同人在面对心理危机时承受程度不同，心理危机发展的结果可能有以下三种：

有效应对，获得成长。当发生危机事件时，有些个体能够迅速做出恰当反应，有效地应对出现的危机，获得经验，使自我得到成长。

度过危机，压抑感受。能度过危机，但处理方法是试图通过不闻不问的方式掩盖危机事件的存在，有意无意地压抑危机事件到无意识中。这样虽然度过了危机，但是压抑了自己的感受，其实没有完全解决，只是采取隔离等方式，未来可能会成为一个心理创伤。

无能为力，被危机击垮。在面对危机事件时，无能为力，被危机击垮；为预防 PTSD，此时需要提供有效的心理援助，给予支持，建立安全感，稳定情绪，恢复正常生活，否则会给当事人留下心理阴影。

(二) 心理危机干预

心理危机干预是一种通过调动处于危机之中的个体自身潜能，来重新建立或恢复危机爆发前的心理平衡状态的心理咨询和治疗的技术。危机干预（crisis intervention）已经日益成为临床心理服务的一个重要分支，成为人类处理危机、给处于危机中的个人或群体提供有效帮助和支持的一种必然的应对策略。

Lindemann（1944）最早提出了心理危机干预。1942 年，在波士顿椰子园的一个音乐厅有一场大火，夺去了近 500 条生命，Lindemann 作为精神病学家参与了对 101 位伤者以及相关亲属的心理评估和治疗。他观察到这些幸存者对悲惨事件的反应是体验到极度悲伤，这是一种明显的症候群（包括知觉、情感、行为、躯体，还有价值观的改变），这组症候群可能在最后转化为严重的心理病症。但症候群本身并不是病态的，而是试图掌握困难情境的一种挣扎。通过对患者提供及时的帮助，能够显著缓解症状，降低其最终转化成心理病症，如心理障碍或者躯体障碍的可能性。

疫情心理援助用于早期心理危机干预阶段。危机是危险和机遇，也预示着转折点、拐点；心理援助为处于疫情不同层面的大众提供心理援助服务，提供情绪疏导、情感支持及危机干预；心理援助的工作目标是保护当事人安全、无意外，促进情绪稳定，提供或调动其更多应对资源，协助安身与安心，重新获得平衡，度过危机而有所成长。

心理援助的对象是处于疫情不同层面的民众。卫健委划分了四级层面，每个人都在其中，从这个意义来说，其实人人都需要危机干预，需要心理援助，提供情绪疏导、情感支持。

干预模式如图 11-3 所示，包括平衡模式、认知模式、心理社会转变模式，现在的危机干预模式通常是整合式的。

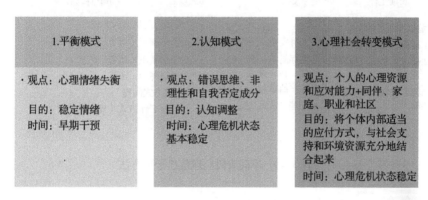

1.平衡模式	2.认知模式	3.心理社会转变模式
·观点：心理情绪失衡 目的：稳定情绪 时间：早期干预	·观点：错误思维、非理性和自我否定成分 目的：认知调整 时间：心理危机状态基本稳定	·观点：个人的心理资源和应对能力+同伴、家庭、职业和社区 目的：将个体内部适当的应付方式，与社会支持和环境资源充分地结合起来 时间：心理危机状态稳定

图 11-3　疫情下的心理危机干预模式

从危机的发生到悲伤阶段，再到创伤治疗有一个过程。如图 11-4、图 11-5 所示，在危机发生之前，卫健委、国家疾控中心、临床心理工作者等做了大量的前期工作，进行了心理普查、预防、心理教育、心理训练；在危机发生之后，我们要安身、安心，然后平衡个体的情绪；10 天或者是一个月以后，可能需要处理哀伤；6 个月以后，可能就进入创伤治疗的部分。

预防阶段	危机事件发生	悲伤准备	创伤治疗
长期工作	1天~2周	10天以后	6个月以后
心理普查筛选 心理教育 心理训练	安定身心 平衡情绪	面对 表达 克服 告别 重建	创伤干预

图 11-4　不同阶段心理危机干预目标

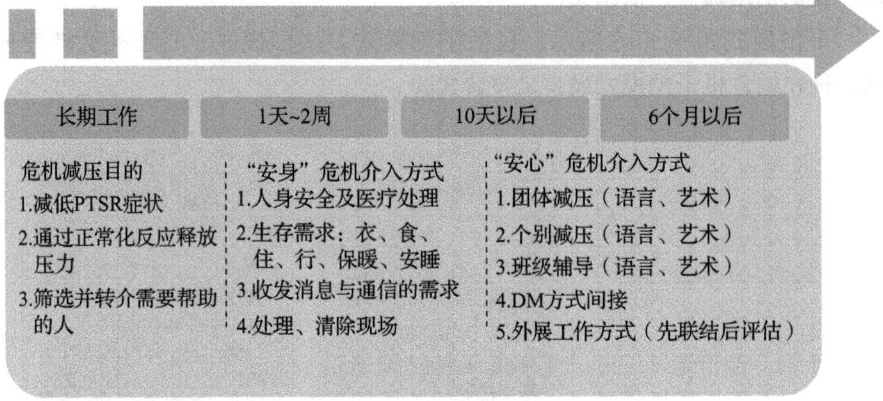

图 11-5　不同阶段心理危机干预方法

第三节　CISD 危机干预技术的实施

一、什么是 CISD

危机事件压力转化（critical incident stress debriefing，CISD），也叫紧急事件应急晤谈法（或者集体减压法），是一种通过交谈来减轻压力的系统方法，主要通过将个体的躯体和生理反应正常化，进而使患者恢复健康的认知过程，以促进个体自我恢复及成长，属于简易的支持性团体治疗。这种支持性团体治疗技术是一种心理服务的方式，它不是正式的心理治疗，面对的大部分是正常人，当一个危机事件发生以后，通过这样的一种方式提供心理服务。很多实践研究表明，CISD 是一种非常有效的心理干预方式。

Campas 等（1995）通过纵向的长期追踪研究，发现经历灾难以后，人们会有 7 种心路历程，如图 11-6 所示。

路径 1：应力抵抗。在灾难事件

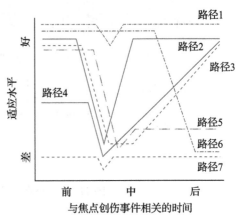

图 11-6　灾难后的创伤变化历程

发生期间，适应水平会有一个下降的过程，然后逐渐恢复到原来的水平。

路径 2：复原力。灾难刚开始发生时，适应水平会有一个急剧下降的过程，后来经过社会支持、各种心理治疗等，恢复到原来的水平。

路径 3：延迟恢复。适应水平下降后，中间会有一个很长的平台期，到最后慢慢恢复。

路径 4：创伤后成长。灾难刚开始时，适应水平会有一定程度的下降，经历一段时间后，又会一路上扬。经历过挫折，人们更加珍惜生命，可能会从挫折中总结出很多经验等。

路径 5：严重的持续性精神困扰。持续性发生精神困扰，很难恢复到原有的正常水平。

路径 6：代偿失调。灾难开始时有较高的适应水平，但是到了后期，有人的适应水平会一直下降，最后停留在一个很低的水平。

路径 7：稳定的功能适应不良。本来适应水平就比较低，经历创伤事件后会有一个急剧的下降，然后一直维持在比较低的心理健康水平。一般来讲，原来有一些精神疾病、心理状态不好的人，经历创伤事件后，比较容易陷入不佳状态。

灾难后创伤变化的路径理论揭示了人群经历创伤事件以后，可能有这 7 条不同的恢复路径，心理志愿者可以采用 CISD 团体辅导技术，帮助前四种人群恢复到比较好的状态。如果出现严重的持续性精神困扰、代偿失调或者稳定的功能适应不良，可能需要精神科医生、社工、心理咨询师采用综合的治疗模式。

二、CISD 的功能

CISD 技术可以有效干预创伤后应激障碍，可以对灾害幸存者、灾害救援人员、急性应激障碍（ASD）者等不同人群进行 CISD。如果 CISD 做得好，就可以大大降低 PTSD 的发生。

CISD 是一个高度结构化的团体，它的功能主要表现在以下几个方面：

（1）结构式的小组访谈，包括救援人员、受害者、受害者的亲人朋友等。团队领导者需要保证参加者的基本需要得到满足，提供丰富的信息。

（2）讨论丧失在生命中的意义，讨论在生命中如何从认知的角度去理解丧失。

（3）正常化情感反应，减少个体感觉和情感的独特性。很多情绪反应属于非正常情况下的正常反应，CISD 可以提供一种视角。

（4）提供小组支持，强化受害者之间的社会支持。

（5）解释正常、不正常的应激反应表现。遇到情况时，团体成员一起分辨哪些反应表现是正常的，哪些是不正常的，正常的接受，不正常的想办法解决。

（6）鼓励、教会、强化应对方式，是正确的、积极的应对方式。

（7）减轻焦虑的方法。

（8）促进受害者恢复危机前的功能和生活习惯。

（9）识别急性应激反应的高危个体，保证能够随访或得到专业服务。但要注意 CISD 一定要和个体咨询结合使用。

三、CISD 的目标

感受正常化。公开讨论内心的感受。我最近的状态怎么样？通过很多人讲自己失眠、愤怒、烦躁，发现大家也有这样的感受，进而帮助参与者把自己的感受正常化。

互相得到支持、安慰。

资源动员，找出各自能够从事件中走出来的资源。

帮助当事人在心理上消化创伤体验，对于创伤体验起到包扎、消毒的作用。

四、CISD 的实施要求

（1）危机事件发生后 24～48 小时是理想的干预时间，6 周后效果甚微。

（2）要求有心理治疗师或者心理卫生专业人员的指导。

（3）团体领导者需要有团体治疗的基础。

（4）团体领导者必须对急性应激反应综合征有广泛了解。

（5）在事件发生后的 24 小时内不进行。24 小时内处于木僵的状态，反应不过来，没法面对。

（6）严重事件中涉及的所有人员原则上都应该参加，事件的所有见证者、经历者或者参与者都要参与。

（7）可以实施小组干预，团队 7～8 人为宜。整个过程需 2～3 小时（一个单元时间）。

（8）适用于学校或单位出现重大危机事件，例如有人自杀。

（9）不需要测量。我们在判断心理问题时一般都需要量表，但 CISD 的团队辅导是一种心理服务，将事件的相关者组织在一起做一次性的团体，不是心理治疗，一般不需要测量。

五、CISD 的操作过程

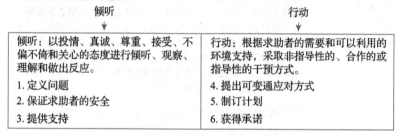

评估：危机是包罗万象的、连续的和动态进展的，给予求助者的应付能力、所遭遇的个人威胁以及是否失去能动性来评估求助者过去和现在的危机状况，判断危机干预工作者所要采取的行动类型。

倾听	行动
倾听：以投情、真诚、尊重、接受、不偏不倚和关心的态度进行倾听、观察、理解和做出反应。	行动：根据求助者的需要和可以利用的环境支持，采取非指导性的、合作的或指导性的干预方式。
1. 定义问题	4. 提出可变通应对方式
2. 保证求助者的安全	5. 制订计划
3. 提供支持	6. 获得承诺

图 11-7　危机干预的六步示意图

图 11-7 为危机干预的六步示意图。CISD 是一个指导性、支持性、结构性的团体进程，分为介绍期、事实期、感受期、症状期、辅导期和恢复期 6 个阶段，如表 11-1 所示。

表 11-1　CISD 的 6 个阶段

阶段		操作指南
介绍期：相互认识、建立良好咨询关系，让危机者了解和信任干预者，减少 CISD 过程中的阻抗并取得合作，告知危机者 CISD 的目标和规则	目的	建立团体领导者与成员之间的信任关系，让成员明白团体的基本规则，特别强调保密性，会谈的目的是回顾成员对创伤的反应，进行讨论，找到处理的方法并防止将来出现问题
	方法	干预者进行自我介绍及描述对事件的了解；解释干预的目的，取得危机者的合作；回答危机者的一些基本问题并强调严格的保密性，不许录音，出门后不能传播；危机者可以说自己的事情，也可以说其他人的反应；如果谈话引起危机者痛苦、焦虑，干预者会帮助其放松；危机者有权利不讲话，可以用点头、摇头的方式表示答案；危机者可以随时提出问题；介绍危机事件是非常事件，经常把人击垮，但经过晤谈，能更快地应付，更好地生活、工作。同时，干预者要强调晤谈不是心理治疗，而是一种减少创伤事件所致的正常应激反应的方法
	基本原则	不被强迫说任何事情；信任与保密；讨论的重点是成员的印象和反应

（续）

阶　段		操　作　指　南
事实期：要求危机者回顾事件发生时的真实情况，以便把整个事件呈现出来	目的	• 经历创伤事件的个体叙述事件 • 重构所发生事件的图像 • 把个体的行为反应放在创伤的背景下去看 • 整合创伤经历
	方法	• 请成员描述事件发生过程中自己及事件本身的一些实际情况；询问成员在这些严重事件中的所在、所闻、所见、所嗅和所为；尽量让每位成员都发言，这样成员会感到整个事件由此真相大白。了解期待与事实，回顾事件的细节，专注于当时的体验 • 问题及指导语：事件发生时你是如何知道的？你看到、听到、闻到、感到了什么？到目前为止你都了解哪些情况？你是怎么想的？请从我的左边开始，大家一个挨着一个讲一下，若你没有准备好，你可以先不说，但还是希望你能和大家一起交流，会对大家很有帮助！在你意识到××时最初的想法是什么？你当时做了什么？你的第一想法和做法是什么？通过五个通道分析感觉印象：所见、所听、所触、所闻、所尝，以达到对创伤更现实的重构
	基本原则	危机者如果觉得在小组内讲话不舒服，可以保持沉默
感受期：要求危机者澄清事件发生后出现的情绪反应，通过描述对事件的感受进行宣泄，从而对事件的情感进行加工	目的	• 接近情感的表达 • 正常化心理和躯体反应
	方法	• 询问有关感受的问题： 　1. 当这个疫情事件发生时你有何感受 　2. 你目前有什么样的感受 　3. 以前你有过类似的感受吗 • 在感受期释放的情绪包括：恐惧、无助、挫败、自责、愤怒、内疚、焦虑和抑郁等。受助者各种各样的感受都会出现，这个部分是持续时间最长的阶段，也是人最容易遭到攻击的阶段
	基本原则	• 需要抱持、耐心地面对危机者 • 不批评他人，所有人都倾听在每个人身上曾经发生或正在发生的事情 • 危机者谈到自己对事情的情感反应时，干预者要表现出更多的关心和理解
症状期：要求危机者描述自己应激反应综合征的表现，可以从心理、生理、认知和行为等方面来描述	目的	确定急性应激障碍的症状，识别成员希望分享的应激反应，开始将情感领域转向认知领域
	方法	• 请成员描述自己的急性应激症状，如失眠、食欲不振、脑子不停地闪出事件的影子、注意力不集中、记忆力下降、决策和解决问题的能力减退、易发脾气、易受惊吓等 • 询问事件中成员有何不寻常的体验，目前有何不寻常体验 • 询问事件发生后，生活有何改变 • 请成员谈其体验对家庭、学习、工作和生活造成什么影响和改变 • 请大家轮流谈谈目前最困扰、最关注、最担心的是什么 • 询问是否有攻击性行为、担忧自己和家人会死去等
	基本原则	需要识别危机者是否存在创伤事件所导致的躯体或心理症状

（续）

阶 段		操 作 指 南
辅导期：帮助危机者应对上述问题	目的	有效的应激处置教育
	方法	• 团体领导者介绍正常的反应及应激反应模式，强调危机者的症状及感受是对危机事件的正常反应。讨论如何应对这些问题、哪些问题是正常的 • 将反应正常化，包括心理和躯体转化等的反应正常化，并促进接纳正常反应；提供准确的信息，讲解事件、应激反应模式、应激反应的正常化，强调适应能力，讨论积极的适应与应对方式，提供学习资料；提醒可能并存的问题（如饮酒），给出减轻应激的策略；教会成员自我识别症状：侵袭性想法和影像，回忆时的痛苦，企图逃避想法、感受和扳机事件，与人疏离，对曾经喜欢的事物失去兴趣，焦虑，抑郁，烦躁，羞耻，内疚，愤怒，睡眠问题，过度警觉，易受惊吓等；引导大家认知重建，形成正向思维 • 团体领导者根据对危机事件的一些知识和理解，事先印好一些材料发给大家，或者做好 PPT 给大家展示。当团体领导者总结成员所讲的反应、他们的身体变化时，协同领导者把关键词摘出来，写在白板上或者黑板上，及时进行分类，比如生理的变化、情绪的变化、认知的变化等
	基本原则	把反应正常化，促使大家接纳这些反应
恢复期：澄清、回答一些可能被忽略或者不清楚的问题，对整个干预阶段做出总结，让危机者说出刚才谈论的事情、还想谈论的事情	目的	• 关闭创伤事件，总结晤谈所涵盖的内容，回答问题，评估哪些人需要随访或转介到其他服务机构 • 准备恢复正常的社会活动和生活秩序 • 引导正向思维，挖掘积极资源，促进行动
	方法	• 澄清错误观念、信念重建、讨论行动计划 • 总结晤谈过程：评估反馈；提供保证；重申共同反应；强调小组成员的相互支持；可利用的资源；主持人总结请大家想一想，灾难给我们带来痛苦的同时，带来哪些启示？大家想想，目前我们能做些什么，可以使我们更好地去生活 • 请大家想一想，我们可以谈谈，经过刚才的谈话交流，我们每个人和刚来到这里时相比，有哪些变化和新的启示 • 重申共同的反应，愤怒、恐惧、担心，很可能出现失眠、胃口不好等 • 强调团体成员之间的相互支持，比如马上建立一个微信群，互相支持，互相理解 • 挖掘可利用的资源，比如提供一些让大家心情舒缓的音乐等 • 跟踪和后续支持，如，遭遇这么大的事件，大家所有的反应都是正常的，有的困扰不是一次就能完全解决的，中心还有很多专家，如果以后有需要可以来找专家，让我们一起度过这段让人难忘的时光吧
	基本原则	在过程中，如果发现有严重心理危机成员，事后转介个别心理咨询

（续）

阶 段	操 作 指 南
其他注意事项	• 环境要求：温馨、安静的房间，坐成一圈，准备纸巾等。如果 8 个人的话，团体领导者和协同领导者就相隔 4 个人，坐在相对的位置上 • 团队领导者：做 CISD 时最好团体领导者和协同领导者两人都在，因为这是一个危机干预，可能有成员出现强烈的情绪反应，协同领导者可以处理团体中类似的事情 • 保密：解释保密问题，必要的话签署保密协议。降低成员在团体中的防御，让成员觉得在团体里、在时间段里，可以讲自己的感受 • 时间安排：在干预时间不充分时，可以将第 2、3、4 阶段整合起来 • CISD 一般是一次性的团体，2~3 小时，在严重的事件发生后，数周内要进行随访。通过电话或者去到家里随访，询问目前的状态，状态不好的人可能需要做第二次 CISD

六、CISD 操作案例

一个中学生在放学后发现充电器落在了教室里，自己教室的门锁了，他进不去，于是想通过别的教室窗户爬到自己的教室去。以前他爬过很多次，但是那天是个雪天，很冷、很滑，他就掉了下来。第二天大家反馈的信息是，他当时没有死，只是摔得不能动，但等第 2 天早晨被发现时，他已经被冻死了。当时正好是学生进行模拟考试，马上面临高考。发生了这样的事情很多同学很慌乱、很痛苦，不能正常学习，班级氛围也很压抑。如果有人笑一下，就会有同学说你怎么还能笑？我们去现场进行危机干预，当进行到感受这个环节时，有一个学生跳出来说，"我们不想听你在这里说这些事情，我们心里本来都没有什么，事情都过去了，经你这么一说，又勾起了我们的痛苦，也让我们很难受，所以我们不想说，我们都忘了"。遇到这种攻击怎么办？

遇到攻击，我们要学会看到其愤怒背后的悲伤、无助，还有他的内疚，把他的情绪稳定下来。他会内疚自己为什么不给同学打电话，为什么不做点什么。这个时候我们要能够理解、支持和共情。当时，我的做法是，我说我能感受到你现在的这种感受，他是跟你一起生活了将近三年的同学，你们那么要好，他走了你一定很难过。但是，以我以往的干预经验，我们如果能够一起走过这个过程，会很不一样的。

当我们讲到最后一轮时，这个同学就开始发生变化了。实际上，当时由他开启愤怒的按钮之后，整个现场有四五个人，甚至老师都开始觉得，这样一轮一轮地做是没有用的。他甚至还发现我们现场的咨询师也在往下沉，他就说老师你看，咨询师都是这样的状态。我的回应是，你说得太对了，因为我们的心理创伤有时候是无意识的。这位咨询师有个同学也跳楼自杀了，但他当年没有得到处理，所以现在相似的事件激发了他内心的创伤。

这个部分提醒我们，在遭遇了突发的事件后一定要有一个会谈的过程、一个处理和互相支持的过程，才能把它对我们以后生活的影响降到最小。在现场如果各种情绪出现，咨询师要在这个地方停一下，通过共情等方式来处理它。

七、CISD 实操过程中存在的问题和注意事项

(一) 实际操作中可能存在的问题

（1）直接进入辅导或干预期：容易引起阻抗，我们所有的干预和咨询，包括热线，最重要的就是首先建立信任、安全的关系，因为受助者现在就感到不安全。

（2）事实陈述与体验感受混淆：有时候我们询问事实，他说感受；问感受，他说事实。这个时候我们可以温柔打断，进行澄清。比如，刚才我问大家的是这个事件发生了，你的看法是什么。不断地重复问题，将其引回问题。

（3）没有进行总结：注意在每个人都讲完之后，运用其细节给予心理教育，这时要像一个教师，危机造成混乱，需要直接指导。

（4）导入期工作不到位，没建立信任关系。

（5）不能灵活处理：在 6 个阶段中，非常场合下第 2、3、4 阶段可合并，公开讨论内心的感受、消化创伤体验。

总之，危机干预是让烧热的铁冷却下来，让受助者先稳定下来，而不是忙着咨询、改变人格。

(二) CISD 操作注意事项

（1）那些处于抑郁状态的人，或者以消极的方式看待团队的人，可能会给其他成员带来负面影响，不宜进行 CISD。一个非常消极、愤怒、抗拒的人进入团体会破坏团体动力。

（2）CISD 与特定的文化性建议相一致，有时候文化仪式或者宗教仪式可以替代 CISD。比如玉树地震以后，对罹难者的遗体进行了集体火化，请喇嘛念经。宗教仪式类似于 CISD，是很强的心理支持。

（3）对于急性悲伤的人，比如家中有亲人去世，并不适宜参加 CISD。时机不好或者精神状态不好，有可能通过 CISD 引发精神障碍。团体中一定要有协同领导者，如果在团体中发生无法预估的情况，要及时处理。

（4）CISD 是团体心理服务的方法，一般不支持对受助者单独实施。CISD 是一个团体支持的方法，可能要进行随访。4 周以后可能有些人已经恢复，有些人还是存在严重的应激障碍，这时会找同质的受助者再做 CISD。

（5）晤谈结束以后，要及时对干预人员进行团队晤谈，缓解干预人员的压力。心理志愿者自己会有一些替代性的创伤，作为团体领导者和协同领导者，需要参加安心团体，对创伤进行处理。

（6）不要强迫当事人叙述灾难的细节，比如"从楼上跳下来的时候你看到了什么？"这样的细节会强化灾难的画面感，引起更频繁的闪回。

（7）CISD 和其他团体服务方法是有一定区别的，CISD 是一个高度结构化的团体辅导方法，对团体领导者的要求比较高，团体领导者一定要有创伤治疗知识和带领团体的经验。如果没有做过协同领导者，也没有带领过结构式团体，就不能马上做 CISD 团体。

（8）CISD 一般是 8～10 人，成员不宜过多，否则无法保证团体领导者有效地倾听和分享。如果成员过少，成员就会觉得没意思、频繁分享很累。

（三）危机干预者的伦理议题

1. 增强自我防护意识

自我关照是临床与咨询心理学专业人员必备的一项专业胜任力。积极主动的自我关照，既包括更好、更有效地提供心理援助服务（有效的助人会让人感到欣慰），还包括主动地进行自我心理调节（信念、认识、积极乐观、幽默等）以及保持规律的生活作息（如睡眠、饮食、身体锻炼等）。注意自我调节，保持情绪稳定，避免不必要的伤害（尽量不去现场）；注意锻炼、休息、睡眠和饮食（不要总和受害者或幸存者在一起）；危机干预者也是其中一员，接纳自己不能做到的部分；寻求团队支持和督导，自我觉察，避免移情和替代性创伤；找到放松和娱乐自己的方法。

2. 善行、责任、诚信、公正、尊重

危机干预是针对那些濒临崩溃或者有很多危机反应的人，心理援助的最低目标是无伤害，给予帮助，这要求危机干预者有责任心、诚信、公正、尊重。此外，专业胜任力，专业关系，专业责任，知情同意，保护受助者最大福祉，兼顾个人与公众利益，价值中立，保密及保密突破等也是危机干预工作中最基本的伦理准则。

3. 有成就的危机干预者

有成就的危机干预者特征：有生活经验、积极的生活态度、专业技巧，有创造性与灵活性，精力充沛，心理反应快速，镇静，坚韧，知足，勇敢，乐观，现实，客观，冷静，自信，有对人类战胜危机的信心。

八、CISD 在危机干预中的应用

随着危机干预在我国的迅速发展，CISD 也逐渐应用在我国重大灾难事件中。目前，CISD 在国内外危机干预中的应用较广泛，应用于企业、医疗、司法、银行、教育、政府等多个领域和部门。

对于 CISD 可以减轻 PTSD 的发生，也有相关的循证研究作为支持。针对不同的事件、不同的地区、不同的人群，研究的结论都是不一样的，人类对精神世界的了解仍然处于一个探索阶段，看到这样的事件以后，以各自的视角去做研究，会得到很多不一样的结论。比如美国 "9·11" 事件的研究结果、中国汶川地震后的研究结果等都是不一样的，这在研究中是一个很正常的现象。

也有研究发现，随着 CISD 各进程的展开，受助者的情绪也会逐渐恢复正常，如图 11-8 所示。

九、对 CISD 技术的学术讨论

学术界目前对 CISD 团体技术还存在很多质疑，具体包括：

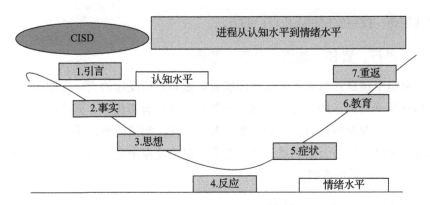

图 11-8　CISD 进程从认知水平到情绪水平

（1）强制性参加，比如一个单位发生危机事件以后，要求所有人必须参加团体，这种强制性是否符合伦理？心理咨询、心理治疗在伦理上要求自愿。

（2）要求每个成员分享。对不善表达的个体是否会造成伤害？有些成员说自己不善语言表达，不愿意说，可以用表达性艺术治疗的方法，让成员先画出来，再讲讲画的是什么。

（3）如何保证成员得到后续的服务，是 CISD 遭到质疑的一个重点。很多时候，CISD 团体结束后，团体成员说想三天后寻求个别咨询，想两周后再次参加 CISD。如果得不到后续服务，参与者可能会愤怒，愤怒背后是他强烈的无力感、无法掌控的感觉。

（4）无法验证团体领导者的资质，无法验证是否接受过团体培训和训练，团体技术是否成熟。

（5）如何和个别咨询做到结合使用，也是目前没有解决的问题。

（6）很少在网络上使用，国外也没有这样的经验。目前看到的案例几乎所有都是在线下面对面使用的，因为会涉及很深的创伤或者一些强烈的情绪反应。如果在网络上使用，成员来自天南海北，在发生危机事件时，就无法保证其得到及时的帮助和支持。因此，关于 CISD 技术，目前不建议在网络上尝试，风险无法预估。

哈佛大学校长在停课前给学生的信中的最后一段话："没人能预知在后面几个星期我们即将面临的是什么，但是每个人都要懂得 COVID-19 将考验我们在危机时刻所显示的超脱自我的善良和慷慨。我们的任务是在这个非我所愿的复杂、混沌的时刻，展示自己最好的品格和行为。愿我们与智慧和风度同行。"

疫情发生以来，很多专业工作者在做着心理危机干预的工作。从积极心理学的视角来看，人类天生就有利他的情感和情绪。在国家面临重大灾难时，比如这次新冠肺炎疫情中，我们作为心理学专业工作者，通过分享专业知识，让很多在奉献的助人者学到更多的知识和技术。这种知识和技术的学习一方面使我们自己的心理流畅性、知识的自我享用性明显提高，另一方面也让我们更有能力去帮助那些需要帮助的人。参与者的广泛性也会增加专业工作者的价值感和成就感。

最后，感恩我们当下的生活，感恩所有在前线为了我们的安全、为了我们能够更好地生活而付出生命的人，以及不断拼搏的那些人。也让我们用自己的智慧、用自己所能提供的付出，投入这场战胜疫情的伟大战争。让我们一起为祖国加油，也祝福各位同道工作顺利，生活尽快恢复稳定，做出更多贡献。

参考文献

[1] 陈昌凯，肖心月，张保军，等 . 灾难性事件对幸福感的"积极"影响 [J]. 心理科学进展，2010，18（7）：1104-1109.

[2] 杜建政，马胜祥，朱新明 . 创伤后应激障碍的认知理论 [J]. 心理学动态，2001，9（2）：157-162.

[3] 贾晓明 . 从民间祭奠到精神分析 : 关于丧失后哀伤的过程 [J]. 中国心理卫生杂志，2005，19（8）：569-571.

[4] 李虹 . 自我超越生命意义对压力和健康关系的调节作用 [J]. 心理学报，2006，38：422–427.

[5] 刘徽 . CISD 课程简介及其对我国灾后心理危机干预的启示 [J]. 比较教育研究，2008（10）：82-85.

[6] 刘正奎，吴坎坎，王力 . 我国灾害心理与行为研究 [J]. 心理科学进展，2011，19（8）：1091-1098.

[7] 钱铭怡，高隽，吴艳红，等 . 地震后长期心理援助模式的探索："壹基金 - 北大儿童心康复项目"一年回顾与思考 [J]. 中国心理卫生杂志，2011，25（8）：571-576.

[8] 陶晓琴 . CISD 在心理危机干预中的应用 [J]. 四川教育学院学报，2011（12）：34.

[9] 万明国，夏东海 . 灾害事件群体创伤心理障碍与救助研究 [J]. 武汉理工大学学报（社

会科学版），011（6）：800-801.

[10] 王玉龙，谢伟，杨智辉，等 . PTSD 在中国的研究进展 [J]. 应用心理学，2005，11（2）：176-180.

[11] 徐光兴，李希希 . 创伤后应激障碍的心理应对机制之比较研究－从中美两国的文化心理背景出发 [J]. 华东师范大学学报（教育科学版），2004，22（3）：62-67.

[12] 张素娟 . 从汶川到玉树管窥中国灾害心理援助 [J]. 中国减灾，2011，（5）：15-17.

[13] 张秀琴，樊富珉 . 心灵的疗救，我们需要走多远？——关于玉树灾后心理援助的思考 [J]. 青藏高原论坛，2013，1：71-75

[14] CHEN C H, TAN H K L, LIAO L R, et al. Long-term psychological outcome of 1999 Taiwan earthquake survivors: a survey of a high-risk sample with property damage [J]. Comprehensive Psychiatry, 2007, 48(3): 269-275.

[15] NORRIS F H, FRIEDMAN M J, WATSON P J. 60,000 disaster victims speak: Summary and implications of the disaster mental health research [J]. Psychiatry: Interpersonal and Biological Processes, 2002, 65(3): 240-260.

[16] WEE D F, MILLS D M, KOEHLER G. Effects of Critical Incident stress briefing (CISD) on Emergency Medical Services Personne following the Los Angeles Civil Disturbance [J]. Merge Mint Health, 1999(01): 33 -37.

第十二章

心理减压团体辅导的设计与实施

::: 胡 月 :::

大连理工大学心理中心主任、教授
中国心理卫生协会团体心理辅导与治疗专业委员会常委
清华大学心理学系高级访问学者

第一节 压力和心理减压团体辅导

一、压力的概念

(一) 压力及心理压力

"压力"最早是物理学的一个术语，指施加在物体上垂直的作用力。

压力亦称应激（stress），是指人对某种意外的环境刺激所做出的适应性反应。如行驶的两车即将发生碰撞，两车驾驶员紧急采取措施避免碰撞；在手术中主刀医生紧张又小心的行为等，在这些情况下人们所产生的紧张的情绪体验就是压力反应。

在东方哲学中，压力被认为是内心平和的缺失，在西方文化中，压力是一种失去控制的表现。从生理学角度来说，压力是身体的疲惫和受折磨的程度，身体是不能分辨出积极压力和消极压力的。从心理学角度来说，压力是在事件和责任超出个人应对能力范围时人所产生的焦虑状态。

人生不如意十有八九，每个人在生活中都承载着不同的心理压力。人生有四大主题：一是家庭和交际；二是工作和成就；三是身体和健康；四是思想和文化。在现实生活中存在各种需要和责任，如，又想工作又想回家陪家人，很难做到平衡。如果处理不好这四大主题，人们就可能长期处在各种角色冲突中，若不能很好地应对，就可能出现心理失衡。这次疫情冲击了人们正常的生活，每个人都要在家进行自我隔离，疫情中很多人在思考，我想要的究竟是什么，对我来说到底什么是最重要的，我要怎样活着才更有意义？

人类生存的环境在不断发生变化，变化会带来压力，为了生存，每个人都需要不断地适应环境，不同的人会有不同的生活压力，如工作压力、人际压力、亲子压力、夫妻关系、经济压力等。尤其是目前新冠肺炎疫情已经严重影响了人们的生活，很多人出现了各种各样的压力反应，如，复工人员的职场压力，前线医护人员挽救病人和自己可能被感染的压力，博士生的论文及研究成果压力等。人们在内心产生了不安全感、不确定感，无力，无助，担忧，恐惧，焦虑，行为回避，失眠等。疫情导致生活方式的改变，有的人吃得过多，有的人吃得过少等，目前，所有这些在认知、情绪、行为和躯体层面的压力反应都是非正常事件下的正常反应。但是，如果这些压力反应长期持续就可能导致精神障碍或躯体疾病的发生，严重的还会出现自杀等伤害事件。因此，通过心理减压团体辅导的方法来帮助调节心理压力，提供人际支持，缓解焦虑、担忧等情绪，促进心理恢复平衡，增强适应能力尤为重要。

（二）压力反应与疾病

1914 年哈佛大学心理学家沃尔特·卡农提出的压力下战或逃的反应，是指人面对威胁时本能的生理反应，要么战斗，要么逃跑。这些是身体对于主观意识到的威胁的原初反应，中央神经系统应激反应释放肾上腺素和去甲肾上腺素，为各种器官准备战斗或逃跑，这些变化有助于个体适应急剧变化的环境刺激，维护机体功能的完整性，如在野山上遇到猛兽时，产生的肌肉紧张、心跳和呼吸加速等状态为人的逃跑做好生理准备。

研究表明，人类必须经受一定程度的压力才能保持健康，就像人类的身体需要体内平衡或生理平衡一样，人类也需要一定程度的生理唤醒，以保证器官处于最佳功能状态，包括心脏和肌肉、骨骼等系统。

压力既是动力也是阻力，不是所有的压力都是有害的压力。当压力作为一种积极的动机出现时，常常被认为是有益的压力，但是如果超出了适度的点，就会对人造成伤害。压力应激会导致直接创伤、替代性创伤，严重的会导致创伤后应激障碍及躯体疾病。

1. 压力反应

应激一般会产生如下四个方面的反应：

（1）生理方面。心悸、心慌、胸闷、胸痛、头晕、偏头痛、高血压、过度出汗、腹泻、恶心或呕吐、免疫力降低、做噩梦、疲乏、哮喘、过度换气、溃疡、胃炎、风湿性关节炎、红斑狼疮、慢性肝炎皮肤表现、荨麻疹、神经性皮炎、甲亢、腰酸背疼、肩部和脖子的慢性疼痛等。

（2）情绪方面。易怒、急躁、无助、自责、烦躁、愤怒、忧郁、哀伤、内疚、害怕、忧虑、紧张、恐惧、冷漠、焦虑不安、崩溃等。

（3）行为方面。失眠、过度吸烟、酗酒、拖延、批评、挑剔、迟到缺勤、过度工作、退缩、回避、吃得太多或太少、药物滥用等。

（4）心理方面。认知扭曲、注意力难集中、记忆力降低、判断力下降、难以做出选择、易被干扰等。

还会导致生活方式的变化，如疫情压力导致的居家隔离，人际沟通方式的变化，工作方式和出行方式等的变化，信任感、安全感和控制感降低，自尊丧失等。

2. 压力导致创伤

（1）直接创伤。指在现场亲眼所见、亲身经历、直接导致的心理创伤。

（2）替代性创伤（vicarious traumatization，VT）。这一概念是由 Saakvitne 和 Pearlman 在 1996 年提出的，最初是指专业心理治疗者因长期接触患者，受到了咨访关系的互动影响，而出现了类似病症的现象，即治疗者本人的心理也受到了创伤。

Cunningham 在 2003 年提出，创伤的主要症状表现为：厌食，易疲劳，体能下降，睡眠障碍（难以入睡、易惊醒），做噩梦，易激惹或易发怒，容易受惊吓，注意力不集中，对自己所经历的一切感到麻木、恐惧、绝望，并伴有创伤反应与人际冲突。创伤的产生与个人价值观念、自身能力水平、对救援工作的自我效能感及应对方式有关，还与和当事人的互动频率、互动中创伤经历细节被揭示的程度、社会支持的程度等有关。

3. 压力导致疾病

（1）压力导致精神障碍。在遭受强烈的或者灾难性的精神创伤事件后，个体经历、目睹或遭遇到一个或多个涉及自身或他人的实际死亡事件，或受到死亡的威胁、严重受伤、躯体完整性受到威胁，所导致的个体延迟出现和持续存在的精神障碍。会出现闪回、回避和过度警觉、焦虑、注意力不集中、易怒等精神症状，严重者还可影响睡眠、社交、日常活动等，形成创伤后应激障碍。从创伤的发生到发病，这中间的潜伏期可从数周到数月不等，多数人在被引导后可以恢复，一部分人可以自愈，少数人可转为慢性，数年后转变为持久性的人格改变。

（2）压力导致躯体患病。很多研究认为疾病也是一项挑战，但身心医学认为许多疾病来自生活压力，例如胃溃疡、过敏性皮炎、免疫系统低下、高血压、冠心病等躯体疾病已知与心理情绪造成的压力有关。因此，疾病被看成是种压力源，也是某些生活压力所导致的结果。

（三）压力类型

压力可以分为三种类型，包括正性压力、中性压力和负性压力。

1. 正性压力

正性压力或积极压力，会激发个体朝向成就或健康的理想水平，是个体对压力源的积极心理反应，以积极的心理状态作为衡量标准。积极压力和消极压力不是同一维度的两端，积极压力使个体成功地适应环境要求或刺激，体验到愉快感或成就感，个体生理健康未受到明显的损害。正性压力产生于个体被激发和鼓舞的情境中，例如，运动员获得奥运冠军是一种正性压力，遇到自己特别喜欢的人也是一种正性压力。

2. 中性压力

中性压力是指一些情境的刺激没有引发后续的反应，无所谓好坏，比如，当你听说某地地震，随后得知震中是一个无人区时，你心里马上就恢复平静了，这是中性压力。

3. 负性压力

负性压力或消极压力，是指真实的或想象中的威胁性事件，个体对它的解释是厌恶或消极的，会产生恐惧或愤怒的情绪，常被简称为压力。急性压力是强烈但短暂的压力，慢性压力不像急性压力那么强烈，但可以持续很长时间，让人无法忍受，因此慢性压力与刺激引起的心理挫折感、应激性疾病相关联，因为身体会被反复的危险、不断的刺激唤起，如经济问题、慢性疾病等。

运动成就领域的耶基斯－多德森法则说明（见图12-1），在中点，压力确实可以提高绩效，在中点左边的压力被认作正性压力，右边的压力被认为对绩效和健康有害，称作负性压力。

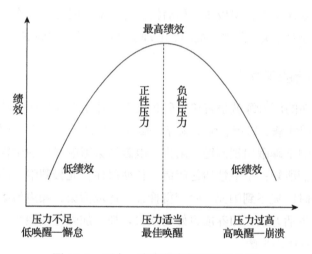

图 12-1　压力、唤醒程度与绩效的关系

当压力水平增加时，正性压力会逐渐转化为负性压力，效率或健康状况会随之下降，还有生病的危险，最佳的压力水平是在中点，正性压力转变为负性压力的临近点。研究发现，在最佳点处，与压力有关的荷尔蒙可以帮助提高身体的效能和信息处理能力（如注意力等），会使人更加警觉。

积极压力与动力不同。压力是外部环境给予的，动力是人的心理内部产生的。外部环境的压力可以使人产生内部的动力。但过高强度的压力或消极压力会使人产生逃避、消极怠工的情绪，从而降低动力；强度适当的压力或积极压力会给人适当的动力，促进人积极地完成任务；强度过低的压力无法产生内在的动力。

　　压力不断增大，离开最佳压力水平后，人各方面的效能都开始下降，从生理角度来说就是健康处于危险区域。在现实中每个人的最佳压力水平都不一样，每个人的承压能力是不同的，因此，有效地进行压力调节要做到两个方面，一是找到最佳压力水平，使它有益于自己而非伤害自己；二是要使用应对技术和放松技术，降低生理唤醒水平，使自己能够远离压力过大的危险区域，预防心理困扰和躯体疾病的发生。

二、压力源

　　压力源被认为是有威胁的，在任何真实的或想象的情境、环境或刺激中，在同一压力源作用下，积极压力和消极压力可能同时存在。许多研究表明压力来源主要分为三类：生物层面的、心理层面的和社会层面的。

(一) 生物层面的压力源

　　生物层面的压力源就是直接阻碍和破坏个体生存与种族延续的事件，包括躯体创伤或疾病、饥饿、睡眠剥夺、噪声、性的剥夺和气候变化等。例如，在疫情的影响下睡眠出现问题；阳光、电磁场会影响我们的生物节律，但有时又不为我们所知；季节性情绪障碍，长期居住在北极圈附近的人，因为每年都有很多时间见不到阳光，会变得抑郁；环境污染，噪声污染等。人们需要通过改变生活方式，如养成良好的饮食习惯、加强定期锻炼和放松，来减缓压力并恢复体内平衡。

(二) 心理层面的压力源

　　心理层面的压力主要来自对外界刺激的知觉。人们对于自我的思想、信念、态度、观点、认知以及价值观，会有本能的防御，一旦受到挑战和威胁，如错误的认知结构、个体不良体验、道德冲突以及长期生活经历造成的不良个性、心理特点（如易受暗示、多疑、嫉妒、自责、悔恨、怨恨）等，会产生心理压力。

　　电车难题（The Trolley Problem），是 1985 年由英国哲学家菲利帕·福特（Philippa Foot）提出的，在一个岔道口有一个扳道工人，火车正在迎面行驶过来，他看到一个小孩在已经废弃的一条铁路上玩耍，另外还有 5 个小孩在正常运行的铁路上玩耍，火车马上就到了，扳道工人现在要做一个选择，他只要轻轻一扳，火车就可以到只有一个小孩的废弃铁轨这边。如果你是扳道工人，你会怎样选择？这是在现实生活中常见的选择冲突，比如疫情下的婚姻压力，离婚还是不离婚？离婚怕被人笑话，不离婚又觉得过得无趣、无聊。由于社会的进步，人们的选择增多，造成选择困难，正如老子所言"多则惑""少则明"。如果内心的选择冲突能很快得以解决，心理就可以恢复平衡，如果问题不能很好地解决，有可能成为持久的压力源。

（三）社会层面的压力源

社会层面的压力源是直接阻碍和破坏个体社会需求的事件，分为纯社会性的（如重大社会变革、重要人际关系破裂、家庭长期冲突、战争、被监禁等）和由自身状况（如个人心理障碍、传染病等）造成的人际适应问题（如社交恐惧、社会交往不良）等。

社会层面的压力源，如社会变革、空间拥挤、职场压力、人际冲突、经济风险、科技进步、重大生活变故等，这些社会事件变化需要人们努力调整自己，进行新的适应，容易产生心理压力。每次有大的社会变革时，自杀、出现心理问题的人就比较多。

在日常生活中压力无处不在。心理学家格拉斯通提出 9 种带来明显压力感受的生活变化：①就任新职，就读新的学校，搬迁新居等；②恋爱或失恋，结婚或离婚等；③生病或身体不适；④怀孕生子，初为人父、母；⑤更换工作或失业；⑥进入青春期；⑦进入更年期；⑧亲友死亡；⑨步入老年。家庭、工作与环境状况之间的关系、所从事工作的性质等，也是造成心理压力的情境。因此，从理论上说压力源有三类，但实际情况是单一压力源在现实生活中极少存在，多数压力源都是由两类以上组成的，特别是心理层面的压力源和社会层面的压力源，一般是相伴而在的状态。

三、心理减压团体辅导

（一）心理减压团体辅导的概念

心理减压团体辅导是在团体领导者的带领下，围绕团体成员的心理压力，运用心理学相关理论知识和技能方法，促进成员通过团体内的人际互动来观察、学习、体验。团体领导者在团体情境中提供心理帮助与指导，缓解成员的焦虑情绪，增强其适应能力。

心理援助是一种早期的心理危机干预、心理危机减压的方式，是通过提供支持来缓解压力，预防 PTSD 和躯体疾病的发生。相关研究和实践证明，在应激危机事件中，通过团体辅导的方式为人们提供支持和人际联系，可以有效帮助人们缓解心理压力，寻求更好的危机应对方法。

（二）心理减压团体辅导的类型

1. 不同团体性质的心理减压团体辅导类型

按照团体性质，心理减压团体辅导可以分为成长性心理减压团体辅导、支持性心理减压团体辅导和自助心理减压团体辅导。

（1）成长性心理减压团体辅导

成长性心理减压团体辅导的目标是促进成员探索和发展个人目标，更好地认识自己和他人，改善自己的人际沟通情况，进行自我评估。一般针对个体在成长中都会遇到的困难，通过在团体中互相学习借鉴，促使心智成长，促进个人成长，缓解心理压力，广泛应用于学校。

（2）支持性心理减压团体辅导

支持性心理减压团体辅导主要针对在某方面有共同之处的人，如灾害中的丧亲者、患有癌症的康复期病人、受疫情影响出现心理困扰的人等，利用团体资源为成员提供支持，缓解心理压力。团体成员可以充分交流思想和感受，帮助检验彼此存在的问题。

（3）自助心理减压团体辅导

自助心理减压团体辅导为有共同需求的人建立一个支持系统，帮助成员抵抗心理紧张和焦虑、压力，提供改变生活的动力。此团体是由在生活中面临相似困惑的人组成的自助性团体，团体领导者多数不是专业人员，通常以单一主题作为核心问题，如戒烟、戒酒、疾病康复等，在团体中成员共享经验，相互学习，互相鼓励、劝告和支持，缓解心理压力。

2. 不同结构化的心理减压团体辅导类型

按照团体结构化程度，心理减压团体辅导可以分为结构式心理减压团体辅导、非结构式心理减压团体辅导和半结构式心理减压团体辅导。

（1）结构式心理减压团体辅导

结构式心理减压团体辅导是指事先做了充分的计划和准备，安排固定程序的活动来组织成员实施。在这类团体中，团体领导者角色明确，采用设计的活动程序带领团体，促进成员互动，有利于降低成员的焦虑、压力。

（2）非结构式心理减压团体辅导

非结构式心理减压团体辅导是指没有安排固定程序的活动，团体领导者根据成员的需要，依据团体动力发展的状况及成员彼此的互动关系，决定团体目标及咨询流程，团体领导者主要通过催化支持等非指导的方式，引导成员进行互动练习和分享交流，舒缓心理压力。

（3）半结构式心理减压团体辅导

半结构式心理减压团体辅导是介于结构式心理减压团体辅导与非结构式心理减压团体辅导之间的一种团体辅导形式，一般是有设计好的团体方案和流程，但又不受其限制。在团体过程中，成员有一定的自由度，团体领导者也有相对的自由度，可以根据团体的进程，引导团体逐渐从结构式过渡到非结构式，适时地运用结构式团体练习活动，有效推进团体进程。

3. 不同开放程度和成员构成的心理减压团体辅导类型

按照团体开放程度和成员构成，心理减压团体辅导可以分为开放式团体和封闭式团体。在开放式团体中，新成员可以随时加入，成员可以自由选择参与或不参与，允许成员以不定期的方式来参加团体活动。封闭式团体是指一个团体从第一次到结束，成员保持不变，一起进入团体，一起结束，成员间有较强的凝聚力和较深的联系。

根据团体成员的构成，团体心理减压辅导还可以分为同质性与异质性团体。同质性团体辅导是指团体成员自身的条件、背景等具有相似性，异质性团体辅导是指由条件和问题差异较大、年龄经验等不同的人组成的团体。

还有网络支持性心理减压团体辅导、认知行为心理减压团体辅导等。一般的单次团体辅导（也是工作坊形式的心理减压团体辅导）是一种预防性、教育发展性的工作，成员在十几人到几十人不等，也是更结构化的封闭式团体，互动程度比较浅。

（三）心理减压团体辅导的应用

（1）学生群体。儿童、小学生、中学生、高考生、大学生等。

（2）职场减压。医护人员、高校辅导员及教师、部队官兵、政府公务员、警察、管理者及员工等。

（3）学生突发危机事件，如坠楼、自杀等；突发情境性危机事件，如地震、交通事故、火灾、疫情等。

第二节　心理减压团体辅导的理论基础和设计

心理咨询是看、听、做的过程，就是"如何看、如何听、如何做"的过程，语言是工具，结合概念和基本理论才能完成有效咨询，团体领导者具备扎实的理论基础很重要。如在个体咨询中，一位职业女性来咨询工作压力问题，但很快谈到记忆深处受家暴的经历；一个男孩最近在学习时注意力不集中，成绩不断下降，在咨询中谈起父母最近经常发生激烈冲突，流露担忧父母离婚的情绪等，依据精神分析的理论来理解，过去的经历决定了现在，这位女性来访者童年经历带来的创伤和压力、压抑在内心深处的恐惧和无助被现实情境激发，咨询师需要帮助她意识到那个幼小的、充满恐惧的自己已经长大了，将潜意识冲突上升到意识，问题就可以面对了。关于男孩的注意力问题，依据家庭理论来解释，家庭是一个系统，父母的关系冲突造成了男孩的心理压力，导致出现焦虑、担忧和注意力不集中，影响生活和学业，咨询师要协助他看到真正的问题，当家庭中父母的关系恢复正常时，注意力问题也随之解决。因此，心理学相关理论可以帮助咨询师在面对混乱的事件时提升洞察力，更好地理解来访者问题的发展，形成认知结构。在团体辅导中，成员相对较多，团体的动力非常复杂，心理学理论可以帮助我们对来访者进行结构性理解，还可以指导实践活动，如在团体辅导中要注重团队凝聚力和团体氛围的建设，有效地运用团体技术提升团体辅导的有效性等。

一、心理减压团体辅导的理论基础

（一）塞利心理压力理论

塞利（Hans Selye）认为，压力是回应外在要求的一种非特定性生理反应，这种反应称为一般适应症候群，其发展分为三个阶段：

（1）预警阶段。坎农的战或逃反应。神经系统、内分泌系统、心血管系统、肺、骨骼肌肉系统先后被激活，保持警戒直到警报消除。

（2）抵抗阶段。身体试图恢复平衡状态，但是知觉到威胁无法恢复，新陈代谢太快，持续过久使器官承受不住，进入下一阶段。

（3）衰竭阶段。当一个或多个器官承受不住、无法正常工作时，就会衰竭并可能引起器官坏死，甚至整个有机体的死亡。

塞利理论帮助我们理解压力与疾病的关系，提示我们保持身体和精神的平衡，可以通过使用放松技术进行心理调节减压、保持身体健康等。

（二）团体咨询的基本理论

1. 团体动力学理论

勒温的场理论，团体是一个动力整体。B=f（P，E），人的心理和行为被视为一种场的现象，人与场相互作用，场变人变，温馨、民主、相互支持。提示通过发挥团体领导者的作用，建立良好的团体氛围和团体凝聚力，有效促进成员改变及成长。

2. 团体沟通理论

美国心理学家巴维拉斯等提出团体内正式沟通、全通道沟通的原则、方法，为团体辅导如何交往及增强沟通效果、减少沟通障碍、建立良好关系、观察指导沟通、成员间互相了解提供具体的指导方法和技巧。提示运用全沟通的六六讨论、大组讨论和两人一组双向沟通讨论活动等，会有很好的效果。

3. 社会学习理论

班杜拉认为人的行为学习是通过观察和模仿他人行为来进行的，在安全、温暖的团体中行为可以得到改变。提示在团体辅导中设计观察和模仿的活动环节，可以进行动作模仿秀和角色扮演等，有利于学员学习新的行为。

4. 社会支持理论

指人感受到他人的关心、支持和帮助，通过社会联系减轻心理应激反应，缓解焦虑状态，提高社会适应力的影响，促进身心健康。灾难幸存者研究发现，社会支持是显著的保护因素。提示轮流分享交流、欣赏性反馈等能给成员带来力量。

（三）几种理论取向的团体辅导

1. 团体精神分析疗法

依据精神分析理论，过去决定现在，深层的潜意识决定了人的行为，通过一个人的自我防御机制、阻抗、移情可以更好地理解成员。团体目标是为来访者提供一个重新体验早期家庭关系的氛围。在当前将和过去事件相联系的压抑情感呈现出来，促进对内在心理根源的领悟，改善情感体验。

团体领导者通过创造接纳和宽容的氛围来促进团体互动，避免直接指导，允许团体成员自己解析特定行为的意义所在。

常用的团体技术：通过"我是谁"的自画像等分析阻抗、移情，帮助成员解决未完成的情结，致力将无意识意识化，促进顿悟，通过团体中呈现的关系，促进自我领悟。

2. 阿德勒疗法

依据阿德勒疗法的理论，追求优越是人类动机的核心，而如何追求优越取决于个人独特的生活风格。健康人的生活风格能够发展完善的社会兴趣，而不健康人的错误生活风格缺乏这种社会兴趣。团体目标是鼓励成员探索生活的基本假设和获得更广泛的关系，帮助来访者认识到促进自我改变的力量和优势所在，鼓励来访者对自己选择的生活风格和自己想促成的任何改变承担全部责任。

团体领导者运用诸如面质、自我表露、解析和分析主要的思维模式，来审视来访者的信念和目标，观察社会情境下的行为模式，协助成员接纳和利用个体资源，鼓励成员大胆地将在团体内学习的知识和技能运用到日常生活中。

常用的团体技术：搜集、分析、评估家庭数据，回忆早期生活，面质，认知重建，探索个体独特的生活风格。

3. 心理剧疗法

依据心理剧疗法的理论，心理剧可以发泄被压抑的情绪，投射问题的症结。团体目标是通过心理剧促进来访者释放压抑的情感和增强洞察力，帮助来访者发展新的有效行为，多方面寻找解决冲突的方式。

团体领导者引导预热团体、协助设计心理剧情节、指导表演，和成员共同分析戏剧结果，负责协调、观察、指导和创造等。

常用的团体技术：以他人或者自己的角色进行表演、独白、角色互换、替身技术、镜像反射、对未来的投射。

4. 团体交互作用疗法

依据伯恩的 PAC 理论，在相互交往时的自我心态包括家长式、成人式、孩童式三种心理状态，家长式自我心态（parent ego state）表现为保护、控制、指责。成人式自我心态（adult ego state）表现为理性、尊重事实。儿童式自我心态（child ego state）表现为幼稚、依赖性。不同形态的沟通会导致和谐或冲突。团体目标是帮助团体成员在心理剧或者游戏活动中自由呈现，鼓励成员重新审视对早期决定的看法，在意识层面上做出新的决定。

团体领导者教会成员如何在游戏中认识自己避免亲密的行为、在特定互动情境下的自我状态、早期童年的自我防御和自己的生活方式。

常用的团体技术：脚本分析、人生定位、角色扮演、PAC 分析。

5. 团体行为主义疗法

依据行为主义疗法的理论，一切行为都是学习的结果，通过强化学习评价不断塑造人的行为。团体目标是促进行为的改变和认知重构，帮助团体成员消除不适应的行为，增强新的适应性行为模式。

团体领导者如同教师或者训练师，富有指导性，传授相关信息、应对技巧以及各种行为矫正的方法，让成员能够在团体外进行训练和运用。

常用的团体技术：系统脱敏法、自信训练、条件反射技术、自助技术、行为演练、指导、示范、反馈、质疑、重组认知等。

6. 团体合理情绪疗法

依据合理情绪疗法，认知决定情绪和行为，通过改变非理性思维建立适应性行为。团体目标是让团体成员意识到自己苦恼的根源在于非理性认知，消除来访者的非理性和自我失败观，运用一种更加宽容和合理的观念来取而代之。

团体领导者要通过解释、指导、再教育等，帮助成员发现和直面自身不合逻辑的思维，识别这种思维与自我挫败感的关系，指导成员改变思维和行为的模式。

常用的团体技术：积极传授，指导探索、面质、质疑，给来访者示范理性的思维方式，说服、解释和教导，角色扮演，家庭作业等。

7. 团体现实疗法

依据现实疗法理论，心理行为问题是由人不能负责任所导致的，所以要帮助来访者承担起个人的责任，积极解决现实的问题。团体目标是教成员学习现实性和对个体负责，协助成员对自己的行为进行评价和制定行为改变计划。

团体领导者要鼓励成员对行为进行评价，同时以社会可接受的行为来满足自己的需求，通过和成员建立关系来帮助成员，坚信成员可以自己形成计划并付诸实施。

常用的团体技术：角色扮演、面质、示范、契约和制定具体行动计划等。

8. 正念疗法

依据正念疗法的理论，长期稳定的正念练习可以带来更持久的注意力、更清晰的判断力，以及更成熟的情感能力，并且本身具有一定的心理疗愈效果。团体目标是引导成员充分关注当下的体验，不作任何评判，不拒绝任何一种感受的出现。

团体领导者要教会成员关注当下，体验当下，而不是做出负面评价，陷入负面情绪中。

常用的团体技术：观察，注意观察自己的一切感觉；描述，只描述事实，不做结论或评价；参与，全心全意投入自己的感受里，就好像这是唯一一次能够感受的机会。

9. 以人为中心治疗

以人为中心治疗的理论相信每个人可以自我实现，提倡真诚、接纳、无条件积极关注、共情。团体目标是为成员充分体验自己的感受提供安全的氛围，帮助成员对新的体验保持开放的态度，对自己和自己的判断充满信心，鼓励活在当下、开放、真诚和自然，帮助成员处理好人际关系，克服疏离感。

团体领导者不去指导，而是通过促进团体活动，建立安全、包容、信任的关系，促进团体活动有效开展，真诚、关心、尊重和理解成员，通过分享个体的情感和对团体活动的印象促进对自己的了解。

常用的团体技术：积极倾听、对情感的反映、澄清、支持、陪伴等。

10. 团体完形疗法

依据团体完形疗法的理论，人都有能力处理好自己的事情，焦虑产生于不能正确认识过往，内心存在未完成的情结。团体目标是鼓励成员关注现在的体验，认识和整合自我否定的内容，帮助成员完成未完成的情结，积极面对现实。

团体领导者要帮助团体成员充分认识到自我在现实中的存在和感受，强化成员体验，通过影响当前状态的未完成事件或情结来帮助来访者。

常用的团体技术：面质、空椅技术、预演练习、夸张行为练习、自我内心对话、现场和重要人物对话、指导性的幻想和想象，以及其他刺激想象的技术。

11. 存在疗法

依据存在疗法的理论，成员是有生活上的问题的人，指导者通过激发其确认可选择的范围，使其开始了解自己如何被动地受环境的控制，成员就可以开始自觉地改变其生活方式。团体目标是促进成员自我意识的最大化，减少成长的阻力，探索和享受选择自由，同时为自己的选择承担责任。

团体领导者利用某些主题如责任、自由、焦虑和罪恶感来设计团体活动，探查来访者的主观世界。建立个人对个人的关系，通过指导者的自我表露和对来访者的面质来帮助来访者。

常用的团体技术：该方法强调关系和理解第一，技术其次。没有特定的技术，但是指导者可以从其他疗法中借用技术，来促进对来访者世界的理解和治疗工作质量的提升。

12. 叙事疗法

依据叙事疗法的理论，从根本上对人相信和尊重，相信人是有能力、有资源的，问题才是问题，人本身不是问题，问题来自个体主控叙事之间的冲突。团体目标是引导成员发现重写、发现故事，使用故事组织经验，赋予意义；带领团体撰写生命故事，并通过发现成员生活故事中遗漏的部分，引导其重建具有正向意义的生命故事，唤起内在力量，使自我发生改变。

团体领导者通过营造温馨、和谐的讲述氛围，运用"外化"的语言使问题更加客观、清晰。引导团体发现重写、发现故事积极的一面或闪光点，形成"闪光事件"。带领团体一起重新构建故事，重塑积极的自我概念，以唤醒被封存的内在积极力量。

常用的团体技术：重写、局外见证人、集体信件技术、透过故事叙说、问题外化、由薄到厚。

以上介绍了心理减压团体辅导常用的理论和方法，目前在实际的团体辅导中，常常多种理论取向和技术方法整合运用，因此，作为团体辅导领导者，认真学习和掌握基本理论，是团体辅导实践取得良好效果的保障。

二、心理减压团体辅导的方案设计

团体辅导方案设计是团体领导者的必备能力，合适的团体方案是团体辅导有效进行的保证，下面介绍心理减压团体辅导方案的设计步骤、时间设计和场地设计，以及方案举例。

(一) 设计步骤

（1）了解成员需求。可以了解个体或某个群体的普遍心理困扰，最有效的方法是直接对相关人群进行观察、问卷评估、心理测验等，分析心理减压的需求。

（2）根据需求确定主题及目标。了解需要解决的压力问题以及希望达到的目标，确定哪种类型的团体辅导适合需求，是成长性的还是支持性的，是同质的还是异质的等。

（3）搜集相关文献或方案设计。通过阅读文献、查阅相关资料，依据相关理论基础设计相关方案，考虑需要注意的问题。

（4）规划团体整体框架。根据团体目标和成员需求规划、确定每阶段团体会面的目标和过程，围绕团体目标确定每次会面的单元目标和主要流程等，完成团体整体方案计划。

（5）安排每次团体活动的具体过程。在规划了团体咨询整体框架后，团体领导者要认真安排每次单元活动，设计完成分单元设计表，团体领导者需要准备一些备用活动，根据团体发展的状况来调整活动计划，同时还要准备每次的活动大纲及所需资料。

（6）在团体方案实施前、实施中以及结束后评估与修正团体方案。在实施前、实施中以及结束后都要通过不同的方式对方案进行评估和修正，实施前可以先请同行督导评估方案可行性或组成一个实验性团体，根据实验结果加以修改完善。在实施中，团体领导者随时评估团体效果和进展，及时修正和调整方案，在团体结束后进行团体辅导的追踪评估与反思。

（7）与同行讨论或寻求督导。方案设计完毕后，最好先向有经验的团体领导者或督导请教，认真思考方案会给成员带来何种感受、体验、收获等，可以与同行进行交流，使设计方案得到确认与支持，为有效实施方案奠定基础。

（二）时间设计和场地设计

1. 时间设计

每次 90 分钟。单次心理减压团体辅导工作坊；短程心理减压团体辅导3～10 单元；长程心理减压团体辅导 15 次以上。

2. 场地设计

活动空间宽敞、椅子可移动；光线设计能利用视觉效果调节心境，如暗淡、柔和的光线有助于回顾往事，探索内心世界。音响设备的使用，如使用背景音乐可增添课堂气氛。若是网络团体，要保障网络畅通，要求团体成员提前准备电脑、调试音频和视频设备等。

（三）方案举例

一般在高压力情境下和创伤性环境中，我们的目标是尽快反应，因为及时的反应和危机干预减压团体辅导能够帮助降低创伤性反应。例如针对地震等灾情的应激，进行危机减压团体干预，可以帮助成员增强其内在的能力，保持内心思考和情绪的平衡。有时只需要一次性干预，有时需要数周甚至数月，下面介绍的是一例针对地震的危机干预案例。

汶川地震大学生危机减压团体案例（2008.05.16）

（1）团体名称

宣传名称：面对灾难，我心镇定

学术名称：汶川地震大学生危机减压团体

（2）团体目标：协助成员处理震灾危机下的负面情绪，预防心理应激障碍形成；恢复成员的自信和勇气，树立信心，学习应对震灾危机的方法，增强控制力；提高成员的社会支持能力，使其能够正视和面对灾难，增强适应能力。

（3）团体对象：受灾情影响和有需要的学生。

（4）团体人数：10～50人（由两个老师共同完成干预）。

（5）团体时间：2～3小时。

（6）地点：心理健康教育与咨询中心团体辅导室。

（7）理论依据：压力持续会导致身心创伤和障碍，危机干预可以预防PTSD。

（8）干预过程：如表12-1所示。

（9）CISD操作注意事项

表12-1　CISD紧急事件晤谈法的七个阶段

介绍阶段	讲明事件背景、参加人员情况、相关要求和保密原则等
事实阶段	事件发生时你是如何知道的？到目前为止你了解哪些情况？看到、听到、闻到什么？你是如何看待这场地震的？你的第一想法是怎样的
感受期	目前你最困扰、最关注、最担心的是什么
症状期	目前你的身体有什么变化？睡眠、饮食等情况如何
辅导期	进行正常化的反应，即告知成员其目前产生的都是非正常事件下的正常的心理反应。开展心理教育，通过讲故事表述心理危机干预对心理成长的意义等，给成员提供心理教育宣传单等材料
恢复期	引导成员认知重建，形成正向思维：大家想一想，灾难给我们带来痛苦的同时，还给我们带来哪些收获和启示
再入期	及时引导建立应对措施：大家想一想，目前我们能做些什么，来更好地生活。总结跟踪和后续支持：学校中心有专业老师、院系心理负责人、辅导员，大家有需要可以来中心或找到辅导员，相信我们可以一起度过这次难关

第一，可以实施小组干预，团队6～8人为宜；理想干预时间是24～48小时，6周后效果甚微；根据人数确定危机干预团体领导者，至少两人；整个过程需2～3小时（一个单元时间）；严重事件后数周内进行随访。

第二，CISD通常由心理卫生专业人员指导，创伤事件发生后24～48小时实施，指导者必须对小组治疗有广泛了解，必须对急性应激障碍有广泛了解。

第三，在灾难事件发生后 24 小时内不进行 CISD。

第四，那些处于抑郁状态的人或以消极方式看待 CISD 的人，可能会对其他成员造成负面影响，不宜对他们进行 CISD。

第五，鉴于 CISD 与特定文化性建议相一致，有时文化仪式或宗教仪式可以替代 CISD。

第六，急性悲伤的人，如家中亲人去世者，并不适宜参加 CISD。因为时机不好可能会干扰其认知过程，引发精神障碍；如果参与 CISD，受到高度创伤者可能为同一会谈中的其他成员带来更具灾难性的创伤。

第七，CISD 是团体干预方法，世界卫生组织建议一般不支持只对受害者单次实施。CISD 之后结合个体咨询辅导，效果更好。

三、心理减压团体辅导的技术和团体活动

（一）团体辅导技术

（1）基本技术。倾听、复述、澄清、提问、自我表露、面质等。

（2）一般性技术。互动讨论、结构式活动、行为活动。

（3）特殊技术。解释、聚焦、联结、折中、阻止、保护、调节等。

（二）结构式活动

（1）媒体运用：录音、幻灯、影视、录像、投影。

（2）纸笔练习：生命线、我是谁、价值观探索等。

（3）身体接触：背摔、信任之旅、微笑相识、按摩、兔子舞等。

（4）角色扮演：心理剧、布偶剧、雕塑剧、生活演练等。

（5）绘画运用：自画像、家庭树、九宫图等。

（6）未完成句：引导思考与表达的活动。

（7）人际沟通：回旋沟通、优点轰炸、相似圈、互留赠言等。

（8）娱乐性活动：洗车、棒打无情郎、合唱等。

（三）在不同阶段的活动

在初始阶段的活动，可以使用滚雪球、手臂评估、微笑相识、人类进化、

寻找我的另一半等；有助于增进团体成员彼此信任的活动，可以使用背摔、信任圈、睹物识人、同心协力等；促进团体凝聚力的活动，可以使用同舟共济、突围闯关、图画完成、故事完成等；催化成员自我探索的活动，可以使用洗车游戏、生命线、自画像、生存选择、生活计划、独特的我、意象的我等；加强成员沟通的活动，可以使用我说你画、倾听共情、循环沟通、金鱼钵、脑力激荡、镜中人等；在团体结束阶段的活动，可以使用真情告白、心意卡、化装舞会、大团圆、合唱、礼物大赠送等。下面介绍热身阶段的三个团体活动。

1. 活动名称：手臂评估

目的：评估成员心理压力水平。

实施过程：首先讲解评估方法，团体领导者一边说，一边做示范。"当自己评估没有压力时，把双手自然放在身体两侧下方；当自己评估压力很小时，双手举起手心朝下，与身体成 45° 向下；当自己评估压力一般时，双手伸直手心朝下，平举到胸前；当自己评估压力较大时，双手伸直手心朝下，向上45° 伸举；当自己评估压力很大时，双手举过头顶伸直；当自己评估压力特别大时，双手举过头顶向后。现在，请每个成员评估自己当前的压力水平，一会我会数 3、2、1，当我数到 1 时，请大家按照自己的评估做出自己的选择。"最后，全体成员讨论、交流活动后的感受。一般时间为 3~5 分钟，注意讲解清楚，同时做好示范，可以在活动前后进行评估。

2. 活动名称：微笑相识

目的：促进成员进一步相识，增强熟悉感。

实施过程：首先根据团体领导者的示范和指导进行相识活动，团体领导者现场讲解示范。"你好，昨天不认识你，今天认识你我感到很高兴，我是……对方重复说，你好，昨天不认识你，今天认识你我也感到很高兴，我是……"介绍的内容可以包括姓名和爱好等，然后双方握手，接着进行猜拳（石头剪刀布），输的一方将双手从后面搭在对方的肩膀上，进行新的相识活动，最后组成一个圆圈，请后面的成员帮前面的成员按按肩膀，捶捶后背。一分钟后请大家 180° 向后转，为刚才帮自己揉肩的成员放松一下双肩。请成员分享、交流自己的感受，时间在 15~20 分钟，注意在活动中会有部分成员对身体接触比较敏感，需要及时进行心理调节。

3.活动名称：人类进化

目的：进行有效暖身，建立温馨的团体氛围。

实施过程：首先提问成员，人类进化经历几个阶段，引发成员思考，人类进化包括蛋、爬行动物、猿和人四个阶段。团体领导者带领示范，请全体成员围成一圈，蹲下后将身体尽力缩成一团，双手抱住头部，模拟蛋的形状，做好活动准备。然后讲清活动规则，通过同级别竞争（石头剪刀布），每次赢的同学进化一个级别，输的同学退化一个级别，继续同级别竞争，一直循环，成人的成员可以来到外围继续观察内圈发生的一切。最后引导成员分享、交流内心感受，促进成员思考在面对挫折和压力时的想法和行为。一般时间在8～10分钟，请大家尽量不用言语，而用躯体语言交流。

第三节　心理减压团体辅导的实施

一、大学生压力管理团体辅导工作坊的实施

（一）大学生压力管理团体辅导方案

（1）团体名称

宣传名称：接纳压力，快乐成长

学术名称：大学生压力管理团体

（2）团体目标：觉察、认识压力，了解自己的压力水平；识别压力源，清理和减少负性能量；学会调节压力，掌握调适方法；和压力共处，提升适应能力。

（3）理论依据：（1）塞利压力理论。压力的发展经过警觉、抵抗和耗竭三个阶段。过度的压力与癌症、心血管疾病、头疼、抑郁、焦虑等身心疾病有关。（2）情绪管理理论。情绪的管理不是要去除或压制情绪，而是在觉察情绪后，调整情绪的表达方式，通过一定的策略和机制，使情绪在生理活动、主观体验、表情行为等方面发生一定的变化，从而使人学会以适当的方式在适当的情境表达适当的情绪。（3）合理情绪 ABC 理论。这一理论认为，正是一些不合理的信念使得人们产生情绪困扰。因此，帮助个体形成良好的情绪体验应该从改变认知、形成对事件的合理认识入手。（4）团体认知行为理论。

认知改变行为，通过调节对压力的认知，可以调节心理压力。（5）团体辅导的理论。通过团体成员的分享交流、互相支持，可以有效缓解压力。

（4）结构：结构式的小团体方式，运用行为训练、书写练习、小组分享等；理论模式：整合取向模式；进行场地：以安静、封闭、可以做活动的会场为宜，每人一把可移动的椅子；使用设备：投影仪、电脑、音响设备；材料：A4 白纸、海报纸、剪刀、胶带、彩贴等。

（5）时间与人数：共计 3 小时，限 40 人以内。

（6）团体领导者：专职教师 1 人，助手 1 人。

（7）评估：行动测量（手臂测量）。

（8）具体方案：如表 12-2 所示。

表 12-2　大学生压力管理团体辅导具体方案

阶段名称	目　　标	活　　动	时间与材料
热身	1. 压力评估 2. 团队建设 3. 确立规范	手臂评估、微笑相识、人类进化、大组分享、连环自我介绍、选组长和组名、八字口号、三条组规、集体展示海报、大组汇报	55 分钟 1 人 1 把椅子、彩笔等
认识压力	1. 识别压力 2. 澄清压力源	纸笔练习：压力圈、小小动物园六六讨论、大组分享	40 分钟 A4 练习用纸
压力重构	1. 消除负性认知和态度 2. 接纳压力 3. 提升信心	压力核查 ABC：分析压力的利与弊，改变对压力的态度和认识六六讨论、大组分享	40 分钟 A4 练习用纸
压力管理	1. 找寻压力管理的有效方法	脑力激荡：制作减压清单（深呼吸、正念、锻炼等） 六六讨论、大组分享	30 分钟 彩色水笔
结束	1. 成长总结 2. 道别	一句话或三个词：依依惜别 手语《感恩的心》或《在路上》	15 分钟 各色彩贴

（二）具体实施过程

（1）初创阶段（45 分钟）：团体领导者介绍自己、活动设置及要求；通过热身活动、团队建设及契约制定，建立安全感和信任的氛围，增强团队凝聚力。通过手臂评估来了解压力，活动包括微笑相识和人类进化等。

（2）工作阶段（120 分钟）：依主题设计练习，促进小组内分享，鼓励反馈，小组分享结束后全部返回大组，选取代表进行分享，促进成员接纳自己和他人，互相启发和激励，运用团体促进成长。练习活动包括压力圈、小小动物园、压力核查 ABC、运用头脑风暴讨论减压方法、制作减压清单等。

（3）结束阶段（15分钟）：结束前5～10分钟，进行团体总结，互相给予支持，肯定成员成长，处理未完成事件，手臂评估团体效果，引导互相告别。

（三）反思和总结

（1）理论依据是理解行为的依据，是团体辅导的基础。

（2）注意时间控制，将每个活动的时间告知清楚，使讨论充分。

（3）注意营造温馨氛围，调试音响设备使沟通顺畅。

（4）在设计身体接触活动时注意考虑性别。

（5）相熟的成员最好分开，有利于交流。

（6）活动设计符合团体目标、围绕团体目标。

（7）参考文献是设计方案的经验指导。

二、网络疫情心理减压团体辅导的实施

新冠肺炎疫情不但威胁人们的生命，还改变了人们的生活方式，居家隔离导致人们无法正常学习、工作和交往，疫情给人们带来不确定性和失控感，导致人们出现了焦虑、担忧、恐惧、无助等情绪。在目前的情况下人们又无法面对面交流，若这些负性情绪长期不能缓解，人们的心理压力会逐渐增大，可能引发更严重的身心反应甚至疾病。因此，运用网络团体辅导进行心理减压，可以给成员提供人际支持，帮助成员有效应对疫情带来的心理压力，更好地应对现实中的挑战。

（一）心理减压网络团体辅导方案

（1）团体名称

宣传名称：战胜焦虑，我心平静

学术名称：大学生焦虑调节团体

（2）团体目标：降低心理压力、恢复焦虑情绪掌控。

（3）团体对象：经招募的团体成员。

（4）团体领导者：专职教师1人、助理1人。

（5）团体人数：6～8人（由两个老师共同完成干预）。

（6）团体时间：90 分钟。

（7）形式：腾讯会议。

（8）时间：2020 年 2 月 29 日下午 15：00～16：30。

（9）具体方案：如表 12-3 所示。

表 12-3　心理减压网络团体辅导具体方案

第一次	1. 介绍说明：说明团体设置、团体结构，介绍签到、培训内容等情况，与成员讨论焦虑如何影响生活健康，评估成员焦虑程度（0～100 分，0 分最低，100 分最高），引导成员分享、交流、讨论，促进成员互相支持 2. 教学技能：腹式呼吸、躯体放松和制定日常计划表。设定目标，讨论如何使用放松技巧调节自己，如何面对使用计划表时的拖延，激励改变行为方式，促进减压技能的有效使用 3. 总结交流：在团体中的收获和对生活的启示。团体领导者要引导团体成员分享交流
第二次	1. 回顾分享：签到，根据实际情况看是否有需要解决的问题，进一步讨论日常计划表，分享腹式呼吸等技能是如何帮助自己减压的，效果如何 2. 教学技能：运动、锻炼和做开心的事，练习和分享，成员间互相给予反馈 3. 总结交流：在团体中的收获和对生活的启示。团体领导者要引导团体成员分享交流
第三次	1. 检查回顾：分享技能使用情况和感受，如果需要检查作业，与在以前团体中的操作方式相同 2. 教学技能：健康的饮食习惯和睡眠卫生。讲解相关知识，讨论行动计划 3. 总结交流：在团体中的收获和对生活的启示。团体领导者要引导团体成员分享交流
第四次	1. 检查回顾：分享和解决问题，如果需要检查作业，与在以前团体中的操作方式相同 2. 教学技能：规范媒体信息阅读以及基础技能训练 3. 总结交流：在团体中的收获和对生活的启示。团体领导者要引导团体成员分享交流
第五次	1. 检查回顾：签到，分享和解决问题，如果需要检查作业，与在以前团体中的操作方式相同 2. 教学技能：感恩训练和思维方式训练，通过感恩故事指导交流，运用合理情绪 ABC 表格认知技能训练 3. 总结交流：在团体中的收获和对生活的启示。团体领导者要引导团体成员分享交流
第六次	1. 回顾总结：每个成员分享交流 2. 团体领导者引导和总结：学会了哪些对你有用的调节方法？你何时会使用它们？这个团体是如何影响你的？你怎样看待自己和他人？如果技能不再有效，或者你不再使用它们，你准备怎么办？如果发生退步，你会怎么做

（二）实施具体过程简介（以第一次网络团体辅导为例）

1. 初创阶段（40 分钟左右）

团体目标：建立团体凝聚力，澄清目标和期待，激发动机。

（1）自我介绍，说明设置；讨论、制定团队契约；建立团体凝聚力、目标、期待，激发动机。

（2）聚焦主题。比如，新冠肺炎发生以来，感觉生活情况有什么变化？

（3）进行量化评估。如果从 0 到 100 评分，0 代表焦虑的最低值，100 代表焦虑的最高值，你最难受的一天是多少分？目前你的状态是多少分？目前的焦虑是多少分？目前最困惑的问题是什么？

（4）每个成员说完，咨询师都要给予反馈，进行正常化反应。

（5）每个成员有 1～2 分钟的交流时间，成员分享交流后，咨询师要给予反馈，并进行正常化反应。

2. 工作阶段（35 分钟）

团体目标：学会放松、掌握压力管理技能、学会制作技能清单。

（1）分享交流：请大家谈一谈，用了哪些方法来应对疫情？

（2）教授腹式呼吸技能：知识讲解结合技能演练。如，一般在压力状态下，人们很少会做腹式呼吸，而做胸式呼吸。快速胸式呼吸会导致压力上升，交感神经被激活；腹式呼吸使副交感神经被激活，起到抑制作用，人会更加放松、更加平静。

（3）进行纸笔练习：现在请大家写下来，你在什么时候会做腹式呼吸？

（4）促进行为改变：在成员分享后，提示进行刻意练习，让呼吸进入更深的层次，需要 4～6 周的训练才能完成呼吸的转变。团体领导者教授一些放松和压力管理的技能，提示大家制作自己的压力管理清单。

3. 结束阶段（15 分钟）

团体目标：帮助成员整理、回顾收获和成长，促进成员将所学习的技能和方法迁移到现实生活中，增强适应能力。

（1）简要回顾和总结：今天探讨了有效方法，学习和体验了腹式呼吸，大家也谈了自己的感受和收获，接下来可以针对运动、饮食习惯、生活作息等继续进行探讨。

（2）引发思考：今天在团体中你的感受是什么？你的收获是什么？请每个成员用 1 分钟来表达，如果你已经做好了准备，请举手，我们在 10 秒后开始分享。

（3）强化行为：在所有成员分享之后进行总结。行为训练激活认知通道，帮助大家放松情绪，激活大脑的认知部分。当我们特别焦虑时，认知部分是被关掉的，我们无法理性思考，但是通过这一系列的放松，我们就可以更加理性，也可以更好地面对疫情压力和生活压力，缓解自己的焦虑情绪。学到这些新技能，能帮助成员更好地应对疫情，缓解焦虑情绪。

（4）结束告别和表达感谢：最后要感谢在场的每个成员，叮嘱大家学会自我保护。

（三）网络团体辅导的建议

1. 针对团体规则制定的建议

（1）团体领导者在第一次团体后询问成员关于创建团体规则的问题。

（2）团体领导者首先制定出规则，之后带领成员讨论，做出规则决策。

（3）可以在网上发布，让成员知晓、遵守。

2. 针对网络团体实施的建议

（1）可以遵循六次团体方案，可以重复循环，也可以扩展相关内容。

（2）需要为正在进行的团体成员技能掌握等情况进行评估。

（3）网络团体辅导一般在签到后 40 分钟内完成，技能教授部分 35 分钟左右，结束部分 15 分钟左右。

（4）可以每周召开一次交流团体。

（5）自我关照是成为一个优秀咨询师的重要基础。

三、网络课堂心理教育减压团体辅导的实施

知识是能够赋能的，网络心理教育课堂可以传递关于疫情和心理调节的知识，因此，在疫情时期可以运用课堂进行心理减压教育，这是一个同质的、封闭的、结构化的心理减压团体，下面介绍一个关于网络课堂心理教育减压团体辅导的实施过程。

（一）团体名称

宣传名称：新战疫，新生活

学术名称：大学生心理健康教育团体

（二）团体目标：帮助学生减轻焦虑，适应停学不停课的新生活

（三）形式：钉钉课堂

（四）对象：全体心理健康教育课大学生

（五）结构：心理减压教育课堂包括：初创阶段、工作阶段、结束阶段。

（六）具体实施过程

（1）初创阶段。介绍课程基本设置情况、疫情背景及现实生活挑战等。评估生活满意度，澄清目标和期待。在行为层面探讨：你在疫情中做了什么？你期待的生活是怎样的？

（2）工作阶段。整合认知情感行为，开展工作。（1）在认知层面探讨：你如何看待疫情？（2）在情绪感受层面探讨：你对居家隔离的感受是怎样的？最开心和最困惑的是什么？（3）在行为层面促进新的行动，评估效果。疫情给你哪些启示和收获？目前你能做点什么使生活更好一些？每一轮分享之后，都要进行正常化的反应，引导学生看到自己的努力和力量，鼓励制定行动计划，应对现实的挑战，更好地应对疫情下居家隔离的生活。

（3）结束阶段。评估效果、分享收获和感受。在结束时回顾、总结，针对前面学生的想法和感受，进一步正常化，同时引导学生展望接下来的生活，激励大家充满信心、快速恢复情绪稳定，以新的行动尽快适应新的生活。留家庭作业：我的抗疫故事。

提示：在每一部分分享时，老师都要去对话框查看学生的回应，在对话框里挑出一部分，和学生进行反馈对话，在进行心理教育的同时，将他们的想法、感受、躯体反应以及目前出现的一切反应都进行正常化教育。

四、网络团体注意事项

（1）在进行团体之前，咨询师要准备团体规范，在网上带领大家一起讨论这个规范，经过讨论后，制定一个成员一致同意的团体规范，最后发布在网上，请成员以接龙的方式签字，或者回复1代表同意规范，这样大家就共同制定了一个要遵守的团体规范。

（2）开展线上心理减压团体辅导，需要筛选成员和做好前期准备，人数一般是6～8人，依据成员类型进行分组，分组前对每人进行5～15分钟电话沟通，排除那些有强烈自杀意念、抑郁、偏执妄想、指责攻击的人，这些人建议加入另一个治疗团体。

（3）设备：电量充足，建议使用台式电脑，网络稳定，音频状态良好，视频清晰稳定，所用应用程序运行正常。

（4）环境安静、私密、无噪音与干扰。提前按要求准备好所需材料 (纸、笔等)。

（5）自由讨论，鼓励分享，相互尊重，不批评，不指责。全程专注于课堂，非必要情况不得接打电话。

（6）注意保密，可以分享感受，但禁止分享课程内容。

附 《生活满意度量表》

请按照 1 很不同意；2 不同意；3 有点不同意；4 既不反对也不同意；5 有点同意；6 同意；7 很同意，根据你的实际情况，对下面的问题做出回答：

（1）大多数时候，我的生活接近理想

（2）我的生活条件非常好

（3）我非常满意我的生活

（4）迄今为止，我得到了我要在生活中得到的重要事情

（5）若我可以重新生活一次，我没有什么需要改变的地方

分数解释：

30～35	非常满意，大大高于平均水平
25～29	满意，高于平均水平
20～24	基本满意，达到平均水平
15～19	有点不满意，略微低于平均水平
10～14	不满意，低于平均水平、
5～9	非常不满意，大大低于平均水平

（Pavot and Diener, 1993, *Psychological Assessment*）

参考文献

[1]   樊富珉 . 结构式团体辅导与咨询应用实例 [M]. 高等教育出版社，2015.

[2]   樊富珉 . 团体心理咨询的理论、技术与设计 [M]. 中央广播电视大学出版社，2014.

[3]　阳志平，彭华军 . 积极心理学团体活动课操作指南 [M]. 北京：机械工业出版社，2009.

[4]　李建军 . 儿童团体治疗 [M]. 南京：江苏教育出版社，2011.

[5]　SEAWARD B L. 压力管理策略 [M]. 许燕，等译 . 北京：中国轻工业出版社，2008.

[6]　YALOM I D,LESZCZ M. 团体心理治疗：理论与实践（第 5 版)[M]. 李敏，李鸣，译 . 北京：中国轻工业出版社，2010.

[7]　COREY G. 团体咨询的理论与实践 [M]. 刘铎，张玲，郑佩英，等译 . 上海：上海社会科学院出版社，2005.

第十三章

团体辅导在灾后中小学班级辅导中的应用

::::: 白云阁 :::::

辽宁省心理特级教师（抚顺二中专职心理教师）

中国科学院心理研究所全国心理援助联盟理事

中国心理卫生协会团体心理辅导与治疗专业委员会常委兼中小学团体辅导学组组长

2020 年，一场突如其来的新冠肺炎疫情，给人民生命安康及社会生产生活带来了极大的威胁和挑战。对于全国超过 1.9 亿名的中小学生来说，在这个居家防疫的超长假期里，无论身处疫区，还是远离疫区，他们都可能受到不同程度的影响。诸多变化，挑战着孩子的适应能力及身心安康，也给学校心理健康教育工作提出了新的议题和挑战——如何有效实施灾后学生心理重建工作。

多年的灾后心理援助工作经验提示，无论是地震、洪灾、泥石流等自然灾害，还是暴恐、火灾、突发公共卫生事件等人为祸患，灾难对学生发展积极应对危机的能力可以起到正面作用，能激励他们学习和成长。当然，灾难也有可能造成完全负面的经验，让他们感到恐惧和困惑。

灾后中小学生心理重建工作的任务是对学生表现出来的心理或行为问题进行及时有效地处理，帮助学生更快地恢复并适应正常的学习生活。针对具有一般性困惑和常见心理问题的学生，具体目标主要包括：（1）帮助其正确认识自身产生的应激反应，科学理解应激反应的产生机制；（2）引导学生进行情绪表达，教授学生合理宣泄情绪的方法及其必要性；（3）普及压力应对知识，帮助学生了解有效缓解心理压力的方法，学会寻求帮助；（4）为学生提供安全、稳定的心理环境，陪伴他们逐渐重新适应复课、复学后的学校生活。

班级团体辅导以其省时、高效的特点，在灾后中小学心理健康教育工作中有着特别优势。本章内容基于清华大学心理系与北京幸福公益联合推出的"抗击疫情，心理援助"系列公益培训课程《团体辅导在灾后中小学班级辅导中的应用》修订而成，希望能对此次新冠肺炎疫情，以及日后可能发生的重大灾难后的中小学生的心理重建工作有所助益。

第一节　灾后中小学班级团体辅导课程的设计与实施

一、班级团体辅导的定义

班级团体辅导是"以全班学生为对象，运用适当的辅导策略或方法，借助团体互动，协助学生重新评估自己的思想、情感和行为，调整认知和增进应变能力，以预防或解决问题并激发学生潜能"（李坤崇，2010）。

班级团体辅导是团体辅导的一种，是团体辅导与中国学校特色相结合的本土化的团体辅导方式。它是以班级为单位，以班级内所有学生的成长需要为辅导目标，以团体辅导相关的理论与技术为指导开展的心理辅导活动（樊富珉，2015）。

二、中小学生灾后常见应激反应

（一）应激及创伤后应激反应

应激是指人在生活适应过程中，由实际上或认识上出乎意料的或难以应对的内外环境所引起的一种倾向于通过多种生理和心理反应表现出来的身心紧张状态。短暂的应激反应有利于人们集中所有力量和注意力完成当下的任务，但长期的应激反应会给人造成精神困扰，影响身心健康。

（二）中小学生灾后常见应激反应

听闻或亲历诸如地震、火灾、瘟疫等重大突发事件后，中小学生易出现的典型创伤后应激反应体现在情绪、认知、行为及生理等不同层面。这些反应是非正常时期的正常反应，从某种程度上来说，对机体健康有保护作用。

中小学生灾后常见应激反应如表 13-1 所示。

表 13-1　中小学生灾后常见应激反应

情绪方面	恐慌害怕、焦虑不安、担忧、无助、自责、愧疚、愤怒、易激惹、孤独、难过、麻木、抑郁、漠然等
认知方面	注意力不集中、记忆力下降、无法专心学习和思考、对学习失去兴趣、不自信等
行为方面	警觉性增高、易哭、好发脾气、攻击行为、吮手指、人际冲突、反复洗手、过分依赖、回避行为等
生理方面	入睡困难、易惊醒、头疼、噩梦、暴饮暴食、没有食欲、哮喘发作等

从长期来看，经历灾难的中小学生创伤后应激反应随时间变化的特点主要分为以下几种类别：（1）心理韧性（占 60% 左右），即受灾难影响产生短暂的应激之后，很快恢复到灾难前的心理健康水平；（2）心理恢复（占 30% 左右），即受灾难影响产生强烈的应激反应，在较长一段时间逐渐恢复到原有的心理健康水平；（3）持续受损（占 5% 左右），即受灾难影响，身心严重受损，长期持续，难以恢复；（4）延迟受损（占 5% 左右），即在灾难当下没有明显的应激反应，但一段时间后逐渐表现出情绪困扰或行为问题。创伤后应激反应长期得不到缓解，持续发展为心理障碍，称为创伤后应激障碍（刘正奎，2020）。

三、灾后班级团体辅导的意义

（一）灾后学生心理健康维护与促进的需求

2020 年一场席卷全球的新冠肺炎疫情给学生的心理健康、生活学习及交往方式等都带来了很大挑战。居家防疫时的恐慌、无助、焦虑、紧张等情绪体验；网课学习、长期居家防疫所带来的对学习、生活方式转化的不适应；复课复学后的学业压力、人际互动方式不适、对疫情传播的恐慌、担忧等因素，都在某种程度上影响着学生的身心健康。

（二）能够提供专业心理援助的人力资源有限

2015 年 8 月，教育部根据《中小学心理健康教育指导纲要（2012 年修订）》（教基一〔2012〕15 号）印发的《中小学心理辅导室建设指南》的明确要求，中小学心理辅导室至少配备 1 名专职或兼职心理健康教师。事实上，能够系统开展学校心理健康教育与辅导工作的专业人员很有限，能够提供专业心理援助工作的人员就更加有限。在巨大的服务需求与能够提供专业心理援助的有限人力资源之间，实施班级团体辅导会是快捷高效的一种形式。

（三）以班级为单位的学生团体辅导的可行性

在我国中小学，班级是最基本的单位，学校的教育与教学工作大多是以班级为单位进行的，学生的学习和生活也基本都是在班级环境中进行的。班级是除了家庭之外，学生接触最多的团体，是他们学习和生活最重要的场所，是学生人际交往和个体社会化的重要环境。

灾后班级团体辅导既可以利用班级本身的团体动力促进班级内每个学生的个性健康发展，也可以在班级内营造温馨的氛围，增进同学间人际情感的联结，不仅有助于学生情绪的疏解、问题解决能力的提升、学习效率的提高，对于学生人格健康发展和预防及解决学生在灾后可能出现的心理问题也是非常重要的。

（四）安全团体环境下的交流本身有疗愈功能

精心设计的班级团体辅导活动，很容易营造出一种友好、温暖、安全的活动氛围。当同学有机会坐下来与老师、同学在一起，分享和交流彼此的经历及感受时，过程本身已是很好的自我梳理及疗愈。当得知他人与自己有着相似的经历或感受时，普遍化反应有助于缓解他们内心的焦虑。同学所分享的解决问题的方法及策略，对自身也是很好的借鉴（见图 13-1）。

（五）在重大灾难中应用团体形式提供心理援助是国内外常用的有效方法

近年来，地震、海啸、泥石流、洪灾、飓风等自然灾害频发，火灾、爆炸、车祸、暴恐及重大突发卫生事件等人为灾害也时有发生。相关研究表明，在2003年SARS、2008年汶川地震等重大灾难中，应用团体辅导形式对受灾难影响的人群及相关救援人员等提供心理援助是最常用的有效方法，省时高效，在危机干预及心理复建工作中有重要作用，（见图13-2）。

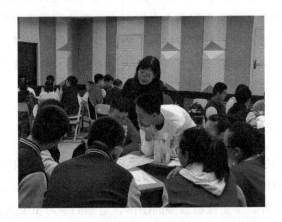

图 13-1　抚顺二中高一年级学生班级团体辅导课堂

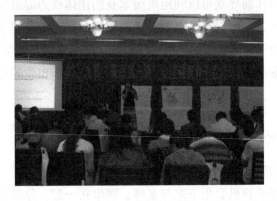

图 13-2　云南鲁甸 8·03 地震"震后第一课"心理健康骨干教师培训

四、灾后班级团体辅导的目标

（1）增强安全感和归属感。身安，方得心安。

（2）反应正常化。通过团体成员共同经验，让参与者有机会表达并了解自己的压力或危机反应，接纳这些反应，疏解压力和情绪，降低焦虑和恐慌。

（3）获得支持，建立和强化社会支持网络。

（4）找到应对危机的方法，发展或强化适应性的应变能力及问题解决技巧，以尽快恢复身心和人际的平衡。

（5）看到灾难事件中的积极元素和正面意义。

（6）预防创伤后应激障碍等问题的衍生。

（7）通过团体筛选出危机事件中心理受创伤较严重的成员，将其转介，使其接受进一步的心理或药物治疗。

五、灾后班级团体辅导的主题及课程形式

灾后班级团体辅导课程，有一次性的一个单元的主题活动，比如疫情之后我们针对即将参加中考、高考学生开设的"画说压力——考前心理调适"班级团体辅导课程，或以"我们又能在一起"为主题的灾后班级团体辅导第一课。也可以设计灾后心理援助的系列团体辅导课程，主题从协助学生重建安全感、促进社会支持、增强现实感、提升效能感、生命教育，到构建希望等，关乎学生灾后心理重建的不同层面和维度。

课程时长安排，需根据不同学段的年龄特点，采用不同的时长。一般情况下，小学段 40～45 分钟 / 课时，初中段 60 分钟 / 课时，高中段 90～120 分钟 / 课时。

表 13-2 呈现的是中国科学院心理研究所刘正奎博士主编的《新型冠状病毒肺炎疫情后中小学心理成长课》教师及学生用书系列单元主题。

表 13-2　单元课程主题

学　段	时　长	单元课程主题
小学低段 （1～3 年级）	1～6 单元 每单元 40 分钟	第 1 单元：我不怕——重建安全感 第 2 单元：我们在一起——促进社会支持 第 3 单元：感受说出来——表达经历 第 4 单元：我能行——提升效能感 第 5 单元：我要长大——生命教育 第 6 单元：我爱我家——构建希望
小学中高段 （4～6 年级）	1～6 单元 每单元 40 分钟	第 1 单元：战"疫"战士——重建安全感 第 2 单元："疫"动的心——促进社会支持 第 3 单元："疫"渡曲线——表达经历 第 4 单元："疫"时战袍——提升效能感 第 5 单元：生命之树——生命教育 第 6 单元："疫"后蓝图——构建希望

（续）

学　段	时　长	单元课程主题
初中学段 （7~9 年级）	1~6 单元 每单元 60 分钟	第 1 单元："疫"路平安——重建安全感 第 2 单元：心手相牵——促进社会支持 第 3 单元："疫"路坎坷——表达经历 第 4 单元：发现我的力量——提升效能感 第 5 单元：生命之歌——生命教育 第 6 单元：绿色家园——构建希望

六、灾后班级团体辅导课程的设计原则

灾后班级团体辅导课程的设计需遵循如下基本原则：

（一）紧贴学生实际诉求、针对焦点问题设计课程

无论是一次性的单元团体辅导还是一系列的心理重建课程，从主题、内容到形式的选择，一定要根据学生的状态及诉求确定，为学生的适应与发展服务。紧贴学生的状态及诉求，心理援助工作才可能真正有的放矢，富有实效。

灾后中小学生心理重建工作涉及方方面面，如何在有效的时间内更有针对性地开展工作，调研、聚焦是关键。通过课前问卷调查、学生访谈、教师观察及家长反馈等多种途径，了解学生实际诉求，聚焦焦点问题及诉求，确定工作重点及相关课程主题，是设计班级团体辅导课程的关键。

（二）界限适度，和学生在一起

在团体辅导课堂中，教师可以根据课程主题需求，精心选择热身活动、绘画、纸笔练习、角色扮演、视频赏析、故事接龙等方式，为学生之间充分碰撞、互动分享搭建平台，让学生站在课堂的最中央，尤其是对于中小学生来说，这是充分发挥学生主体作用的真实体现。教师放下高高在上的指导者的角色，充分发挥陪伴、引领、指导、支持的作用，在师生心灵共舞中促进学生心理成长，这是班级团体辅导课程的优势所在。

（三）以建立班级联结为主要目标，注重学生间的相互支持

灾后中小学生心理援助工作中很重要的一项任务是重启学生的社会支持

系统。所以，在课程目标设定及活动选择时，当以团体导向，以建立班级联结为主要目标，在活动中注重师生及学生之间的互动联结、相互支持。在一个安全、温暖的班级团体氛围中，适度的表达和分享，有助于学生归属感、融入感的增强，强化"我们在一起"的联结感。来自同学的经验或感受的分享，更容易让他们从中汲取经验，学习借鉴，更好地成长。

(四) 相信学生，注意利用学生的积极、正面资源

班级团体辅导课程设计在实施过程中，团体领导者需秉持一个基本理念——教师不是唯一的专家。要相信课堂里的每一个学生，他们是解决自己问题的专家。所以，在课程设计过程中，多给学生创设自我探索、表达分享、碰撞生发、资源共享的机会，团体领导者也需注意利用学生积极的、正面的资源，作为课程资源，引发思考和深入探索。

(五) 团体活动的选择要遵循 3P 原则

有效的团体工作与心理学的框架和范式息息相关，这是团体领导者工作的基础。在选择团体活动时，需要考虑到影响团体成效的三个重要因素：组成团体的成员（person）的个体特征、团体所处的进程（process）人际过程的变化，以及团体工作的目标（purpose），活动应为主题及过程服务，避免活动的堆砌。

七、灾后班级团体辅导课程的基本结构

(一) 建立联结

受灾难影响，中小学生的人际联结和支持系统常常被阻断或打乱，所以灾后复课，班级团体辅导课程的首要任务是协助学生重启支持系统，促进学生人际联结，顺利开启灾后校园生活。通过言语表达、故事分享、手语操等不同方式，启动情绪，促进联结，帮助学生感受到"我们又能在一起"的快乐，团体辅导课程已经成功一半。

(二)陈述事实

每个人都有自己的"灾难"故事。提供机会，帮助学生讲好自己的故事，过程本身既是梳理，更具疗愈功效。在灾难之中，有怎样的经历？感受如何？请尝试用一句话说明所经历的事实，不需要灾难细节的描述。重点在事情到底给自己的生活带来了怎样的影响。陈述事实的方式，可以用绘画表达，如"画说灾难""情绪图谱""疫渡曲线"等；可以用文字书写，如"战疫故事"（见图 13-3）等；也可以说出来，如"话说灾难"等。

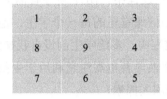 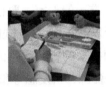

图 13-3　战疫故事：九宫格法

(三)分享感受

听闻或亲历灾难发生后，感受如何？情绪情感发生了哪些变化？通过想一想、画一画、写一写、说一说等多种方式，尝试将复杂的情绪梳理、表达出来，过程本身已经有很好的疗愈功能，"疫"渡曲线如图 13-4 所示。

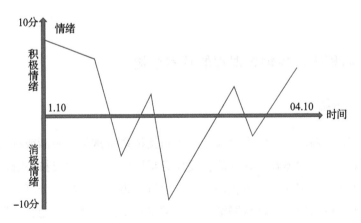

图 13-4　"疫"渡曲线

坐标系可视化呈现出新冠肺炎疫情期间的经历及情绪状况。在同学分享中会发现，有些经历及感受是相同或类似的，但个体之间也有不一样的部分。在此基础上，团体领导者进行必要的心理教育，将这些应激反应正常化、普遍化处理，原来这些反应是非正常时期的正常反应，而且不只自己一个人有这些反应。学生的焦虑、担忧情绪，在梳理呈现及互动分享中，得到有效缓解。

（四）探讨应对

灾难发生后可能出现许多现实的困境及应激反应，同学们是如何应对的？哪些应对方法是有效的？曾得到过哪些人的帮助？还有哪些问题需要得到帮助？这里其实是帮助学生发现资源、找到力量的特别重要的工作环节，可以从情绪聚焦的应对策略、问题聚焦的应对策略及意义聚焦的应对策略等三个层面进行探讨，即：如何调控情绪？如何解决问题？如何从事件或经历中找到积极意义？

每个人的经历及所拥有的资源不同，应对方法及策略也不尽相同。头脑风暴，分享自己的应对方法、策略、资源、经验，会增强自己的力量感、价值感；聆听他人的应对方法、策略、资源、经验，也是很好的同伴学习与借鉴的良机。团体领导者在学生探讨分享基础上的总结提升环节，更多强化指导作用。

（五）总结提升

在经历前面几个环节的呈现、梳理、分享、处理之后，我们可以从中有怎样的学习和成长？活动过程中有怎样的发现和收获？在接下来的学习和生活中，可能有怎样的变化？邀请同学仔细回顾和梳理，可以写下来与大家分享，也可以直接说出来与老师、同学共勉。编筐窝篓，权杖收口。这个总结提升环节，最大的妙处是可以让学生安静地梳理自己，将收获沉淀下来，并有机会与大家分享。同样一节课，每个人收获的点是不同的。分享过程本身，又是一次增进同伴互动了解、学习借鉴他人智慧的良机。

（六）建立新联结

班级团体辅导课程，是典型的结构式团体。课程开始时，通过热身活动启动情绪，建立联结。在比较充分的参与、体验和分享之后，团体结束前要协助团体成员处理好分离情绪。可以选择在"心心相印"或小组身体雕塑等仪式性的结束动作中，每人一句话表达感谢与祝福，说出小组的心愿；可以采取传统且高效的总结分享方式，每人三句话"印象最深刻的内容、真实感受、课后最想做出的改变"与组员分享；当然，也可以全班同唱一首歌或做共同的动作手势等，在精心设计的、有温度的彼此心与情感的联结中结束课程，定格美丽瞬间。

如果团体领导者是校外的心理助人者，课程结束前很重要的一个环节，是将所授课班级的孩子"交还"班主任或本校负责的老师，帮助他们建立新的联结。同时可以推介相关的专业资源信息，以备师生学习、借鉴。

（七）干预转介

灾后班级团体辅导课程还有一个重要任务，即在团体辅导过程中发现和筛查受创伤较严重的需要进一步干预的学生，做好后续干预及转介工作。

灾后班级团体辅导与校园危机事件后团体心理干预课程结构基本是一致的，这里呈现的是班级内无人员伤亡情形的课程结构，是学校心理老师在开展灾后班级团体辅导工作时可以参照的课程结构模式。如果是针对有人员伤亡状况的班级，在探讨应对环节之后，还需根据实际情况协助同学进行哀伤情绪处理，做好与逝者的告别分离工作。

八、灾后班级团体辅导的常用表达方法

在灾后班级团体辅导过程中，常用的表达方法有很多：绘画表达、舞动艺术、角色扮演、头脑风暴、纸笔练习、游戏互动、叙事表达、行为训练等。每个人的经历不同，感受各异，表达方式也可能有很大不同，团体领导者需要灵活应用。

在团体辅导过程中，每个团体领导者都有自己比较擅长的领域，所以，灾后中小学班级团体辅导课程法无定法，团体领导者需结合学生年龄特点、课程主题要求及自身擅长方法来选择适宜的方法，为课堂效果服务。选择表达方法时，需注意动静结合、团队与个别相结合、通俗与新颖相结合。

九、灾后中小学班级团体辅导活动方案设计（见表 13-3）

表 13-3　灾后中小学班级团体辅导活动方案设计（全景计划）

团体名称					
团体领导者	领导者		协同者		督导者	
成员性质	规模			背景	
时间场地	次数及每次时间			场地	
团体理论					
团体目标					
活动材料					
团体评估	过程和结果评估				
	团体互助状况和个别成员评估				
	备注				

十、灾后中小学班级团体辅导活动工具箱（见表 13-4）

表 13-4　灾后中小学班级团体辅导活动工具箱（以新冠肺炎疫情后为例）

阶段	特点	活动目的	备选活动
热身阶段	动类	启动情绪、促进团体联结、团队建设	拍拍操、手语操、握手接龙、大风吹、马兰花开、成长三部曲、相似圈等
	静类	启动思考、聚焦当下、促进内在联结	冥想放松、心情播报、视频分享、故事导入、人物"访谈"、问题研讨等
工作阶段	个人	表达经历、梳理情绪情感、减压助力、促进自我觉察	自画像、"画"说灾难、"画"说压力、战"疫"故事、"疫"渡曲线等
	团队	沟通合作、人际联结、团队建设、创意表达、增强团体凝聚力	他画像、绘画接龙、我爱我家、小组雕塑、班级树、"盲"行、驿站传书等
结束阶段	动静	总结提升、处理离别情绪、建立新的联结	收获与成长（一句话感言、三行"情书"）等表达性活动；手拉手、肩并肩、同心圆等仪式性活动；"相亲相爱一家人""感恩的心""怒放的生命"等手语歌类活动

活动成果举例如图 13-5 所示。

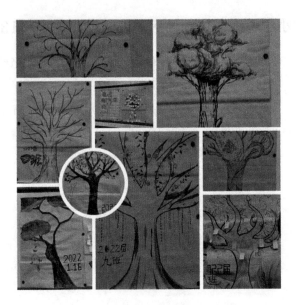

图 13-5 "班级树""希望树""生命树"

第二节 灾后中小学班级团体辅导课例解读

一、洪灾后中小学班级团体辅导课例

(一)课程背景

2013 年 8 月 16 日 11 时至 23 时，辽宁抚顺普降暴雨到特大暴雨，迅速形成洪涝灾害（见图 13-6）。根据抚顺市政府公布的数据，在一场突如其来的灾难中，抚顺市共有 204 个村 43.6 万人受灾，紧急转移安置人口 15.4 万人，因灾遇难 76 人，失踪 88 人。灾区群众经历了亲人死亡、房屋倒塌、家园损毁、校舍被冲、财物损失，心理上受到巨大的冲击和影响，产生强烈的恐慌、害怕、愤怒、内疚、悲伤、无助、担忧等情绪。目睹、经历灾难或有亲人不幸遇难的儿童青少年，也出现了紧张、害怕、不安、不敢入睡、噩梦、黏人、易哭等心理及行为反应。

为确保全市中小学 9 月 1 日顺利开学复课，市教育局、市教师进修学院组织全市有丰富心理教育及危机干预工作经验的中小学心理教师，针对受灾严重的

15所中小学生的实际诉求，设计并实施了一系列"灾后第一课"心理援助工作。

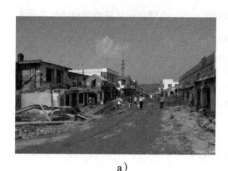 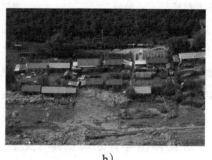

a)　　　　　　　　　　　　　b)

图13-6　抚顺8·16洪灾中受灾严重的村镇样貌

（二）理论基础

勒温团体动力学理论

场是融行为主体及其环境为一体的整体，场的整体性在于场内并存事实相互依存和相互作用的关系。团体凝聚力以团体共同活动为中介。在团体活动中，成员经过互动，彼此诉说自己的喜怒哀乐，从而增进成员之间的感情和思想交流。这时，如果彼此发生认同，互相满足心理需要，就会产生亲密感和相互依赖感，加大成员之间的相互吸引和团体对成员的吸引，在这样的团体中，成员心情愉快，精神振奋，行为、认知、情感一致，凝聚力高。

马斯洛需要层次理论

人类的需要包括生理需要、安全需要、爱与归属的需要、尊重的需要及自我实现的需要。这些都是人在生存过程中不可缺少的。灾难之中，人们的生理及安全需要、爱及归属的需要等受到严重影响。

（三）班级团体辅导课程方案设计

1.团体辅导设置（见表13-5）

表13-5　"我们又能在一起"团体辅导设置

课程主题	我们又能在一起
课程目标	协助学生处理因"丧失"引发的负性情绪及反应，增强应对困境的勇气和力量，与师生重建联结，顺利回归校园

（续）

课程时长	60 分钟	课程场地	有可移动桌椅的学校团体活动室
成员	六年级某班学生 45 人	课程形式	班级团体辅导
主要方法	游戏互动、绘画表达	团体带领	主训 +5 位助教，班主任
课程规则	主动参与，表达自己，倾听他人，暂停评价，保守秘密		
活动备品	每人 2 张 A4 纸，每组 1 盒 12 色彩笔，每组 1 张海报纸（每组 8 人）		

2. 团体辅导计划与安排（见表 13-6）

表 13-6 "我们又能在一起"团体辅导计划与安排

阶 段	目 的	活动内容	时 间
启动阶段	放松身心，活跃气氛，互助合作，形成小组	1. 团队启动：团体领导者介绍自我及团队，说明团体目标，说明活动设置及规则，盖章承诺 2. 活动破冰：手语操－握手接龙－报数分组－确定组长	15 分钟
工作阶段	协助学生梳理丧失和感受，表达情绪和困扰，学习应对策略，对未来充满希望	1. 绘画表达，主题《不见了》 2. 绘画表达，主题《我们还有》	35 分钟
结束阶段	促进同学之间相互激励，强化积极的社会支持	1. 同心圆，每人一句激励自己和同学的话，结束小组活动 2. 邀请班主任来到学生中间，说说自己的感受、想法和期待 3. 班主任在学生的簇拥之下，课程结束，定格美丽瞬间	10 分钟

（四）团体辅导方案实施

1. 启动阶段

（1）课程启动，规则先行

活动目的：增强同学们的掌控感和安全感，让同学们可以更安心地参与活动，并从中受益。

活动实施：

在学生来到会场前，教室里播放着舒缓的背景音乐，已经营造出一种安全、温暖的氛围。课程开始，团体领导者首先介绍自己和团队，说明来意与期待、课程目的与设置，以及课堂基本规则等。

"同学们好，我是白老师，曾参与汶川地震、甘舟曲泥石流及雅安地震等灾后心理援助工作。今天'开学第一课'，将由我和我身边的几位志愿者老师与同学们一起度过。

"半个月前，一场突如其来的洪水，给我们的生活和学习都带来了巨大的冲击和影响。洪水已经退去，在社会各界的关心和帮助下，我们的校舍已得到及时的维修和整固，同学们也准时开学回到了久违的校园，可喜可贺。但洪灾带给我们的影响，可能还会持续，有些记忆可能终生难忘。

"课程大概持续一个小时，主要想跟同学们一起梳理、回看这场洪灾给我们带来了哪些影响，大家是怎么应对的，如何从这场洪灾经历中学到更多积极应对的方法，有更多的学习与成长，更少的负面经验或影响，我们将如何开启新的学期生活。期待今天的课程，我们可以一起来探索。

"为确保大家安心参与活动，我们特地准备了一个大家可以共同遵守的课堂规则：'主动参与，倾听他人，表达自己，不打断，不指责，守秘密！'如果能做到，我们就一起来盖章承诺！每人伸出右手大拇指，与身边的同学一起，大拇指一扣一按，我们一起盖章承诺，用规则来保护课堂！"

一番话，与刚刚回到校园的同学们建立起心的联结。拇指盖章承诺，以孩子们喜欢的方式呈现，一下子让课堂灵动起来，课程正式开启。

（2）《Hi，可爱》手语歌，启动自我

活动目的：活动热身，启动身心

活动实施：亲历过暴雨洪灾的孩子们，刚刚回到校园，面对陌生的老师、不一样的课堂形式，感到紧张、拘谨，甚至不安等都是正常的反应。在盖章承诺、童心活力初现的基础上，带领孩子们一起学做《Hi，可爱》手语操，边唱边动，温暖而灿烂的笑容荡漾在脸庞，孩子们一下子可爱了很多，整个场也跟着热起来了，孩子们参与课堂的热情启动了。

（3）握手接龙，师生联结

活动目的：在欢乐互动中启动情绪，促进联结

活动实施：

请同学们离开自己的位置，走到想去问候的同学身边，两人亲切握手，

真诚地彼此道一声"很高兴见到你，我们又能在一起！"然后，通过"石头剪刀布"猜拳活动，得出胜负。胜者为龙头，负者为龙尾，站在龙头身后，将双手搭在龙头的肩膀上。龙头带着龙尾，再去遇见下一个同学，握手问候，猜拳接龙，以此类推，很快全班排成了一条长龙。邀请"龙头"同学发表一句"龙头"感言，然后龙头龙尾相接形成一个闭环（见图13-7）。

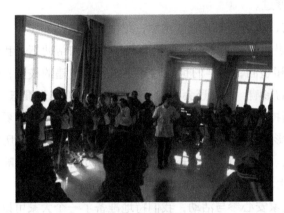

图 13-7　握手接龙

行进中，请为前面的同学敲敲头、拍拍背、捶捶肩、捏捏腰，帮助同学放松一下紧张的身体。为了增强动感，可以带着同学一起唱儿歌"一比一比敲敲，一比一比敲敲……"，1分钟后向后转，道声谢谢，然后用同样的动作帮助前面的同学，让爱传递！

可以想见的情形，同学们从开始入座时的紧张、拘谨，到《Hi，可爱》后的笑脸洋溢，再到"握手接龙"后的团队启动，热身环节破冰工作圆满完成。

1～5报数分组，报数为"1"的为第一小组，以此类推，形成5个小组，助教老师进入各小组协助带领，确定小组长，准备进入团体工作环节。

2. 工作阶段

（1）主题活动一：不见了

活动目的：协助学生梳理、表达情绪及感受，反应正常化处理。引导学生面对、接纳丧失，增强现实感。

活动实施：

1）调息练习

请同学们选择一个舒服的姿势坐好，把双手放在小腹部，调整一下呼吸，我们一起来练习一下腹式呼吸。深深地吸气，感觉到腹部像气球一样充满气体，然后再慢慢地呼气，将腹部所有的气体呼出。双手在小腹部，旨在协助检测是否在用腹式呼吸。如此练习3～5次之后，告诉同学们，当自己感觉到紧张或是难过想哭时，可以尝试通过调整呼吸的方式，让自己的情绪渐渐地稳定下来。检测一下，同学是否学会。

2）"画"说灾难，疏解情绪

每人一张A4纸，每组一盒彩色水笔。告知同学们接下来要做一个绘画表达，旨在协助同学们梳理一下近一段时间的经历与感受，不是美术课，所以不用担心画得好坏，只管用心描绘表达即可。

指导语：现在请同学们闭上眼睛，回顾一下，在这次洪灾中，我们的家园、学校，我们的生活、学习都可能受到了很大的影响。很多喜爱的东西，可能已被洪水卷走。曾经快乐的感觉，也可能暂时无影无踪。有些影响看得见，有些影响（如糟糕的记忆或难受的感觉等）可能看不见，摸不着，一旦想起心里不舒服。这些记忆或感受，若能及时疏解，将有助于我们的身心健康与发展。现在，我们就一起来尝试着对这些不愉快的记忆或感受做一些工作，以"不见了"为题绘画表达。

在大水过后，你有什么不见了呢，可不可以画出来，你在这段时间感受如何，你的心情如何。请同学们以"画说洪灾"为题，在A4纸上画出自己在洪灾中的"丧失"及感受（见图13-8）。

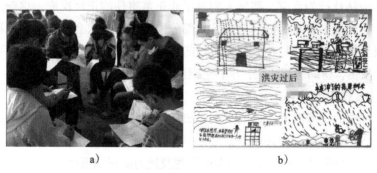

a)　　　　　　　　　　b)

图13-8　课堂习作《洪灾过后：不见了》

绘画表达环节一般5～8分钟，视情况而定。当整个教室安静下来的时候，孩子们的情绪随着画面渐渐流露出来。有同学画出洪水之后书包不见了、花狗不见了、歌声不见了、好朋友的笑声不见了的遗憾；有同学画出洪水之中屹立不倒的一棵树的坚强；有同学画出和家人一起站在房顶躲避洪水的恐慌；有同学画出邻家姐姐被洪水冲走离世的哀伤；有同学画出一颗大大的眼泪，旁边写了一行小字"给我最最想念的书包"……

助教密切关注同学状态，适时给予关照、支持即可，不鼓励同学放任负性情绪出来，以免影响其他同学的表达。这个环节，其实是帮助孩子在安全、可控的环境下打开创口，开始清创处理的第一步，孩子感到疼痛，或产生情绪是正常的，也是必然的。绘画期间，团体领导者需关注全场工作进展，适时调控。助教老师关照好小组同学即可。

3）小组分享，适时心理教育

"洪灾过后，都有什么'不见了'？心情如何？"分享环节，首先邀请小组同学就刚刚画的内容按照一定顺序依次分享，小组同学认真聆听，遵守"不打岔、不评价、不指责"等课堂规则。

经由绘画过程梳理呈现，其实孩子们的情绪已得到了一定程度的缓解，小组分享时基本都能比较顺利地表达了。个别同学产生情绪，紧张或流泪，表达不畅时，助教老师注意把控节奏，递上纸巾或请附近同学拍拍肩或握住手表达关爱，指导学生尝试一下课前学的深呼吸方式调控情绪，学以致用。

在同学们分享经历及感受的基础上，助教老师告诉大家，经历这样的一场突如其来的暴雨洪灾，大家有紧张、害怕、难过、生气，甚至愤怒、不敢入睡等情绪及行为反应，都是人们对于非正常事件的正常反应，这些反应是有利于我们提高警觉保护自己的。大部分人的这些症状会随着时间推移自行缓解直至消失，因为每个人都有很好的自我疗愈功能。当然，我们也可以主动做些事情，帮助缓解症状，早日恢复到日常状态。

4）发现资源，学习应对

在过去的一段时间里，同学们是如何应对洪水造成的困境及影响的？依然是助教带领小组同学按照一定顺序进行分享，每人分享的时间不超过1分钟。助教做好记录工作，用于后面的资源及能力的正向强化。

害怕或心里难过时，选择跟家里的小狗说说话，或是多跟爸爸妈妈在一起；多关注天气预报，预报有雨时会提前做好防范；晚上不敢睡觉时，请家长陪着自己入睡；难过时会选择自己偷偷地流泪，不想让爸爸妈妈担心；帮助爸爸妈妈一起收拾庭院，爸爸说一切都会好起来的；爸爸说再给我买一只小狗……

分享应对策略环节，同学们表现出了更积极的态度和更强的能力感，应对方法很多。这一环节既是向内找资源和能力的时机，也是向外学习同伴应对策略的良机，助教及时强化并总结小组同学的应对方法和策略，同时了解大家目前的问题及困惑，老师、同学一起支招，小组内团体动力得以充分发挥。

（2）主题活动二：我还有——找资源

活动目的：引导学生接纳丧失，找到资源，心向未来，在灾难中学习和成长。活动实施：

1）每人一张 A4 纸，每组一盒彩笔

2）"我还有"：画一画，写一写

指导语：请同学们以"我还有"为题，画出可以帮助自己渡过难关、拥有美好未来的资源和财富，可以是来自自身的、家人的、学校的、社会的，可以是来自物质的，也可以是来自精神的……在画的过程中请思考，我将如何运用自己所拥有的资源，更好地帮助自己和他人？此刻，我最想跟洪水中"不见了"的部分说些什么？请尝试分别用一句话来表达。

3）小组分享：说一说，听一听

本环节分两轮进行。第一轮，邀请小组同学展示和分享自己的作品《我还有》，每人在 1 分钟内完成。助教老师需特别关注同学们的支持系统和眼中资源，及时强化同学们在灾难中看到资源、看到未来和希望的积极思维特性，鼓励同学们学以致用。

第二轮，请小组同学每人一句话，之前画中"不见了"的部分，是联结，是表白，也是告别。为了增强与"不见了"告别的仪式感，此环节可以邀请小组同学全部站起来，陪伴每个同学表达告别之情。

4）大组汇报：每个小组派 1 名同学代表分享小组同学所拥有的资源

5）教师总结：正视丧失，珍惜所有，心向未来

一场大水，确实让我们失去了好多，小狗、书包、玩具、自行车、歌声、笑声、校园、欢乐……有些失去，永远无法再找回，也无从替代，但相关的美好记忆可以永远留存心中，比如逝去的亲人；有些失去，也可能永远无法再找回，但可以换新的，比如自行车、书包、玩具等；有些失去，可以重新

找回，只要我们愿意以开放的心态去面对、去努力，比如欢乐和笑声，以及我们对于未来的希望和梦想。学会面对丧失，接纳丧失，看到所拥有的资源和支持，找回重建希望和未来的信心和力量，正是我们在灾难中可以更好学习和成长的功课。学生课堂作品见图 13-9。

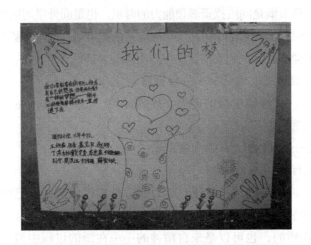

图 13-9　学生课堂作品《洪水过后：我们的梦》

3. 结束阶段

活动目的：促进同学之间相互激励、师生之间爱的联结，强化积极社会支持。

活动实施：

（1）同心圆活动：每人一句话，可以是课堂收获与思考，也可以是激励自己和同学的话语，然后小组同学以助教老师为核心，可以肩并肩，也可以手拉手，一起结束小组活动，回到大组。

（2）团体领导者邀请 2～3 位同学，分享在课程中的感受及收获。

（3）团体领导者总结回顾课程过程，旨在强化学生接纳现实，以积极资源取向行事，师生携手，共渡难关，开启新的篇章！（见图 13-10）。

（4）最后环节，邀请班主任老师来到学生中间，说说自己的感受、想法和期待。背景音乐《阳光总在风雨后》响起，班主任在孩子们的簇拥之下，定格美丽瞬间。此环节最大的意义便是将进行过心理"清创"处理的孩子们交还他们最熟悉、爱戴的班主任老师，协助他们重建联结。

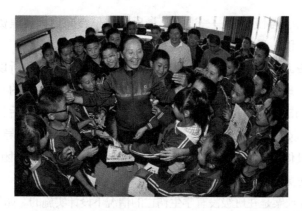

图 13-10　重建联结——课程结束前，将孩子们"交还"班主任老师

（五）课例反思

这个课程是 7 年前洪灾之后的"灾后第一课"班级团体辅导课程实施方案，并不完美，但在当时的设计与实施过程中，还是耗费了我们很多心思。

第一，**评估在先**。灾后心理援助工作特别重要的一点是做充分的评估，评估整体受灾情况及灾情带来的影响；评估学生的情绪、行为、认知及生理方面的反应症状，及反应比较严重的学生个体；了解班级中是否有学生或其家人遇难或重伤（重病）等。评估可以通过问卷、访谈或观察等多种方式进行，这样才可能在方案设计与实施过程中，实现有的放矢，精准施策。

第二，**充分备课**。灾后班级团体辅导工作，心理援助者或学校心理教师往往需要面对不同的班级，班情不同，课程实施方案也会不同。所以，一个课程，几套方案，从开始的热身、主题活动的选择及结束环节的设计，都可能因班而异。关键时刻，团体辅导工具箱里的备品充足显得尤为重要。

第三，**协同教学**。危机干预及灾后班级团体辅导课程，有助教协同教学是非常必要的。一方面是助教在小组里可以协助落实课程方案，带领小组成员有更深入的学习与思考。另一方面也是非常重要的一点是，助教可以协助处理一些"危机"个体，当课堂上有"危机"个体出现时，助教可在不干扰整体教学的前提下，协助处理"危机"个案。

第四，**科学实施**。灾后班级团体辅导课程活动设计启、承、转、合各个环节，一定要遵循心理"清创"基本程序——面对创口、清理创口、消炎杀毒、包扎创口、慢慢疗愈——进行，最后一定是转向积极聚焦资源和行动的赋权增能的过程，强调力量和复原力。

第五，**资源链接**。因班主任对学生及班级状况更了解，所以灾后班级团体辅导活动，班主任老师在身边通常更有助于团体辅导工作的开展。无论是校外心理援助志愿者，还是校内心理教师，班级团体辅导之后，协助学生与其班主任之间建立好心理及情感联结，更有助于班级团体辅导成效的显现。当然，要视具体情况而定，尤其是针对初高中学生的灾后班级团体辅导课程，征得学生意见更便于课程实施。

第六，本课案是在班级没有学生伤亡的情况下设计实施的。如果班级中有学生伤亡或其他危机事件发生，灾后班级团体辅导需首先聚焦哀伤辅导专题实施。

生活中灾难可能无处不在，无论地震、洪灾、泥石流等天灾，还是暴恐、爆炸及今年的新冠肺炎疫情等人祸，灾难发生后，都可能给相关人群的生活、工作、学习以及生命财产安全带来巨大的冲击和挑战，人们的心身健康可能受到严重威胁。所以，灾难后的心理援助工作不可或缺。灾难发生后，心理援助工作当有章可循，这里的课程设计及实施方案就是可以借鉴和迁移使用的框架性的东西。

二、校园危机事件后中小学班级团体辅导课例

(一) 课程背景

一位初一女生在家意外身亡。同学们得知后受到很大冲击。有同学害怕得不敢睡觉，有同学无法集中注意力学习，有同学悲伤难过哭泣不止，也有同学表现出愤怒不解……家长们向学校发出请求"帮帮孩子"，学校领导第一时间发出了心理危机干预请求。在初步评估、调研的基础上，精心设计并实施以班级为单位的危机团体辅导方案。

(二) 理论依据

哀伤辅导一般由专职的心理咨询师或有资质的团体辅导者帮助当事人在事故发生后的合理时间内，用比较合适的方式健康地表达出哀伤，并且能够用恰当的方式处理哀伤情感，克服障碍，以增进适应新生活的能力。

　　美国哀伤辅导专家 Worden 提出了哀伤辅导的四个任务：（1）接受丧失；（2）协助当事人正确处理哀伤情感；（3）协助当事人克服适应障碍，重新适应环境和自我世界；（4）协助当事人以健康的方式向逝者告别，重新将情感投入新生活。

（三）班级团体辅导方案设计

1. 团体辅导设置（见表 13-7）

表 13-7　"我们在一起"团体辅导设置

课程主题	我们在一起		
课程目的	在安全、支持、信任的氛围中，追忆缅怀，协助学生接纳现实；了解正常的哀伤反应和应对方式；协助学生宣泄情绪，提供社会性支持；初步评估，筛查出需要进一步干预的学生		
课程时长	60 分钟	课程场地	教室
成员	全班 25 名同学	课程形式	班级团体辅导
主要方法	艺术表达	团体领导者	主训师 +2 位助教，班主任
课程规则	表达自己，倾听他人，保守秘密		
活动备品	每人 1 张 A3 纸，每人 1 张彩色折纸，每组 1 盒 12 色彩笔，每组 1 包便利贴（每组 8~10 人）		

2. 团体辅导计划与安排（见表 13-8）

表 13-8　"我们在一起"团体辅导计划与安排

阶段	目的	活动内容	时间
启动阶段	建立联结 说明规则 心理评估 启动课堂	1. 团队启动：团体领导者介绍团队，说明团体目标、活动设置及规则 2. 社会计量评估：手臂测量法，了解学生受事件影响的程度及应对能力 3. 报数分组，每组 8~9 人	10 分钟
工作阶段	哀伤辅导表达情绪 拓展资源 学习应对	1. 冥想放松，再现情绪 2. 绘画表达，梳理经历 3. 小组分享，心理教育 4. 仪式表达，哀伤辅导	40 分钟
结束阶段	新的联结 生命教育 资源联结 携手同行	1. 便利贴上，一句激励自己和同学的话 2. 小组分享，相互激励支持 3. 回到大组，师生重新联结，班主任来到学生中间，说说自己的感受、想法和期待 4. 师生携手，我们在一起	10 分钟

（四）团体辅导方案实施

1. 启动阶段

活动目的：建立联结，增强学生的安全感和掌控感，启动参与团体辅导的积极性。

活动实施：团体领导者介绍自己及团队，说明课程目的、形式、时长及课程规则。

团体领导者：

"同学们好，我们是来自市心理援助工作站的老师。得知班里 X 同学意外离世，我们感到很遗憾，为之难过。同时也很惦记在座的每一位同学。不知大家这几天心情如何，有没有受到影响？你们是怎么应对的？我们今天过来，就是想跟同学们一起探讨，看看我们一起做些什么，可能帮助大家调整情绪，应对挑战！

"在今天的课程中，我们会邀请大家通过画一画、写一写、说一说、听一听等方式，对事件可能造成的冲击和影响做一些梳理，然后一起找到应对问题、走出困境的方法和策略。整个课程时长大约 1 个小时，希望可以帮助到大家。"

为便于活动交流，1～3 报数将全班同学分成三个小组，每组 8～9 人，选出组长。

2. 工作阶段

活动目的：协助学生表达情绪，整理心情，应激反应正常化，缓解内心焦虑，学习科学应对策略。

活动实施：

（1）冥想放松

指导语："今天在课程开始之前，我想请同学们跟我一起练习一种调息放松训练方法。现在，请你找一个最舒适的姿势坐好，双手搭在小腹部上。闭上眼睛，慢慢地深深地吸一口气，心中可以默数 1，2，3，4，双手能感觉到整个腹部在鼓起，像充满了气的气球。然后，再缓慢地呼出气体，在呼气的过程中也在心中默数 1，2，3，4，小腹收紧。再来一次。调整你的呼吸，现在感到很放松了。

我们再来做一次深呼吸。深深地吸一口气，感觉到整个腹部都在鼓起。然后，缓慢地呼气，将整个腹部的气体都呼出去。再来一次，深深地吸气……慢慢地呼气……这种深呼吸调息的方法，以后同学们可以经常练习，在情绪波动大或紧张害怕时，可以尝试着运用深呼吸来调整自己的状态，这就像汽车的刹车系统一样，可以很好地帮助、保护我们。"

（2）心情图谱——九宫格法

活动目的：绘画方式，协助同学降低防御，梳理情绪，表达感受，相互支持。

活动实施：

第一步：梳理情绪、表达感受

邀请同学们坐下来，调整一下呼吸，安静地回顾一下从第一时间听到同学意外离世的消息到现在回到校园，事件对自己的学习和生活等有哪些影响？心情是怎样的？有哪些变化？当心情很糟糕的时候，那种感觉像什么？

团体领导者：让时间回到你刚刚听到 X 同学意外离世消息的那一刻。那是什么时间？什么地点？当时你在做什么？当你知道这个消息时，你当时的心情怎样？那时的你，脑中想到的是什么？你身体有什么不一样的反应？

事情发生以来，你的心情有怎样的变化？你的生活和学习受到怎样的影响？时隔几日，此刻的你心情如何？请你仔细地去体会它，并且接纳它。在面临这样的事情时，任何人都会有反应，虽然每个人的反应不尽相同，但这是正常的，请你不用担心或害怕。

已画好九宫格的 A3 纸，每人一张，如下图，每组一盒彩笔。慢慢地理出头绪，可以尝试着用一组图画或图形、文字等形式，将自己几天来的心情、感受描绘出来。这不是美术课，所以不用顾虑自己的绘画水平，尝试着以自己能懂的或喜欢的方式表达出来就好（图 13-11）。

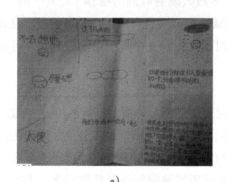
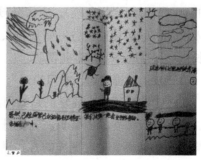

a)　　　　　　　　　　　　b)

图 13-11　哀伤辅导：同学离开后

学生利用九宫格方式梳理、呈现自己的情绪感受时，团体领导者及助教需密切关注学生的情绪状态。如果这时候有学生产生情绪，可以悄悄地递过纸巾，给他一些支持，不是让其情绪爆发出来，而是可以提示其运用课前学习的深呼吸调息方法，调控自己的情绪状态，平静下来，活动继续。这样做，既有利于学生学习自我调控情绪，也有利于整个团体辅导工作的运行。

通常情况下，同学们在写着、画着、梳理着的过程中，情绪会慢慢地平复下来。如果有个体情绪爆发，助教或班主任老师协助处理，可陪伴该同学暂时离开团体，单独处理。

在图画表达情绪的基础上，可以鼓励引导同学们用语言文字给每一幅图画或每一种心情注解一下，然后回头看看从开始到眼下，整个情绪经历了怎样的变化？这些变化是如何发生的？在这个过程中，自己做了哪些努力去调整应对？曾得到哪些帮助？

第二步：小组分享、心理教育

团体领导者组织小组同学在组内就九宫格内容进行分享。通常情况下，因为有了前期的想 – 画 – 写等过程，繁杂的情绪感受可视化呈现出来后，学生情绪强度已得到一定程度的缓解。这时学生再来分享经历及感受，通常会比较顺畅。

团体领导者可从情绪、认知、行为及生理等不同维度记录学生的反应及变化过程，然后进行必要的心理教育，告诉同学们经历这样的危机事件后，同学们出现害怕、无助、难过甚至生气、不敢睡觉、做噩梦等情绪及行为反应，是一个人经历一些重大创伤事件后正常的应激反应，从某种程度上来说，这些反应对我们是有保护作用的。大多数人随着时间的推移（大概一两周，有的人时间可能会长一些），症状慢慢减轻直至消失，恢复到原有状态，也有的人恢复时间可能慢一些。如果较长时间比如两三个月了还没恢复好，可在家长或老师帮助下寻求专业帮助。

第三步：发掘资源、学习应对

在过去的几天中，同学们是如何应对这些困境和挑战的呢？在这个过程中，还得到过哪些外界支持？为提升同学们的掌控感，此环节依然采用轮流分享、团体领导者适度调控的方式进行。比如有同学说自己"夜里不敢睡觉时，主动请求妈妈陪伴"，团体领导者可巧妙地询问小组其他同学"大家还有什么其他的好方法"，有同学表示"这两天睡觉时是开着灯、戴着耳机听音乐入睡的",有同学表示"白天跑步了,晚上又多做了 20 个俯卧撑,躺到床上就睡着了"。彼此回应,即很好的资源共享、相互支持、同伴教育的过程。

教师适度总结,强化学生分享到的积极的应对方法与策略,重要的心理教育。

第四步:表达哀伤、处理未尽事宜

同学每人一张彩色折纸。

面对同学的意外离世,大家可能有话想说,说给逝去的同学,也说给自己。现在,我们先来尝试着将要说给 X 同学的话,比如对其曾帮助过自己的感激、对其意外离世的不解、对失去她这位好朋友的遗憾,当然也可以是对 X 同学的特别祝福等,那些没来得及表达的、想要表达的、能够表达的想法和感受,可以说出来,可以画出来,也可以写出来,只要是自己此刻最真实的想法和心声!

向逝者表达哀伤、祈福的环节,在哀伤辅导中是非常必要而重要的环节,处理未尽事宜。写好后,请同学们将手中写有给 X 同学的话的彩纸,折叠成纸船或千纸鹤等他们熟悉的形状,面向小组中间椅子上的空纸盒,说出写给 X 同学的话,并将载有祝福和心声的纸船或千纸鹤投入空纸盒,向逝者告别。

征求学生同意后,将他们与逝者告别的"作品"全部收集到团体领导者手中,交由班主任协助统一处理。完成告别仪式!

3.结束阶段

活动目的:重新联结,回到当下,相互支持,心向未来!

活动实施:

邀请同学们擦干眼泪,调整呼吸,伸展一下身体,重新回到当下。

同学意外离世,确实给我们带来了很大的冲击和影响,大家都很难过……斯人已去,留下的我们会更懂得珍惜,珍爱所拥有的一切,珍爱生命中的每一天!此刻,同学们想跟自己说一句什么话?想跟身边的老师、同学说一句什么话?请写在桌前的便利贴上……人生路上,我们不知道会遇到怎样的困境或难题,永远记得方法总比问题多。有时候,善于求助也是强者的表现。

其实活动后半段就是一段生命教育的过程。每人一句话,送给小组的同学和老师，然后老师伸出右手，掌心向上，小组所有同学将右手搭在老师的右掌心上，大家一起加油"我们在一起"，结束小组活动。

最后，同学回到大组，手牵着手，进行一个联结、一个结束的仪式。

结束前，班主任老师一番肺腑之言，由心嘱托，充分肯定了同学们身上积极正向的品质、应对困境的能力和决心，同时告诉同学，老师就在他们身边，会陪伴他们一起走过青春时光。

（五）课例反思

第一，近年来，中小学校园危机事件时有发生，危机干预团体辅导工作是学校危机事件管理体系中一个重要组成部分，工作开展需在系统框架内科学有序实施。

第二，做好哀伤团体辅导前的评估访谈工作。对受创较严重或反应比较强烈的学生个体提前了解情况，进行必要的支持干预，再进行团体心理干预。

第三，课前调息放松训练，教会学生即时调控自己情绪的方法，是哀伤团体辅导中非常重要的环节和策略，如同开车先懂得如何踩刹车一样。"安全岛"技术或"蝴蝶拍"技术，都可根据实际情况选用。

第四，注意安全氛围的营造。一个安全、包容、接纳的环境，会有助于学生通过绘画作品这个媒介，袒露内心、表达感受、将情绪外化。安全是灾后心理干预顺利开展的一个必要前提。在安全的氛围中讨论和分享，帮助学生稳定情绪，拓展资源，学习应对，重启支持系统，在团体中有所收获和成长。

第五，与逝者"告别"环节，载有师生祝福、心声的"纸船"和"千纸鹤"等物品，可选择烧掉、埋掉、封存起来等师生觉得合适的方式进行统一处理。"告别，是为了更好地出发"。

三、新冠肺炎疫情后中小学班级团体辅导课例

（一）课程背景

2020年，一场突如其来的新冠肺炎疫情，给整个社会的经济发展、生产生活都带来了巨大的冲击和影响。中小学生的学习和生活方式也遇到了前所

未有的挑战，尤其是即将参加中考、高考的学生。居家防疫、出行受限、人际隔离、开学延迟、网课网考、超长假期、亲子冲突……

疫情之下，即将参加中考或高考的学生可能身处多重压力之下，有些压力或感受如同剪不断理还乱的愁绪，仿若鞋里的沙，有待及时疏解、清理，精心设计并实施一堂贴近学生心理特点及发展诉求的以压力管理为主题的班级团体辅导课程，将是雪中送炭之举，是疫后学生心理辅导之必需课程。

（二）理论依据

人际互动理论：人际互动理论认为人际沟通是指人与人之间运用语言或者非语言符号系统交换彼此的意见、传达思想、表达感情和需要的交流过程，是人们交往的一种重要形式和前提条件。而团体的过程就是人际沟通的过程，在有效的人际交往过程中团体的疗效因子才能展现，从而推动团体积极正向的发展。

考试焦虑的学生大多认为紧张的人只有自己一个，其他同学看上去都是胸有成竹的。在团体中通过互动，他们能够了解到这是一个普遍性的问题，只是每个人的表现形式有所不同。通过团体辅导，团体成员可以畅谈考试带给自己的压力，得到情绪的宣泄。在同伴的倾听与分享中体会到团体带给自己的温暖，逐渐改变自己不合理的信念，掌握缓解考试压力的正确方法，看到自己和其他成员的成长，以更积极的心态复习备考，迎接高考。

（三）班级团体辅导方案设计

1. 团体辅导设置（见表 13-9）

表 13-9 "画"说压力——高三考前减压助力团体辅导设置

课程主题	"画"说压力——高三考前减压助力团体辅导课		
课程目的	协助学生觉察压力、管理压力，积极心态，迎接高考		
课程时长	90 分钟	课程场地	宽敞明亮的团体辅导室
成员	全班同学	课程形式	班级团体辅导
主要方法	绘画、叙事	团体领导者	团体领导者，班主任
课程规则	表达自己，倾听他人，保守秘密		
活动备品	每人 2 张 A4 纸，每组 1 盒 18 色彩笔（每组 6~8 人）		

2. 团体辅导计划与安排（见表 13-10）

表 13-10 "画"说压力——高三考前减压助力团体辅导计划与安排

阶 段	目 的	活动内容	时 间
启动阶段	启动情绪增强团队凝聚力引入主题	1. 说明团体目标及活动设置 2. 热身活动：①拍拍操，②成长三部曲，③报数分组	20 分钟
工作阶段	觉察、评估压力梳理、呈现压力 管理、应对压力	1. 画说压力 2. 减压锦囊 3. 分享展示 4. 心理教育	60 分钟
结束阶段	与自己内心联结 与身边同学联结 与未来人生联结	1. 总结分享：我的"三行情书" 2. 送祝福：每人至少送出 10 份祝福 3. 在歌曲《怒放的生命》中结束	10 分钟

（四）团体辅导方案实施

1. 启动阶段

活动目的：温暖团体气氛，增强团体的凝聚力，让成员在音乐和热身操中启动情绪，进入状态，聚焦课堂。

活动实施：

在学生到来前，活动室里有着同学们熟悉的歌曲和暖洋洋的灯光，为学生营造美妙的心理氛围，温馨如回家的感觉，有着未成曲调先有情的奇妙之处。简单的师生问候，说明课程目标与基本设置后，团体辅导课程正式开启。

（1）拍拍操

活动目的：通过身体活动，热身，启动情绪，提升课堂稳定，激发参与热情。

活动实施：全体成员起立，跟随老师一起来做拍拍操，基本步骤如下，也可参见网上视频"金龙拍拍操"：

脑袋脑袋拍拍，肩膀肩膀拍拍；脑袋拍，肩膀拍，脑袋肩膀拍拍拍；左肩左肩拍拍，右肩右肩拍拍；左肩拍，右肩拍，左肩右肩拍拍拍；依次，左臂，右臂；左手，右手；左腰，右腰；左腿，右腿；左脚，右脚……

口令节奏越来越快，同学们的兴奋程度越来越高，唤醒身体，激发参与热情。一轮活动结束，同学们的精气神被激活，整个会场暖了起来。

（2）成长三部曲

活动目的：通过人际互动，促进相互联结；PK活动中的挫败体验，引发现实思考。人类进化，个体成长，都可能遭遇挫败，灵活应对，成功机会正蕴含在行动之中。

活动实施：

1）成长三部曲即鸡蛋变凤凰的成长过程：小鸡（蹲）——中鸡（半蹲）——大鸡（站立）——凤凰（回座）。

2）以"石头剪刀布"的方式进行PK，小鸡对小鸡，赢的晋级为中鸡，输的继续为小鸡；中鸡对中鸡，赢的晋级为大鸡，输的回到小鸡；大鸡对大鸡，赢的变凤凰回座，输的回到小鸡，重新再和小鸡PK。最后场上剩下"小鸡""中鸡""大鸡"三个同学。

3）只能同级PK，以规定动作告诉别人你的成长阶段。

4）请4名同学来做一次示范，确保大家了解活动规则。

5）活动开始，提示同学们注意体会过程。最后，邀请最先变凤凰的同学和留在场里无法胜出的三位同学，分享活动感受。

此处，同学们可以分享的点很多，比如面对挫折的态度、应对困境的方法与策略、一个人的归因方式、如何看待过程与结果等。面对新冠肺炎疫情挑战，高考生该如何做出思考和应对？简单分享，引出主题。此处重在热身，引发思考，不做过多探讨。

（3）报数分组

全体起立，围成一圈，1～6报数，所有报数为"1"的为一组，以此类推，全班分成六组，每组7～8人，围坐在一起，以最快速度选出组长。

2. 工作阶段

活动目的：通过活动呈现与分享，觉察自己的状态和目标，倾听他人的困惑及优势，彼此映照，相互激励。

活动实施：

（1）"画"说压力

活动目的：通过绘画表达，觉察并梳理自己的压力源及其影响，学习应对及管理压力的方法与策略。

活动实施：

1）活动备品：每人一张 A4 纸，每组一盒彩笔，每组一张彩色海报纸。

2）"画"说压力：以"画说压力"为题，描绘一下高考之际自己所感受到的压力。可以用一幅画或一组画来表达，也可以选择用图形及文字的形式来表达。本环节活动时长 10 分钟（见图 13-12）。

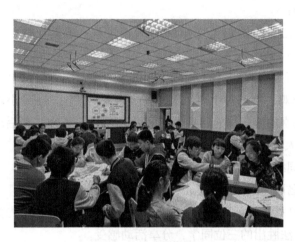

图 13-12 画说压力

绘画指导语：在刚刚过去的超长假期里，同学们可能经历了新冠肺炎疫情的生死考验，经历了居家防疫、网课、网考的各种挑战，过了一个永生难忘的超长高三假期。今天，我们终于回到了久别的校园和课室，在这里，我们将共同携手开启备战高考的冲刺时光！不知此刻的你已做了怎样的备考努力，也不知在座的你们对未来有怎样的期许，面临高考这样一次重要的人生大考，我们都可能感受到这样或那样的压力，有些压力可能来自亲人的期待，有些压力可能来自学业本身且时间紧迫，有些压力可能来自对考试过程及结果的顾虑，有些压力可能来自对未来的特别期许或不确定性的担忧……

适度压力将有助于我们集中精力复习备考及临场发挥，不当压力则可能如鞋里的沙如影随形，影响备考心情及状态。所以，为了更好地觉察和调整自身的压力状况，今天我们一起来就"压力"话题做一些工作。

现在，请同学们安静地坐下来，整个身体端坐在椅子的前三分之二处，头和脊椎在同一条直线上，双手放在小腹。闭上眼睛，全然地和自己的心身在一起。我们先来调整一下呼吸。慢慢地吸一口气，可以在心中默念三个数，1，2，3，吸气的时候，双手能感受到腹部在鼓起，像充满了气体的气球，然后再慢慢地呼出气体，双手能感受到腹部瘪下去，心中依然默念 3 个数，1，2，3。如此，3 至 5 个深呼吸，让自己全身心地安静下来。

当我提及"压力"一词时，在你的头脑中会出现怎样的一幅情境？对于即将到来的高考，你所感受到的压力是怎样的情形？压力之下的你是什么样子的？面对压力之下的自己，你最想说些或做些什么？现在，请同学们睁开眼睛，在 A4 纸上，将你所感受到的压力的样子画出来。不是美术课，所以不用担心画得好坏。鼓励大家运用手中的纸和笔，将自己所感受到的压力的样子创造性地表达出来，越有创意，越能表达你对压力的理解和感受越好。

团体领导者静静地观察同学们的绘画表达过程，对在绘画过程中产生情绪的同学给予及时关注与支持。有特殊情形，可以悄悄约定私下进行个别辅导。在同学们基本完成绘画练习后，团体领导者可邀请同学们给自己的作品起个名字并思考：目前最让自己感觉到压力的问题是什么？如果以 1～10 分计分的话，目前所感受到的压力水平在几分？这些压力对自己有怎样的影响？可将答案写下来。

3）小组分享。引导同学们就自己的绘画练习内容在小组内分享，由小组长带领，每人分享的时间不超过 2.5 分钟，可以从组长左手位同学开始顺时针进行，也可以大家一起商议决定谁先来分享。特别提示，分享期间，确保大家视线里只有分享者一个人的作品，专心聆听是对同学最好的支持（见图 13-13）。

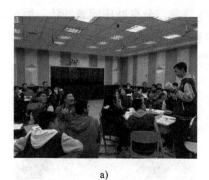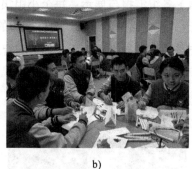

a)　　　　　　　　　　　　　　　b)

图 13-13　小组分享

4）大组分享。每个小组派一名同学代表全班分享。主要分享内容是小组同学所感受到的压力主要来自哪些方面？在同学们眼中压力像什么？压力计分情况如何？压力对同学们的复习备考及心身健康等有怎样的影响？每个小组汇报时间不超过 2 分钟。

5）心理教育环节。临近高考，感受到各种各样不同程度的压力，压力之下同学们所受的影响也各不相同，这对于经历 12 年寒窗苦读期待顺利应对高考的同学们来说，是再正常不过的事情，说明我们重视高考。心理学研究表明，适度的压力，将有助于学习效率的提升。那如何保持适度的压力水平，做好压力管理工作？让我们一起来头脑风暴，共同寻找应对策略。时间为 5 分钟。

（2）解压锦囊

活动目的：充分发挥学生的主观能动性，头脑风暴，集思广益，共同学习应对、管理压力的方法策略，感受团体内相互学习、促进成长的课程魅力。

活动实施：

1）每组一张彩色海报纸，一盒彩笔。

2）减压锦囊妙计：请同学们结合组内同学所感受的压力状况，头脑风暴，给出复习备考期间有效应对压力的锦囊妙计。鼓励同学们创造性地解决问题、提出应对及管理压力的有效策略。小组选出代表将组员分享的锦囊妙计记录在海报纸上。想出的方法越多越好，越有创意越好，越实用越好。

3）小组压力雕塑：请你以小组为单位，鼓励同学们集思广益，运用小组集体身体雕塑的形式，创造性地表达出"压力之下的我们"主题。

4）各组汇报与展示：每个小组集体登台，分享减压锦囊妙计，展示并分享小组"压力之下的我们"身体雕塑的意涵。拍照留念，定格美丽瞬间。

5）团体领导者小结压力之下的智慧（见图 13-14）。

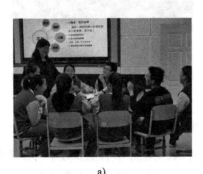 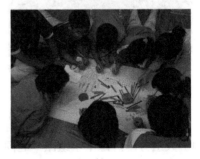

a)   b)

图 13-14 "话"说压力与减压锦囊

3.结束阶段

灾难与意外，是挑战，更是机遇，让我们可以安静地聆听到自己内心最真实的声音，也让我们可以暂时地放慢脚步，厘清自己的方向，孜孜以求，静待花开！

（1）我的"三行情书"

一句话写下自己本次课程中的收获与感悟，并以"三行情书"的形式给即将参加高考的自己送上祝福，在小组内分享。

（2）特别的仪式，结束小组活动

小组同学可以肩并肩、手拉手、头碰头、拇指相牵"心心相印"，也可以组长伸出右手掌心向上托起全组同学的右手……只要是大家喜欢的方式就好，集合起全组同学的信心和斗志，互相鼓励加油，心手相牵，定格美丽瞬间，结束小组活动，回到大组。

（3）送出祝福

团体领导者邀请班级所有同学，每人至少向10位同学送出祝福，一起为高考努力、加油，课程在一首《怒放的生命》歌声中定格。针对这次疫情，团体领导者在课程结束时，面对中高考学生意义的提升尤其重要。

灾难和意外是挑战，更是机遇，它让我们可以安静地停下来，暂停一下，思考一下，理清自己的方向，然后重新出发。在这样的活动中，我听到了大家的烦恼、困惑，我更听到了你们的动力方向，也看到了你们有那么多的资源，重要的是在于行动。所以接下来的环节，就是请每位高三同学，给高三的自己写一封"三行情书"，来激励自己。

然后至少向班级的10位同学送出你的祝福。最后在《相亲相爱一家人》（也是我们课程的主题歌）这种很美的音乐中结束此次高三压力管理课程。

（五）课例反思

第一，针对中考、高考学生的考前减压助力班级团体辅导课程，已经开设多年，有多个版本，但是万变不离其宗。无论是地震、洪灾、泥石流等天灾，还是重大公共卫生事件及火灾、爆炸、校园危机事件等人祸，针对中小学生的心理减压班级团体辅导课程都是必需的。

第二，针对学生身心发展特点及实际的灾情特点，根据学生的实际需求，精心设计课程，心理辅导工作方能实现精准施策，有的放矢。

第三，班级团体辅导工具箱要丰富，这样在课程设计与实施过程中，才能真正根据学生的实际状况及时调整备用活动方案。比如热身环节，学生刚刚上完一节比较烧脑的文化课，或刚参加完考试，现在来上团体辅导课，我们就要想办法首先让他们的身体动起来；如果学生刚刚户外活动回来，满头大汗气喘吁吁的，则可以请大家安静坐下来，进行一段冥想放松，回顾一下整个高中历程，回顾一下在疫情的超长假期里自己是如何度过的，精心准备文字指导语，协助同学们与自己的内在情感联结，活动紧贴学生需求，掌握好节奏。主题工作阶段及结束阶段也一样，根据实际需求，同一主题以不同活动或方式展开。做到这一点，需要团体领导者平时多学习，多积累，多探索。

第四，整个课程可以有多种形式，游戏、绘画、雕塑、叙事、纸笔练习、视频、角色扮演、故事接龙等，以学生喜闻乐见的方式展开，重在参与、体验后的碰撞和分享，生成性的课程资源丰富，这也是团体辅导最大魅力的地方。当然，这对团体领导者的要求更高，要能够看到这些资源，抓到点，因势利导。

第五，每个学生都有被尊重和认可的需求，每个学生都有资源，所以，团体领导者在班级团体辅导中要做好导演工作，相信学生。课堂作品见图 13-15。老师搭台让学生唱戏，课程的主体永远是学生，而成长是永恒的主题，每个活动的开篇我们的承诺可以是盖章，可以是发誓、宣誓，也可以是心心相印，到结束时，每节课有一个结束仪式。这种仪式感、课程有始有终，是一个结构式团体很重要的部分。

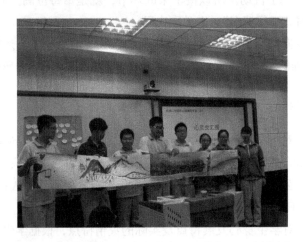

图 13-15　课堂作品——高三学生"画说高三，心灵交汇"

参考文献

[1]　樊富珉 . 结构式团体辅导与咨询应用实例 [M]. 北京：高等教育出版社，2015.

[2]　樊富珉 . 团体心理咨询的理论、技术与设计 [M]. 北京：中央广播电视大学出版社，2014.

[3]　陈丽云，樊富珉，梁佩如 . 身心灵全人健康模式 - 中国文化与团体辅导 [M]. 北京：中国轻工业出版社，2008.

[4]　刘正奎 . 新型冠状病毒肺炎疫情后中小学心理成长课 [M]. 教师版 . 北京：北京出版社，2020.

[5]　LEVINE P A. 心理创伤疗愈之道 [M]. 庄晓丹，常邵辰，译 . 北京：机械工业出版社，2017.

[6]　JAMES R K，GILLILAND. 危机干预策略（第 7 版）[M]. 肖水源，周亮，译 . 北京：中国轻工业出版社，2018.

[7]　DELUCIA-WAACK J L，GERRITY D A，KALODNER C R. 团体咨询与团体治疗指南 [M]. 李松蔚，鲁小华，贾烜，等译 . 北京：机械工业出版社，2014.

第十四章

眼动脱敏疗法的创伤团体治疗

::: 苏细清 :::

苏细清博士，吴日岚教授
中国香港浸会大学社会工作系
社会工作实践及精神健康中心

第一节　眼动脱敏疗法的产生及治疗原理

一、眼动脱敏疗法理论的诞生

眼动脱敏疗法（eye movement desensitization and reprocessing，EMDR），是指"眼动脱敏与再加工"治疗，简称眼动疗法。最早是由德国心理治疗学家夏皮罗（Francine Shapiro，1987）发现的。1987年，夏皮罗在一次偶然散步时观察发现，当困扰的思想（包括困扰性的记忆、信念、童年时的羞辱、当前工作中的挫折）浮现时，眼睛同时会开始快速地动起来，当思想重新在脑中浮现时，掌控他们的负面思想在很大程度上会被消减。

正常的人，创伤记忆是可以通过脑的信息处理，随着时间慢慢消除，从而恢复脑功能的。在解释一个人存在长期的创伤性记忆方面，夏皮罗（Shapiro，1995）提出了有关大脑记忆网络的理论，人的记忆往往整合了事件，事件所诱发的情绪，相关信念，当时现场相关的响动、声音、图像等。因此，当个人想到某种创伤性的画面时，可能不仅体验到创伤的感受，还会带有全身颤动、僵硬，甚至感到某种与之前一样的冰凉感，这种身体的感觉是其中的一部分。李（Lee，1991）基于夏皮罗的记忆网络假说，提出了扩展性的记忆网络模型。在一定程度上来讲，创伤记忆长时间被锁在大脑神经系统中，包括记忆所涉及的相关图像、想象、身体、情绪、信念以及环境信息等，脑神经的无效加工，往往跟我们的抑制性记忆相关联。

二、PTSD 的典型症状及对大脑的影响

夏皮罗最早使用 EMDR 处理的就是创伤后应激障碍（post-traumatic stress disorder，PTSD），在此简单介绍 PTSD 及其诱因。

（一）PTSD 典型症状

PTSD 的典型症状（American Psychiatric Association，APA，2013）包括：1）再次经历创伤事件的感觉（flashback）；2）持续性避免创伤性事件的刺激或相关的刺激；3）产生一些情绪或情感上的麻木感，没有太多反应，或者是面无表情；4）警觉性特别容易提升，稍有风吹草动，就觉得这个世界好像跟自己有很多联结，并且对这种联结感到非常恐惧；5）持续的时间较长，至少一个月以上；6）长时间之后，可能出现社会角色、社会功能的损伤。PTSD 的发生往往不会只出现单一症状，常有共病性特征，研究显示，超过 50% 的来访者伴有情感和焦虑障碍，接近 50% 的来访者伴有物质滥用障碍（Pietrzak，et al.，2011）。

（二）PTSD 的诱因

每个人的感受力、应对力，以及自己的经验和对不同负面事件的反应可能不同。有很多诱因可能诱发 PTSD，包括：

1. 直接创伤

包括家暴、性侵犯、大灾难的亲历者、丧亲等自己承受不了的某种创伤，比如汶川大地震对亲历者的影响也是比较深远的，直接反映出典型的 PTSD 症状（Cao，Wang，Wu，et al.，2018；周宵，伍新春，王文超，等，2017），性侵犯的受害者也经常出现典型的 PTSD 反应（Sandoval，2002）；美国"9·11"事件中的幸存者亦体验到典型的 PTSD 症状，深受其痛苦的影响。

2. 现场目击导致的创伤

比如目睹家暴的孩子可能受到创伤，常常被忽视或被遗忘（Holden，2003；Lehmann & Rabenstein，2002；沈庆鸿，2001）；在职场中目睹或经历被欺凌，罹患 PTSD 的概率明显提升（Nied，David，Degioanni，2006）。

3. 替代性的创伤

比如电视不断播放一些灾难性的画面，一些电视观众会有一些替代性的创伤反应。很多职业人可能出现 PTSD 问题，包括警察、医生，都可能产生一些替代性创伤的 PTSD 反应（Chen，Chou，Chen，et al.，2006；李序科，2008）；"9·11"事件后，现场救护、维持、善后的工作人员有较高概率罹患替代性的创伤后压力症候群（Luft，Schechter，et al.，2012）。

4. 长期压力诱发的创伤

长期累积的压力会对大脑产生功能性损害，而令个体产生创伤性的体验（Fugger，van Kampen，Mijnster，2004；Rutter，Moffitt，Caspi，2006）；

5. 负面生活事件诱发的创伤

负面生活事件也可能诱发创伤（Foley，Eaves，Wormley，et al.，2004），特别是对幼儿，幼儿的大脑可塑性特别强。如果幼儿发展所需的微观环境特别不好，比如家庭长期贫穷，父母长期对孩子语言暴力或体罚，可能诱发 PTSD，从而改变其脑回路，甚至改变其脑组织（Mead，Beauchatine，Shannon，2010；Carrion，Weems，Reiss，2007）。

（三）PTSD 对大脑功能的伤害

采用 MRI 扫描的研究显示，相对正常人来说，患有长期 PTSD 的来访者的海马体、杏仁核和前扣带皮质的体积明显比较小（Bremner，Randall，& Scott，et al.，1995；Karl，Schaefer，Malta，et al.，2006）；PTSD 来访者的去甲肾上腺素水平明显升高，而中枢肾上腺素能受体明显下调（Geracioti，Jr，Baker，Ekhator，et al.，2001），糖皮质激素水平长期降低而其受体上调，而且，左侧大脑功能相对不足（van der，Kolk，1997；Tian，Liu，Guse，et al.，2015）。当危险出现时，人的生存本能让人产生保护性的情绪反应，比如害怕或焦虑，令个体产生本能性的保护性反应，比如逃离危险的情境，因此情绪可以说是一种保护人的本能性生存机制。但是，当 PTSD 出现时，人的大脑功能失衡，出现信息处理的阻塞；"大脑无法区分安全或不安全状况"（意义丧失）（APA，2013）；"大脑无法区分是想象出的创伤还是正在遭受的创伤；出现"超唤醒状态，注意力狭窄，侵袭性创伤记忆再体验，反应麻木或逃避"（APA，2013；Mead，Beauchaine，& Shannon，2010）。

三、EMDR 治疗的病理性原理

有长期临床实践经验的心理咨询师或社工都相信，时间长短是判断精神病或心理疾病非常重要的参考轴。当问题累积久了，负面的心理创伤不仅反映为情绪感受、心理变化，还会反映在相关的脑回路和脑组织的变化，以及身体的一些负面反应上。

人的大脑通过休息可以处理信息，一般可以自动修复（recovery），如果长时间创伤性的事件没有被有效地处理，这些自动诱发的想法、情绪以及身体反应就可能以创伤性的记忆及失能的方式被存储，使得过往的负面情感和信念弥散于来访者当前的生活，成为负面记忆团，影响个人生活。大多数病理性问题都是由早期生活经验所诱发的，从而发展成为一个有关情感、行为、认知和身份结构的固化反应方式。当负面的生活事件出现时，个人的反应无法消除，就会被锁在神经系统中。科学家用大脑中的记忆网络来解释，当一个人的脑中出现一些不良事件，或是具有创伤性的事件，大脑本身是可以通过信息的转化和休息等进行自我修复的。但是，如果负面记忆和创伤性反应长时间存在于脑中的记忆神经网络，会以想象、声音、情绪、图像、信念以及相关的反应方式储存（Leed，2001；Shapiro，1995）。尤其在 PTSD 中，闪回的画面十分生动，你想起来的画面就像在你眼前，像录像机录下来的片段一样。神经系统（边缘系统）因为创伤后压力症状而失衡，神经递质和肾上腺素水平发生改变，导致大脑回路发生变化，比如负责处理情绪的杏仁核变大，前额叶和杏仁核之间的平衡被破坏，肾上腺素分泌失衡，导致很多负面记忆团无法被处理而储存在海马回中，神经回路无法以最佳方式正常运作处理信息，从而使得有关 PTSD 的图像、声音、情感和身体感受的信息被神经系统锁住，人容易陷入困扰状态（Shapiro，

1989，2005）。在这样的情况下，大脑功能不断被侵蚀，打个形象的比方，创伤性情绪体验记忆团堵住了记忆神经网络。如果创伤性事件长时间没有被有效处理，记忆和大脑就容易失能。在这种情况下，大脑的情绪系统，也就是杏仁核、海马回以及前额叶与创伤实际上是相互关联的。长时间没能有效处理负面的记忆团，会改变大脑的回路，被储藏的记忆和一些固有的反应会表现出来。被存储的记忆中的固有反应会导致无助、无希望感以及自我贬斥和缺乏效率的结果。

夏皮罗（Shapiro，1995，2001，2012，2014a，2014b）提出，当我们的创伤性情绪和记忆被锁在神经回路中，可以通过训练快速眼动，进行左右大脑的协作来训练大脑中间的胼胝体。也就是说，EMDR利用的是脑的可塑性，通过眼动（主要是有节奏的眼动），促进胼胝体所连接的左右大脑合作并进行信息处理，释放大脑信息，启动系统。一些锁在神经系统中的负面记忆团从长期的记忆中被唤起、激活，变成一个短期的可工作的记忆，令被锁住的创伤性或负面记忆团被慢慢打散，使得大脑可以对这些信息进行再处理，直至其最后消散。

EMDR对PTSD的治疗核心是注意二元聚焦（dual attention focused）（见图14-1），也就是双向式/对偶式的注意刺激。在注意的二元聚焦中，其中一个聚焦是对需要加工的被选定的目标记忆进行聚焦，另外一个聚焦是双眼转动过程中对外来刺激物（治疗师的手，音乐等）所带来的感官刺激进行聚焦。这种快速眼动刺激对偶式注意，就是大脑左右两个半球都要去注意。EMDR有节奏性的、旋律式的介入增进了两半球之间的沟通，使得大脑两半球之间的信息可以进行沟通和整合，令锁住这种创伤性或者负面记忆的画面慢慢被打散，最后可以被消化（Shapiro，1995，2001）。

完整的EMDR治疗包括三方面的工作：1）了解来访者创伤性反应的原始事件，治疗师对来访者自我认识的负面、正面的认知和情感进行全面了解，以建立需要消除的负面认知和情感，以及需要发展的来访者正面自我的框架；2）建立创伤性反应阶梯式的诱发事件；诱发基于当前内在和外在环境所反映的不良行为和负面感受，应用多次EMDR对这些阶梯式负面事件和反应进行逐步消减；3）治疗师应用EMDR，协助来访者建立一种新的自我认知方式，植入来访者期望的、积极的认知和行为反应，逐步提升来访者的自我效能感，以保持长时间的治疗效果。

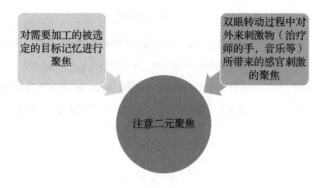

图 14-1　注意二元聚焦（改自 Shapiro，1995，2001）

第二节　EMDR 团体治疗的八个阶段

一、阶段一：来访者的历史

在这个阶段，治疗师需要评估来访者是否适合接受此疗法的治疗，并制订合理的治疗目标，预估可能的疗效。治疗师需要了解来访者的过往历史，比如创伤性事件及来访者的感受和生理反应等，可以利用以下指导语确定来访者呈现出来的问题（presenting problems），了解最近一个月来访者创伤反应的状况，包括频率、时间、地点、特别的刺激；以及创伤反应的模式，包括诱发创伤的刺激特征，来访者的认知，诱发出的情绪和行为反应模式，特定的内在情境、认知、感受（5W），最初发生的原因或事故（initial cause or incident），持续时间（duration）。对来访者历史的了解详见表 14-1。

【指导语】：我们常会对自己的经验做一些反省，请你尽可能准确地告诉我令你不舒服的感受发生在哪里。当然，有些事情可能会随时间发生改变，有些可能不会，但我们不做任何假设。请准确地告诉我，这些令你不舒服的事情在哪里发生，暂时不讨论它们是否应该发生，让其自然发生。【请告诉我你需要停止的信号（可以是手势等信号）】

表 14-1　来访者的历史

诱发的事件	什么影像是最令你不安或烦扰的?(事情、地方、时间、人物)
诱发的情绪	当你想起这个事件时,你察觉到什么?(情绪词语)
主观烦扰程度评估	0 分(没有任何烦扰或影响)至 10 分(非常严重的烦扰或影响)
负面的自我认知模式	你从这个事件中得出的自己的形象是什么?(负面的自我概念)
反应模式	
呈现频率	
持续时间	

二、阶段二:来访者的准备

来访者的准备包括练习 EMDR、建立安全地方,并设置一个停止信号。

了解来访者历史后,治疗师要协助来访者做好准备安全地进入重温创伤记忆的阶段,在这个阶段要教导来访者放松自己的技巧,并建构和加固来访者感觉舒适的安全地方(safe place),使来访者在治疗过程中可以获得足够的休息,有平和的情绪。

(一)练习 EMDR 的手法

练习 EMDR 的手法称为 Bilateral(BL)练习。

在这个阶段,治疗师在充分了解来访者创伤性记忆的内容后,需要进一步了解治疗关系中的来访者能接受什么方式的 EMDR,测试治疗师与来访者之间的身体距离和舒适感(治疗师的手与来访者眼部的距离),确定治疗师移动双手带动来访者眼睛的频率,采用的眼动方向是平移还是倒 8 字,还是采用对角线方式等双边刺激(bilateral stimulation,BLs)(见图 14-2)。如果来访者面对治疗师双手感觉不舒服,可以用音频来引导。总之,以来访者的舒适度为主要指标来最终确定治疗方式。

治疗师与来访者进行几组 Bilateral 练习,并设置一个停止信号(可应用于每个阶段的情绪唤起,在来访者无法承受时协助来访者停止并进入安全岛),治疗师可以提示"任何时候,若你感觉你需要停止,举个手示意下"。

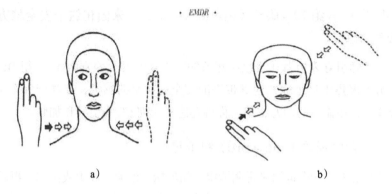

图 14-2　Bilateral 练习

（二）安全地方（安全岛）(safe place/island) 的确定和固化

由于治疗目标是创伤性的记忆或创伤性的情绪反应，因此 EMDR 团体治疗容易诱发来访者的恐惧或创伤性反应。来访者的创伤性问题在根本上反映了其强烈的身心不安全感，安全岛的建构有助于来访者在之后的治疗过程中，在面对难以承受的创伤性体验唤起时，有一个安全的地方可以退回。因此，确定来访者心目中最舒适和最安全的地方，是治疗前最需要准备的一步。安全地方的确定和固化可依下面八个步骤进行。

1. 想象（image）

界定一个"安全地方"(identify an image of a "safe place")。

2. 情绪和感受（emotions and sensations）

让来访者专注于想象，感受在这个安全地方的情绪，界定一个能体验到快乐的身体感受的位置。

3. 提升（enhancement）

让来访者在这个安全地方充分感受和体验安全、舒适的感觉，并记住这样舒适、安全的感受和相关的景象，包括安全地方带来的情绪感受和躯体感受等。

4. 用 4～6 组 BLs 眼动（eye movements）来固化这个安全地方给自己带来的感受

治疗师引导来访者在自己所想象的、喜欢的安全地方做 4～6 组 BLs，加固来访者聚焦于这个地方为其带来的安全、和平的感觉，专注于那个可以感到身体放松和愉悦的地方，用"你现在感觉如何？"来引导和加固。

5. 暗示的词语（cue word）和手势

请来访者用一个词语来说明情境，如放松、沙滩、高山或树木，再做 4～6 组 BLs 眼动，并让来访者用某个手势来告知治疗师进入了安全地方。比如"当你进入这个地方的时候，请你动一下你的右手食指（可以指明手指或者让来访者自己选择），让我知道你已到达那个地方（等待当事人做出反应）"。

6. 自我暗示（self-cuing），内化安全地方（安全岛）

引导来访者自我启动并重复自己进入安全地方（安全岛）的练习程序，自我进行引导并在脑内呈现能诱发积极感受的情境和词语，可以不做眼动。如果来访者较难自主进入安全岛，可以教来访者做深呼吸，并以蝴蝶拍方式自我安抚，再做 4～6 组 BLs 眼动来练习进入安全岛，直至来访者比较容易进入。

7、带有困扰的暗示（cuing with disturbance）

当顺利确定安全岛，且来访者较容易自我引导进入安全岛时，治疗师可以请来访者练习 BLs 来消减干扰。治疗师请来访者做一个深呼吸，并让来访者提出一个令人不安的事件，请来访者注意这个事件所伴随的负面感受，在聚焦这个事件或感受时，治疗师引导来访者做 4～6 组 BLs 眼动，逐渐引导来访者进入安全地方直至其负面感受或不安感被消除。

8. 带有困扰的自我暗示，自我引导进出安全岛

当来访者练习应用 BLs 眼动来消减不安和烦扰后，治疗师请来访者再提出一个诱发困扰性思维的事件，让来访者在遭遇困扰时，自我引导进入安全地方（to access the safe place），以测试来访者自我引导进入安全地方的顺畅性，检测安全地方的稳定性。在这一步骤中可以不做眼动。

简单来说，治疗师在协助来访者确定安全地方（安全岛）时，可以依据以

下指导语来进行，见表 14-2。

表 14-2　意象松弛（安全地方的确定）

腹式呼吸法做身体放松	现在，请你闭上眼睛，将注意力放在呼吸上，吸气时请用鼻子，缓缓深吸气（4 秒吸一口气），深吸气后在喉咙处停驻 1 秒，再用嘴缓缓呼出气，请闭住嘴，缓缓呼出一口气（6 秒呼完一口气），做两组
想象安全地方	请想象一下，你现在进入了你最喜爱的地方，是一个可以让你完全放松的地方，或许是在郊外，或许是在海边，又或许是在你自己家里
进入安全地方的手势	你进入能让你感到完全放松、安全、舒适的地方，无论这是什么地方，当你进入这个地方时，请动一下你的右手食指（可以指明手指或者让来访者自己选择），让我知道你已到达那个地方（等待当事人做出反应）
加强和固化在安全地方的感受	当你进入这里时，请你好好地感受一下周围的环境。你听到什么声音？留意一下周围有什么，空气中有什么气味吗？用你所有的感官感受一下……当你完全感受到这种松弛和舒畅的感觉时，请把你右手的拇指和食指指尖用力黏起来。对了，以后每当你想享受这种舒适自在的意境时，你只要把你的拇指和食指再次黏上，就好像现在这样，你便可以再次回到这个你最喜爱的地方，再次享受这个地方带给你的舒适自在的感觉。好了，现在你可以继续放松，进入一个更深的松弛感觉

三、阶段三：评估

在安全岛和停止信号建构成功后，治疗师需要充分了解来访者对于所经历的创伤性事件所呈现出的负面自我评价，以及自己所期望的积极的、正面的自我评价。首先，治疗师要与来访者协商一个选定的目标记忆、相关的景象、相关的负面消极认知（建议在刚开始时，与来访者选择一个相对不那么困扰的事件），了解来访者在这样的事件中期待自己成为怎样的积极自我（积极的认知），并对目标记忆所唤起的感受以认知的真实性（validity of cognition，VoC）做出评估，评估积极认知和感受的可信度或准确度。

比如，景象唤起，治疗师"今天你希望和我一起处理过往的哪个记忆片段"，来访者"夏令营团队选成员，我最后一个被选上"；治疗师"哪个情境代表那个事件（事故）最糟糕的部分呢？"，来访者"每人都被选为团队的一员，而我孤独地站着"；相关事件的负面/偏执的认知，治疗师"哪些词语最能描述在那个事件（事故）中你的负面/偏执的信念或认知"，来访者"我不够好"；积极正面的认知，治疗师"当你想到那个情境/事故时，你希望现在的你怎么做？"，来访者"做我自己就很好"；认知效度评估量表 VoC 对积极认知可信度的评估，治疗师"当你想到那个情境／事故时，你认为那些词语对现在的你来说，准确程度有多大？请用1～7分来评价准确性（1完全不准确——7完全准确）（重复积极的正面认知）"，来访者"勇气的水平？大约是3"；负面情绪唤起及主观困扰感觉评估，治疗师"当你想到那个情境／事故和那些负面词语（重复念出'我不够好'）时，你现在的感受是什么呢？"，来访者"被吓到了，受伤了，生气"；应用SUDs主观困扰感觉评估量表来评估这个负面情绪唤起的程度，以确定EMDR的眼动频率和治疗的进度，治疗师"那个事件让你现在所感受到的困扰有多大？以0～10分来评估，0分（没有困扰／自然的）——10分（最高程度的困扰）"，来访者"大约是5"；同时，创伤性事件诱发的感受反映在来访者的身体上，即对来访者进行身体扫描（身体感受的位置），治疗师"现在你感觉到的困扰在身体的哪个部位？"，来访者"在我的胸部和腿部"。

在这个阶段，有几个工具是可以使用的。有些来访者对自己的负面自我比较容易描述，但对自己期望的积极的自我认知，却难以表达。因此，治疗师可以预先使用正负情感（positive affect and negative affect，PANA）的认知或信念转化（见表14-3）来协助来访者在创伤事件上诱发负面的和积极的自我认知。

表14-3　PANA正负情感认知或信念的转化参考表

【指导语】 最近最困扰你的事件是什么 什么图片可以代表这个事件（什么图片代表事件中最糟糕的部分） 哪些词语可以最好地表达你自己负面的信念 当你想到〔重复刚才描述的情节〕时，你对自己有什么样的信念 作为一个人，你怎么描述自己（当XX情绪出现时你怎么看待自己）	【指导语】 当你呈现情节（事件）时，你期望在这个事件中，自己有怎样的积极的自我
负面信念	积极信念
我不值得爱	我值得爱，我可以有爱
我是一个坏人	我是好的（可爱的）伴侣
我是可怕的	我作为我自己很好
我不好，没有价值	我很有价值
我是可耻的	我值得尊重
我不可爱	我是可爱的

（续）

主观困扰程度评估量表 SUD 量表 0~10，0 代表"没有困扰"或自然的，10 代表"最高程度的困扰"，现在这个事件对你来说，你感觉到的困扰程度怎样	感受到积极信念的可信性评估 当你想到那个情境（事件）时，请以 1~7 来评估刚才描述的积极信念的准确性，1 代表"完全不准确"，7 代表"完全准确"

在整个治疗过程中，对负面自我认知的困扰程度的评估（SUD）与积极自我认知的真实性评估（VoC）实际上扮演着中央监控器（central monitor）的作用。如果来访者的自我困扰程度比较高，我们在脱敏的步骤中就要多进行几组 BLs，来协助治疗师和来访者对 EMDR 的脱敏效果形成一致性认识，以协调治疗的步骤。对积极自我真实性的评估，则决定了积极自我认知在植入过程中的工作成效与步骤。

四、阶段四：脱敏阶段

评估阶段之后，就是治疗最重要的阶段——脱敏阶段（desensitization）。治疗师要开始协助来访者逐步消减负面情绪感受，在这个阶段中，非常重要的是将主观困扰程度评估量表（SUD）作为中央监控器，决定治疗师与来访者的工作进程。脱敏中，治疗师可以结合眼动 BLs，应用这样的指导语来引导来访者："现在请你试想这个负面的影像以及相关的负面自我认知，并注意自己身体的变化，跟着我的手的移动，眼睛跟着移动，注意脑袋和脖子都不要动，只需要移动你的眼睛。"（BLs 眼动。）做 4~6 组后，"请深深地吸气和呼气，现在你感觉怎样？请用 0~10 分来评估那个时期给你带来的困扰"，在这个过程中，SUD 的评估程度如果没有消减，则可能要多做几组的 BLs 眼动，直到来访者感觉轻松，报告 SUD 困扰程度很轻，甚至没有。如果这个过程无法做到消减或脱敏主观困扰的程度，则可能需要回到上一个阶段重新评估其创伤性事件。

五、阶段五：植入

当治疗师协助来访者逐步消减原有的灾难画面带来的困扰，直至其可以轻松对待或将困扰全部消减时，治疗师可以进一步协助来访者植入"我最希望自己可以发展成为……"的积极、正向的自我认知和信念，固化积极干预效果。治疗师引导来访者做多组 BLs 眼动，并请来访者聚焦在"正向自我陈述和光明想法"，使得这些积极的自我认知和信念在脑海中与自己联结起来，"这些描述 XXX（正面积极的自我认知）的词语仍然适用吗？或者你想到什么更合适的词语"。多组的 BLs（4～6 组）的虚拟练习"以新的力量面对旧有创伤"后，治疗师用 VoC 来评估这个积极正向的自我认知对来访者当下有多强的可信度（真实度如何）："当你想到那个情境（事件）时，请以 1～7 来评估你刚才所描述的积极信念的准确性，1 代表'完全不准确'，7 代表'完全准确'。"（VoC 量表的应用。）"请你聚焦这些积极词语，并跟着我的双手做 BLs（4～6 组）"，再以 VoC 的评估结果来决定植入阶段的工作进程快慢和是否需要增加 BLs，当 VoC 的评估值越来越高时（VoC 值为 6～7 分），则说明这个植入是成功的，否则可能需要治疗师与来访者再次确认来访者在这个情境中最希望成为怎样的自己，重新进入植入阶段。

六、阶段六：身体扫描

治疗师协助来访者植入正向自我陈述和光明想法，使其在脑海中相连。当来访者的 VoC 评估分值为 6～7 分时，治疗师可以协助来访者对自己的身体感受位置（body sensation-location）进行身体扫描，"请闭上你的眼睛，专注这个事件或积极的认知，用心理感受来扫描你身体所有部位，告诉我你身体每个部位的感受，你身体的哪个部位有感觉 /（麻木或阻塞也是感受）你身体的哪个部位感到麻木"。来访者报告任何一种感知，都需要治疗师带着来访者进行眼动练习 BLs；"如果是一种积极 / 舒服的感知，请跟我一起做眼动来强化这样积极的感受"，做 4～6 组 BLs；如果一种不舒服的感知出现，再做眼动直到不舒服的感受消除，做 4～6 组 BLs，直到来访者身体的某个部位感觉轻松下来。

最后做一次全身的身体扫描，"请闭上眼睛，并在心中想象你期望自己成为 XXX（积极正向的自我认知），请将注意力放在身体的每个部位，我们从头部开始扫描自己的身体，聚焦自己每个部位的感受。现在开始，从你的头部逐步往下扫描，头部，面部，颈部，肩膀，胸部……若感觉任何部位紧绷、不舒服或难受，请立即告诉我"，来访者报告任何一种负面感知，都需要治疗师带着来访者进行眼动练习 BLs，直到来访者全身感觉比较轻松为止。

七、阶段七：准备结束

当来访者全身感觉比较轻松，可以用 BLs 引领自己减轻不舒服的感受，并对自我认知比较积极正向时，治疗师需要对来访者解说其在整个治疗过程中的感受（debrief the experience）及其变化，提示来访者在治疗中出现的、需要被注意的、新的领悟、想法、记忆或梦境，并准备结束治疗。治疗师可以应用的指导语为"我们今天所进行的活动可在下次继续，在下次来之前，你或许有，或许没有注意到一些新的领悟、想法、记忆或梦境。如果可以的话，请将你所经历的事情、感受或认知等像快照一样记录下来，运用安全地方（安全岛），每天使用让自己放松的方法，用多组蝴蝶拍 +BLs 眼动来协助自己远离困扰，这样的练习可以常做，下次我们可以一起来消除不舒服的感受或认知。来之前，如果有什么问题需要我跟进，可以联系我"。

若有未能完全处理的情形，治疗师会以放松技巧、心像、催眠等法来弥补，或敦促来访者回去以蝴蝶拍 +BLs 方式继续自我疗愈。如果来访者的 VoC 仍然低于 6 分，SUS 仍然高于 1 分，来访者仍然有些沮丧或恐惧，但此次治疗时间差不多结束，那么治疗师应该进入未尽的治疗结束前的解说，目的是让来访者在离开治疗室前，知道通过工作关系与治疗师完成了什么，未来如何跟进，是否需要进一步转介等。治疗师可以根据以下情况进行解说，见表 14-4。

表 14-4　准备结束前的解说

告诉来访者需要结束的原因	今天我们花的时间够多了，可以先停在这里
对来访者的努力给予鼓励和支持	你已经做了很多努力，现在感觉怎么样
进行负面感受的身体扫描	很明显，今天尚有些未处理的不舒服感受，请确定这个不舒服的感受在哪个身体部位。请跟我做 4～6 组 BLs，回去也可以使用蝴蝶拍自我带领做多组 BLs，直至能感觉这个部位轻松
积极放松的结束	我建议，在结束这次会谈之前，我们再来做一次身体放松做两组深呼吸，或再做一次安全岛体验和意象放松，令来访者（可以相对轻松和愉悦地结束这次会面）

八、阶段八：再评估并结束

总评疗效和治疗目标达成与否，制订下次的治疗目标。治疗师评估此次治疗对于创伤后应激障碍症候群是否有好的疗效，评估之前的目标事件是否已经很好地解决，并决定来访者是否需要新的治疗过程；在最后阶段，治疗师可以使用放松技巧、心像、催眠等方法来加强 EMDR 的疗效，对整个过程疗效进行再评估，并决定治疗是否继续，是否需要将来访者转介。

第三节　EMDR 团体治疗的实证疗效

研究表明，单独使用 EMDR，或将其与其他治疗方法混合使用，能广泛应用于不同创伤性事件诱发的心理创伤，且对广泛的负面生活体验所诱发的情绪问题和行为问题有明显的疗效，可以应用于个别治疗（Shapiro，1989；1995；2001），也可以应用于团体治疗（Shapiro，2014a；2014b）。以下针对单独使用 EMDR 或将其与其他治疗方法混合使用的团体治疗的实证疗效进行报告。

一、EMDR 对 PTSD 的疗效

关于 EMDR 的疗效有很多实证研究支持。Shapiro 从 1987 年开始做大量 EMDR（快速眼动方法）应用于 PTSD 治疗的实证研究（Shapiro，1995；2001；2012；2014a；2014b）。比如在对被强奸的受害者的治疗中，针对 22 个受害者，使用 EMDR 进行治疗的小组和仅仅安抚受害者讲出自己创伤性记忆的控制组比较，治疗组显示出非常显著的改变，包括：睡眠问题得以逐步改善，不再对暴力性的梦境感到害怕，对事件的积极信念有显著的提升。治疗组使用 EMDR 后，获得了积极的治疗效果，该治疗效果维持了 1～3 个月（Shapiro，1995；2001）。

其他学者使用随机对照实验（several randomized controlled trials，RCT），也证明了 EMDR 对 PTSD 的治疗很有效，包括明显减轻了 PTSD 的典型症状，梦魇减少，焦虑程度下降（Valiente-Gómez，Moreno-Alcázar，Treen，et al.，2017）；面对 65 位飞行焦虑症的患者，对比三种治疗方法：EMDR+CBT、CBT-SD（系统脱敏）和 CBT-VRET（虚拟现实的治疗），疗效一样（引自赵后雨，

屠志浩，瞿靖芮，等，2019）；韩国心理学家治疗 15 位带有早期创伤的儿童时，使用每次 60～90 分钟的 EMDR，持续三周后，收到很好的效果，儿童报告自己的各种惊恐反应显著减少。基于长时间的大量实证研究的疗效，世界卫生组织（World Health Organization，WHO）在 2013 年认定，EMDR 对 PTSD 及其综合征是一种有效的治疗方法（WHO，2013；de Bont et al.，2013；Novo et al.，2014；Perez-Dandieu and Tapia，2014）。

二、EMDR 对非 PTSD 的精神健康问题的疗效

除了 PTSD 之外，EMDR 也被尝试用于非 PTSD 的精神健康问题的治疗。结果显示，EMDR 对精神病（psychosis）（Van Minnen，et al.，2016）、双相情感障碍（bipolar disorder）（Novo et al.，2014）、单相抑郁症（unipolar depression）（Behnammoghadam，et al.，2015；Hase，et al.，2015）、焦虑症（anxiety disorder）（Feske，Goldsteina，1997；Goldstein，et al.，2000；Nazari，et al.，2011；Doering，et al.，2013；Triscari，et al.，2015；Staring，et al.，2016）、酒精依赖（alcohol dependence）（Hase，Schallmayer，Sack，2008）以及长期的背痛症（Gerhardt，2016）都有很好的疗效。在治疗 108 位思觉失调（早期的精神分裂症）的患者时，聚焦其治疗创伤感受，EMDR 显示出非常好的疗效（Van Minnen，et al.，2016）。

三、EMDR 治疗的优越性与可能的不足

就 PTSD 的治疗来说，在国外军队中最推荐使用的治疗方法是延长性暴露方法（PE）与 EMDR。应用 PE 与 EMDR 分别对两组有精神障碍的 PTSD 来访者进行治疗，结果发现两种疗法均有效果，在短期彻底缓解率上，PE 组明显高于 EMDR 组，但 EMDR 组治疗后复发诊断率较低，显然长时间的疗效比较好（van den Berg，et al.，2015）。应用 EMDR 和大满贯方法对比治疗 PTSD 的疗效，结果发现 EMDR 更安全有效（van den Berg et al.，2015）。此外，在 PTSD 治疗中，认知疗法的正念冥想鼓励个体使用情绪语来标识自己感受到的情绪（Creswell，et al.，2007），暴露治疗要求 PTSD 来访者对创伤事件进行详细描述（Brewin et al.，2010），这样的谈话疗法常被批评为可能导致对 PTSD 来访者的"二次伤害"，可能恶化而非改善其创伤症状（Mayou，

Ehlers，Hobbs，2000）。

在 EMDR 团体治疗中，治疗者让来访者应用表 14-5 来总结自己的过去，列出自己可能的反应和反应的程度，并不需要来访者清晰描述自己的整个创伤经历（见表 14-5）。应用 EMDR 的 BLs 来带动来访者对创伤性事件所带给自己的负面感受进行消减和脱敏，启动来访者的脑神经动力作用和团体成员之间的动力支撑作用，来访者与组员之间无须过多分享负面体验，而用比较保守、安全的方式进行团体中的安全岛设定和加强，让来访者在引发自己创伤性感受时能够自主选择反应的程度，并适时进入安全岛进行心理歇息或暂停，无须进行过度暴露或唤起。此外，团体活动结束后，个体在团体活动中学习到 EMDR 中的关键步骤，可以在每天自己感觉不舒服或有创伤性感受唤起时，进行多次 BLs，并采用安全岛技术令自己得以心理歇息和安全暂停，充分体现了治疗关系中治疗师专业的干预，同时让来访者在安全的环境下学会自愈的技术，利用较长时间的脑动力带动左右脑的信息处理，锻炼其胼胝体，促进其脑动力的良性发展，真正令来访者得到自愈的自助能力。

表 14-5　焦虑事件自查表（举例说明）

最近一个月让我感觉焦虑的诱发事件	体验当下的感受（情绪词语）	评分值（0~10 分，10 分表示非常强的感受）	不舒服的感受反映到的身体部位	负面的我的概念	想要、希望和期盼
孩子长时间睡觉/打游戏	愤怒、失控	9 分	胸痛	我是很无能、很失败的人	我是个关心孩子的母亲
宅在家中工作效率低下	焦虑、恐慌	8 分		这让我感觉自己很笨	我能有效率地工作
孩子无心学习，孩子父亲又不在家，管不了	无助、孤独	7 分			
最近/今天让我不开心的事情：与老公通话，他还是回不来	不开心（最轻的焦虑）	4 分			

总结来说，单独的 EMDR 相对于其他疗法而言，可能需要比较长的时间来消减创伤性事件或负面生活事件带给个体的影响，但长时间的 EMDR 令

其疗效更稳固，复发的诊断率相对比较低。由此可见，EMDR 如果能和针对创伤性或负面事件带来的情绪干扰的有效疗法（如正念、PE、CBT）相结合，根据所针对的目标问题，则可能达到稳固疗效并令来访者得到自愈能力的长期效果。以上研究证明，能得到明显的有效治疗的症状包括：创伤后应激障碍、精神分裂症（schizophrenia）、心理疾病（psychotic disorder）、双相情感障碍、抑郁症、焦虑症、酒精依赖、成瘾（addiction），以及长期病痛（chronic pain）。

第四节　EMDR 团体治疗的应用实例：焦虑症的 EMDR 团体治疗

如前所述，EMDR 的团体治疗不仅适用于 PTSD 的治疗，也适用于负面生活事件诱发的焦虑症或抑郁症，最佳方案是采用混合方式。本次介绍的是应用 EMDR+CBT 的方式对焦虑症进行团体治疗，EMDR 主要针对参与成员的焦虑性事件进行焦虑的脱敏和积极正向的自我植入，并提升每个成员自我疗愈的能力。

一、进入组前的准备

由于治疗性的心理团体辅导是一个闭合式小组，根据 EMDR 的工作经验，我们知道在做 EMDR 的 BLs 时，可能诱发创伤性或负面事件的场面出现。因此，治疗师需要对参与者的过往历史有充分的了解，才能应用团体动力关系，结合 EMDR 的神经动力和团体动力，再结合治疗师的专业治疗与成员的自我疗愈能力，促进个体减缓焦虑症所造成的影响，获得更高的生活满意度。

香港地区某医院的精神科医生将 40 位中度焦虑症的成人（30～50 岁）转介给香港地区注册社工和心理辅导师组成的访谈小组，访谈小组对每个成员进行访谈，了解其过往历史，收集每个成员最近一个月的干扰事件（见表 14-5），并建立成员历史记录档案，包括：过往问题是什么，经常出现的画面什么样，问题的影响程度等，介绍 EMDR，和成员练习 BLs（至少 6 组）。进入小组前，每位成员需签署一个参与小组的知情告知书，告知其自愿参与，为闭合式小组，以及团体治疗中可能出现的焦虑状态，并承诺准时参与，不会中途退出。之后将愿意参与的 40 位成员随机抽样分为 2 组，20 人为实验组，另外 20 人为等候组（控制组，优先成为下次参与焦虑症治疗小组的成员）。

在治疗开始之前，治疗者要求每位成员填写 20 条的焦虑自评量表（SAS）和 5 条的主观幸福感量表（subjective well-being，SWB，Dinner，1984），以作为八次活动后疗效的比较（pre-post test）。

二、治疗焦虑的活动计划书

（一）破冰和团员身份的建构

1. 相互认识（自我介绍，昵称）（30 分钟）

介绍我是谁，请小组成员用自己最愿意被称呼的名字来介绍自己，并将自己的昵称用标签贴在自己的胸前，让成员记住彼此，并介绍自己的三个最爱，包括最爱听的歌、最爱吃的东西、最爱做的运动。

介绍"最好的我"给其他组员认识，用一句话总结出自己最好的部分，可以是身体的部分，比如"我最爱我洁白的牙齿"，可以是个性特征，"我很外向，我很喜欢自己这点"，或自己最突出的特征，"我的个子比较高"。

2. 小组原则和身份的建构（30 分钟）

四人一组，20 个成员随机分为五组（为了让小组成员能够相互熟悉，我们建议这样的小组要固定），在治疗师的带领下，一起讨论，一起治疗，分担快乐和痛苦，遵守保密、支持、信任、关爱和认真投入等原则。让小组成员可以秉承自我承诺和自我建构的宗旨以更好地投入团体小组活动，进而促进小组成员身份的发展与建构。

（休息 10 分钟）

3. 参与活动的期望（20 分钟）

小组中每个成员充分分享自己对活动的期望，再进入大组中进行分享，令小组成员充分了解并共享治疗目标。

4. 蝴蝶拍和 EMDR 的练习和准备

由治疗师与一个自愿参与的成员进行合作，练习 BLs。（10 分钟）

两人一组，练习 BLs 的手法，身体距离，眼动的速度、频率和方式，并进行角色对换练习，让成员大致了解 EMDR 中的 BLs 手法等。（10 分钟）

由治疗师带领大家回归大组，介绍如何用蝴蝶拍进行 BLs 眼动的自我带领，并进行一次深层次的自我放松的带领。（10 分钟）

5. 家庭作业布置

应用治疗师给予每位成员的放松 + 眼动 EMDR+ 蝴蝶拍的指示，请每位成员回去在每天休息之前做两组深呼吸，再做 5 分钟蝴蝶拍和眼动。

（二）基本技巧练习

1. 热身和回顾小组的规则（10 分钟）

2. 分享上周做 EMDR 眼动 + 蝴蝶拍的感受（小组分享）（15 分钟）

3. 基本技巧和准备性检测（readiness check）（80 分钟）

A. 治疗师的示范（15 分钟）

各种手法的练习（平移，蝴蝶拍，倒 8 字），说明不同手法使用的条件（笔、音频、视频），并进行必要的解答。

B. 两人为一组做练习（35 分钟）

● 角色设定：一个为治疗师，另一个为来访者。

● 各种手法的练习（平移，蝴蝶拍，倒 8 字），不同手法使用的感受。

● 小组内交换各种观察和感受。

（休息 10 分钟）

C. 两人为一组，协助对方做深呼吸，带动对方做身体放松 + EMDR（20 分钟）

4. 集体用蝴蝶拍和眼动，由治疗师带领进行自我放松（10 分钟）

5. 家庭作业安排

每天练习 EMDR，9 个来回为一组，至少做 6 组，放松 5 分钟。二人练习时，身体准备的指导语如表 14-6 所示，在练习时要求双方以认真且尊重对方的感受为宗旨（EMDR 的 BLs 练习）。

表 14-6　二人（甲乙）BLs 练习时的指导语（举例）

甲	首先，你可以想象自己正搭乘一列火车，你往窗外看，景象会向后移动，而车正向前行驶，明白吗
乙	明白
甲	另外，想象一个环境，例如：景象就好像电影正在播放的样子，慢慢地向后移动，这样就可以，明白我的意思吗
乙	不用有什么联结吗
甲	不用。任何景象都可以，任由它移动就行了。现在我要用这个手势来引导你的眼睛移动，首先，你感受下，我这个手和你的眼睛距离可以吗？眼睛左右移动，你觉得这样（由右至左）较好？还是这样（由左至右）较好
乙	平移较好，由左至右较好
甲	这个速度可以吗
乙	太快了

之后一周的家庭作业，每个成员有一份深呼吸、蝴蝶拍和眼动 BLs 的自我放松和自我引导的指导语（见表 14-7）。

表 14-7　深呼吸、蝴蝶拍和眼动 BLs 的自我放松的指导语

指导语：蝴蝶拍＋眼动是一个比较安全和舒适的自我放松和自我疗愈的方法。但需要指出的是，任何好的方法，都需要持之以恒，贵在坚持，这样才能真正锻炼大脑，形成积极的脑回路，改善自己的身心健康，提升睡眠质量	
在一天的辛苦工作后，睡觉前躺在床上时，先做两组腹式深呼吸放松身体，可以用蝴蝶拍的方式（具体请参考胡翔老师拍录的蝴蝶拍＋眼动放松方法录像），带动自己的眼睛慢慢转动平移，眼睛移动的速度，根据自己的舒适感来定	
腹式深呼吸放松方法的要旨	• 鼻吸 4 秒，嘴呼 6 秒（如果只是单纯的腹式深呼吸，建议做 8 组，有助于提升睡眠质量） • 用鼻子吸气，缓缓吸气，大约 4 秒完成吸气动作 • 吸气时，你会感觉自己的腹隔上升，吸住气在咽喉部位停留 1 秒，缓缓呼气，让一口气缓缓地 6 秒呼出，一吸一呼为一组，建议至少做两组
蝴蝶拍＋眼动的要旨	• 在两组腹式深呼吸后，两手交叉，两个手臂自然交叉，手掌放置在肩膀部位，无须太过用力，自然放松交叉形成一只大蝴蝶展翅状 • 自然、有节奏地拍动，左右手拍动形成有节奏地带动蝴蝶拍翅状，每次拍动，同时带动自己的眼球向同一方向平移转动。如交叉在左臂上的右手拍动（蝴蝶拍为左边），眼球缓慢向左平移，脑袋和脖子都不要动；之后交叉在右臂上的左手拍动（蝴蝶拍为右边），眼球缓慢向右平移，则为完成左右平移一组。记住要用手拍动带动眼球的平移 • 先做两组练习，让自己的蝴蝶拍＋眼动可以流畅地进行

（续）

整合：腹式深呼吸放松+蝴蝶拍+眼动	• 先就腹式深呼吸、蝴蝶拍＋眼动分别练习几组，若你已练习非常熟练，可以略过这个步骤 • 做两组腹式深呼吸放松 • 想一件今天让自己比较开心的事情，聚焦这件事带给你的感受 • 9 组蝴蝶拍＋眼动 • 做两组腹式深呼吸放松 • 9 组蝴蝶拍＋眼动 • 每天练习 5～10 分钟
备注	• 在休息前，安静下来，避免做剧烈的运动，避免听热烈的音乐，可以加入轻柔的音乐背景。如果你感觉音乐让自己感到烦扰，就停止音乐，让背景安静，这有助于集中精神做蝴蝶拍和眼动，尤其是在刚开始的阶段，通常此时精神比较难集中 • 刚开始做这样的练习，做完 9 组蝴蝶拍和眼动后，你可能感到头晕，没有关系，这可能是因为之前的压力或不舒适的感觉未消除，而这次的眼动让这样的负面记忆团开始松动，此时需要让脑动力协助你使负面记忆团消散，大概需要 2～3 天的练习，坚持很重要 • 眼动的速度根据个人舒适感来定，建议用平移的方式来转动眼睛 • 可以配合正念练习，交叉使用 • 练习的时间可以是弹性的，根据自己的需要来，如果你感觉焦虑、愤怒、焦躁不安或疲倦，随时坐下来，安静地做深呼吸、眼动（可以用手敲击自己的膝盖来代替蝴蝶拍），直到自己感觉舒适、能平静下来 • 练习的时间：早晚＋中午 12:00～1:00，可以协助我们很好地休息 • 刚开始做这样的练习时，请聚焦在每天开心或美好的事情上，坚持做两周以上 • 在做练习时，如果出现不开心的事件，或压力情境，请根据自己的感觉暂停，先做两组腹式深呼吸，再进行眼动和蝴蝶拍 • 如果在过程中唤起非常不舒适的创伤感受和经验，请联系专业咨询师进行专业干预
一周一记	• 在评估成员焦虑状态变化时，采用一周一记的方法，由成员自己上网记录 • 笔者应用 qulatrics 制作了电子版 EMDR＋蝴蝶拍的自我感受记录表，一周一个二维码，请每个成员一周一次进行记录，连续记录三周 • 将第一周作为基线记录，记录自己最近一周最大的困扰事件，以及困扰程度

（三）安全岛与焦虑阶梯事件的建立

1. 热身和回顾上周的活动（10 分钟）

2. 分享上周做 EMDR 眼动＋蝴蝶拍的感受（小组分享）（20 分钟）

四人一组，分为 5 组，分享上周的感受，主要聚焦 EMDR 练习时自己的感受。

3.集体设定安全岛（情绪平伏法练习）（30分钟）

治疗师带领一个成员，进行安全岛的设定，让成员熟悉一下（10分钟）；两人一组，分享安全岛以及给自己带来的感受（20分钟）。

（休息10分钟）

4.建立焦虑阶梯事件及自我负面的和积极的自我认知（30分钟）

在小组内为每个成员分发一张空白的焦虑事件自查表（见表14-5），让成员写出最近一周让自己不安的事件，其中不安或不舒服的情绪是什么，当下感受的情绪困扰程度SUS是多少，负面的自我认知是什么，并尝试写出在这样的负面事件中自己的积极的自我认知是什么，对此进行VoC评价，根据SUS的程度从重到轻排列。（10分钟）

在小组内细分两人一组（甲乙二人），两个人对最近唤起的最轻事件（今天要消除的负面目标记忆）进行分享，分享引发出的负面的自我认知和自己所期望的积极的自我（应用PANA表格来确定最能准确描述自己最期待的积极的自我）。（10分钟）

5.安全岛的应用协助个体消减焦虑（30分钟）

两人一组（甲乙二人），一人为治疗师角色，另一人为来访者，进行角色扮演，治疗师带领4~6组左右眼动（BLs）训练安全岛的进出。（15分钟）

成员甲在介绍自己的焦虑事件和感受后，成员乙需要进行安抚，并使用4~6组左右眼动（BLs）来让他记住自己的焦虑感受。（互换角色并分享10分钟）

6.家庭作业

复习EMDR，每天晚上记住在让自己舒服的地方做9组BLs，直到当天晚上感觉比较舒服。可以两个人练习，也可以集体这样做。（10分钟）

表14-8　情绪平复法建立安全岛

意象	试想你身处一个你觉得宁静、安全的地方
情绪、感觉	将注意力放在那个地方，尽量感受现在的情绪，同时在身体上感受这些感觉
身体感受	尝试感受一下身体某部位的感受，你是否感觉良好？尽量享受这个感觉
加强安全感和舒适感	尝试把这些平静及安全景象带出来，将注意力放在身体正在感受那些感觉的部位上，你的感觉是怎样的呢？EMDR BLs（带领做眼动4~6组）
固化安全感和舒适感	我觉得你可以找到一些字句去描述这时的景象，同时可以在脑海中复述一下EMDR BLs（带领做眼动4~6组）

（续）

自我引领	你可以尝试自己用这种方法带出平静、安全的景象及正面情绪
用安全舒适地方来协助来访者消减焦虑	现在你可以试想一件让你不开心的小事（生活中烦扰的事），同时感受一下当时的不悦感觉，现在我要你转去平静、安全的景象，感受一下平静、安全的喜悦，你的感觉怎样？EMDR BLs（带领做眼动 4～6 组）
再固化下用安全岛来固化消减焦虑	你可以试想另一件让你不开心的小事，想象你身处的平静、安全地方和正面 XXX 情绪。EMDR BLs（带领做眼动 4～6 组）
未来一周的家庭作业	在未来一周，请你自己记录应用这种方法处理情绪的情况

7. 技术提醒：安全地方

可以请成员画出心目中的安全、快乐的地方，进行安全地方和安全感、愉悦感的联结。之后进行分享，关键感受的情绪词语要清晰地描述出来（或用身体感受来替代，比如感觉心里有一丝暖意）。

第一次选择的焦虑事件一定是焦虑情绪感受最轻的事情，无须详细解释和说明，两个组员相互协助，消减不舒服的感觉，并进行分享。之后的比较难过的或创伤性事件和体验，无须在小组内进行分享，而是由团体领导者进行集体的 EMDR 治疗，"今天请你选定你所要消减的事件感受，这个感受是 XXX"，评估感受的强度并做身体扫描，进行积极自我的认知转化（positive reframing）（积极自我的认知转化部分可以进行小组分享）。

（四）焦虑的脱敏

1. 回顾上周活动并进行分享。（10 分钟）

2. 使用表 14-8，由治疗师带领，集体采用深呼吸＋蝴蝶拍＋EMDR 的 BLs 对安全岛进行再唤起和巩固（见表 14-8）。（10 分钟）

3. 使用表 14-5，让成员自己选择今天要进行焦虑脱敏的目标事件，并确定事件引发的负面自我和自己期待的自我，治疗师与其中一个志愿者示范焦虑脱敏过程（见表 14-5）。（10 分钟）

4. 团体领导者引领成员使用表 14-5，从中选择靶目标事件，并在脑中记住这个事件现在给自己带来的困扰程度，用 SUS 评分（0～10 分进行评估）。（5 分钟）

5. 由治疗师带领成员闭上眼睛，根据治疗师的语言引领，有节奏地自己做蝴蝶拍，并记住今天要处理的靶目标事件，做 4～6 组 BLs 降低焦虑，再用 SUS 进行评估（见图 14-3），"如果感觉自己很不舒服，可以回到自己的安全、舒适地方（安全岛）"。（25 分钟）

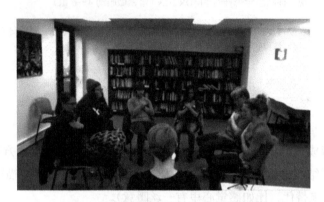

图 14-3　集体蝴蝶拍 +EMDR 的图示

（休息 10 分钟）

6. 两人一组（甲乙），一人为治疗师，一人为来访者，应用指导语（见表 14-8），协助另外选择一个最近发生的小的焦虑靶目标事件，并协助对方进行 SUS 评估，由治疗师带领来访者进行多次 BLs（4～6 组 / 次），并进行 SUS 评估，直至来访者报告自己的焦虑或不安的分值下降到 1～2 分，甚至 0 分，停止 EMDR 眼动活动，进行角色对话。

要求：成员甲在介绍自己的焦虑事件和感受后，成员乙需要进行安抚，并使用 4～6 组左右眼动（BLs）来让他记住自己的焦虑感受（SUD 的应用），如果对方感觉不舒服，则使用安全岛技术协助对方平复情绪。

请成员介绍自己的焦虑事件，其他成员给予解决建议，使用语句"如果我是你，遇到这样的事情，我会……"。

（30 分钟）

角色互换，两人就焦虑的消减过程和当下感受进行分享。（10 分钟）

7. 放松和家庭作业。（10 分钟）

集体做放松和蝴蝶拍 + 眼动 EMDR。（5 分钟）

家庭作业安排：回去复习 EMDR，每天晚上记住不舒服的感受和事件，做 10 分钟 BLs，练习一周后，用二维码扫描入数据库，填写自己每周的感受变化。

（五）积极自我认知的植入

1. 回顾上周活动并分享上周受焦虑影响的感受。（10 分钟）

2. 由治疗师带领，集体采用深呼吸 + 蝴蝶拍 +EMDR 的 BLs 对每个成员的安全岛进行再唤起和巩固。（10 分钟）

3. 四人为一组，应用 PCNC 信念对照表让成员对今天要治疗的靶目标事件的负面自我认知和困扰程度进行 SUS 评估，并请成员将自己在这个事件中所期望发展的积极的自我认知写在表 14-5 中，对此真实性用 VoC 来进行评估。（10 分钟）

4. 由治疗师带领成员闭上眼睛，根据治疗师的语言引领，有节奏地自己做蝴蝶拍，并记住今天要处理的靶目标事件，做 4～6 组 BLs 降低焦虑，再用 SUS 进行评估（如图 14-2），"如果感觉自己很不舒服，可以回到自己的安全、舒适地方（安全岛）"。（20 分钟）

（休息 10 分钟）

5. 治疗师引导来访者做多组 BLs 眼动，并请来访者聚焦在"正向自我陈述和光明想法"，使这些积极的自我认知和信念在脑海中与自己相连，"这些描述 XXX（正面积极的自我认知）的词语仍然适用吗？或者你想到什么更合适的词语"。多组 BLs（4～6 组）的虚拟练习"以新的力量面对旧有的创伤"，这时治疗师用 VoC 来评估这个积极正向自我认知对来访者当下有多少可信度，"当你想到那个情境（事件）时，请以 1～7 来评估你刚才所描述的积极信念的准确性，1 代表'完全不准确'，7 代表'完全准确'"（ VoC 量表的应用）。"请你聚焦这些积极 XXX 词语，并跟着我的指导语做 BLs"（4～6 组），再以 VoC 的评估结果来决定植入阶段工作进程的快慢和 BLs 是否需要增加，当 VoC 的评估值越来越高时（VoC 值为 6～7 分），则说明这个植入是成功的。（15 分钟）

6. 两人为一组（35 分钟）

分享两人彼此期望的积极的自我概念，为什么有这样的期望。（10 分钟）

用 VoC 来评估积极的自我概念的真实性。（5 分钟）

一人为治疗师，一人为来访者，用眼动方法来加强彼此的积极的自我认知，直至 VoC 能提高到 5～6 分（最高为 7 分）。（20 分钟）

7. 放松 + 家庭作业（10 分钟）

集体做放松和蝴蝶拍 + 眼动 EMDR。（5 分钟）

家庭作业安排：回去复习 EMDR，每天晚上记住不舒服的感受和事件，做 10 分钟 BLs，练习一周后，用二维码扫描入数据库，填写自己每周的感受变化。

备注：CBT+EMDR 在此不赘述，疗效结果也非常明显，特别是每个成员在五周的 EMDR 小组内的动力支持和家庭作业中 EMDR 的自我疗愈力量，这些是团体成员提及的最积极的疗效因素。

参考文献

[1] 李序科. 灾难性事件救助人员替代性创伤及其社会工作救助 [J]. 中国公共安全（学术版），2008：75-78.

[2] 沈庆鸿. 被遗忘的受害者——谈婚姻暴力目睹儿童的影响和介入策略 [J]. 社区发展，2001（94）：241-242.

[3] 赵后雨，屠志浩，瞿靖芮，等. 虚拟现实暴露疗法治疗创伤后应激障碍的 Meta 分析 [J]. 心理学进展，2019，9（7）：1268-1276.

[4] 周宵，伍新春，王文超. 社会支持、创伤后应激障碍与创伤后成长之间的关系：来自雅安地震后小学生的追踪研究 [J]. 心理科学进展，2017，49（11）：1428-1438.

[5] 周瑶光，孙露娜，刘伟志. 创伤后应激障碍的心理治疗：近 5 年 RCT 回顾 [J] 解放军医学杂志，2019，44（9）：807-817.

[6] BRADLEY R, GREENE J, RUSS E, et al. A multidimensional meta-analysis of psychotherapy for PTSD [J]. American Journal of Psychiatry, 2005, 162（2）: 214-227.

[7] BREWIN C R, GREGORY J D, LIPTON M, et al. Intrusive images in psychological disorders: Characteristics, neural mechanisms, and treatment implications [J]. Psychological Review, 2010, 117: 210-232.

[8] BREMNER J D, RANDALL P, SCOTT T M, et al. MRI-based measurement of hippocampal volume in patients with combat-related posttraumatic stress disorder [J]. American Journal of Psychiatry, 1995, 152: 973.

[9] CARRION V, WEEMS C, REISS A L. Stress predicts brain changes in children: A pilot longitudinal study on youth stress, posttraumatic stress disorder, and the hippocampus [J]. Pediatrics, 2007, 119: 509-516.

[10] CHEN H C, CHOU F H, CHEN M C, et al. A survey of quality of life and depression for police officers in Kaohsiung, Taiwan [J]. Quality of Life Research, 2006, 15: 925-32.

[11] CRESWELL J D, WAY B M, EISENBERGER N I, et al. Neural correlates of dispositional mindfulness during affect labeling [J]. Psychosomatic Medicine, 2007, 69（6）: 560.

[12] DE BONT P A, VAN MINNEN A, DE JONGH A. Treating PTSD in patients with psychosis: a within-group controlled feasibility study examining the efficacy and safety of evidence-based PE and EMDR protocols [J]. Behavioral Therapy, 2013, 44: 717-730.

[13] FLUGGE G, VAN KAMPEN M, MIJNSTER M J. Perturbations in brain monoamine systems during stress [J]. Cell and Tissue Research, 2004, 315: 1-14.

[14] FOLEY D L, EAVES L J, WORMLEY B, et al. Childhood adversity, monoamine oxidase a genotype, and risk for conduct disorder [J]. Archives of General Psychiatry, 2004, 61, 738-744.

[15] GERACIOTI T D, JR BAKER D G, EKHATOR N N, et al. CSF norepinephrine concentrations in posttraumatic stress disorder [J]. American Journal of Psychiatry, 2001, 58: 1227.

[16] HASE M, SCHALLMAYER S, SACK M. EMDR Reprocessing of the addiction memory: pretreatment, posttreatment, and 1-month follow-up [J]. Journal of EMDR Practice Research, 2008, 2: 170-179.

[17] KARL A, SCHAEFER M, MALTA L S, et al. A meta-analysis of structural brain abnormalities in PTSD [J]. Neurosci Biobehavioral Review, 2006, 30: 1004.

[18] KIM J S, LEE S H. Influence of interactions between genes and childhood trauma on refractoriness in psychiatric disorders [J]. Prog. Neuro Psychopharmacological. Biological Psychiatry, 2016, 70: 162-169.

[19] KOTHGASSNER O D, GORIES A, KAFKA J X, et al. Virtual reality exposure therapy for posttraumatic stress disorder（PTSD）: a meta-analysis [J], European Journal of Psychotraumatology, 2019, 10:1.

[20] LEE D J, SCHNITZLEIN C W, WOLF J P, et al. Psychotherapy versus pharmacotherapy for posttraumatic stress disorder: systemic review and meta-analyses to determine first-line treatments [J]. Journal of Depress Anxiety, 2016, 33（9）: 792-806.

[21] LUFT B J, SCHECHTER C, et al. Exposure, probable PTSD and lower respiratory illness among World Trade Center rescue, recovery and clean-up workers [J]. Psychol Med, 2012, 42（5）: 1069-1079.

[22] MAYOU R A, EHILERS A, HOBBS M. Psychological debriefing for road traffic accident victims: Three-year follow-up of a randomized controlled trial [J]. British Journal of Psychiatry, 2000, 176（6）: 589.

[23] MEAD H K, BEAUCHAINE T P, SHANNON K E. Neurobiological adaptations to violence across development [J]. Development and Psychopathology, 2010, 22（1）: 1-22.

[24] NIEDHAMMER I, DAVID S, DEGIOANNI S. Association between workplace bullying and depressive symptoms in the French working population [J]. Journal of Psychosom Research, 2006, 61（2）: 251-259.

[25] RUTTER M, MOFFITT T E, CASPI A. Gene–environment interplay and psychopathology: Multiple varieties but real effects [J]. Journal of Child Psychology and Psychiatry, 2006, 47: 226-261.

[26] SANDOVAL J. Handbook of Crisis Counseling, Intervention, and Prevention in the Schools [M].Mahwah: Lawrence Erlbaum Associates, 2002.

[27] SHAPIRO F. Eye movement desensitization and reprocessing: Basic principles, protocols, and procedures [M]. New York: Guilford Press, 1995.

[28] SHAPIRO F. Eye movement desensitization: a new treatment for posttraumatic stress disorder [J]. Journal Behavioral Therapy Experimental Psychiatry, 1989, 20: 211–217.

[29] SHAPIRO F. EMDR humanitarian assistance programs: Building sustainable mental health resources worldwide [J]. Stress Points, 2012, 12: 2-3.

[30] SHAPIRO F. The role of eye movement desensitization and reprocessing（EMDR）therapy in medicine: Addressing the psychological and physical symptoms stemming from adverse life experiences [J]. The Permanente Journal, 2014a, 18（1）: 71–77.

[31] SHAPIRO F. EMDR Therapy humanitarian assistance programs: Treating the psychological, physical, and societal effects of adverse experiences worldwide [J]. Journal of EMDR Practice and Research, 2014b, 8（4）: 181-186.

[32] SILVER S M, ROGERS S, KNIPE J, et al. EMDR therapy following the 9/11 terrorist attacks: A community-based intervention project in New York City [J]. International Journal of Stress Management, 2005, 12: 29-42.

[33] SOLOMON R W, SHAPIRO F. EMDR and the adaptive information processing model: Potential mechanisms of change [J]. Journal of EMDR Practice and Research, 2008, 2: 315-325.

[34] TIAN Y, LIU H, GUSE L, et al. Association of genetic factors and gene-environment interactions with risk of developing posttraumatic stress disorder in a case-control study [J]. Biological Research Nurs, 2015, 17: 364.

[35] VALIENTE-GOMEZ A, MORENO-ALCAZAR A, TREEN D, et al. EMDR beyond PTSD: A Systematic Literature Review [J]. Front. Psychol, 2017, 8: 1668.

[36] VAN DEN BERG D P, DE BONT P A, VAN DER VLEUGEL B M, et al. Prolonged exposure vs. eye movement desensitization and reprocessing vs. waiting list for posttraumatic stress disorder in patients with a psychotic disorder a randomized clinical

trial [J]. JAMA Psychiatry, 2015, 2: 259-267.

[37]　VAN DER BERG D P G, VAN DEN GAAG M. Treating trauma in psychosis with EMDR: A pilot study [J]. Journal of Behavior Therapy and Experimental Psychiatry, 2012, 43: 664-671.

[38]　VAN DER KOLK B A. The psychobiology of posttraumatic stress disorder [J]. Journal of Clinical Psychiatry, 1997, 58（9）: 16.

[39]　VAN MINNEN A, VAN DER VLEUGEL B M, VAN DER BERG D P G, et al. Effectiveness of trauma focused treatment for patients with psychosis with and without the dissociative subtype of post-traumatic stress disorder [J]. British. Journal of Psychiatry, 2016, 209: 347-348.

第十五章

团体辅导在哀伤心理干预中的应用

::: **樊富珉** :::

清华大学心理学系教授

中国科协全国临床与咨询心理学首席科学传播专家

中国心理学会危机干预工作委员会副主任委员

中国心理卫生协会团体心理辅导与治疗专业委员会荣誉主任委员

第一节　哀伤反应及哀伤经历的过程

2020 年新年伊始，突如其来的新型冠状病毒肺炎在国内蔓延，国家启动了重大公共卫生事件一级响应，全国人民众志成城，万众一心，在党和政府的领导下，开展了一场没有硝烟的病毒阻击战争。面对疫情，习近平总书记多次提到患者心理康复需要一个过程，很多隔离在家的群众，时间长了也会出现这样或那样的心理问题；病亡者家属也需要心理疏导，要高度重视他们的心理健康，动员各方面的力量来全面加强心理疏导工作。2020 年 3 月 10 日，习近平总书记在武汉考察新冠肺炎疫情防控工作时特别强调，要加强对患者及其家属、病亡者家属等的心理疏导和心理干预工作。

截至 2020 年 11 月 24 日，我国新冠肺炎疫情确诊人数累计 92 829 人，死亡人数为 4749 人。世界范围内确诊人数为 1723 万人，已有 130 多万人在这场疫情中被病魔夺去了生命。⊖这些数字背后是一个个鲜活的生命，而每个生命

⊖　数据来源：国家卫健委公开数据、WHO 公开报道。

都与其周围的人有着千丝万缕的联系。《哀伤治疗：陪伴丧亲者走过幽谷之路》[⊖]
的作者罗伯特·内米耶尔在研究中发现：平均1个人的死亡将影响其周围128
人的生活（Neimeyer，2007）。据统计，我国平均每年约有1000万人死亡，对
于哀伤辅导、哀伤干预的需求巨大，但即使是从事心理咨询、心理健康工作的
专业人员，在进行哀伤相关的工作时，也需要学习和掌握特定的专业技能。

　　团体辅导是哀伤辅导最常用的、被研究证实最有效的方法之一。本章将
介绍哀伤反应及过程，以及哀伤团体辅导的目标、过程及应用实例。

一、什么是哀伤

　　哀伤（grief）是指面对丧失（失去了所爱或依恋的人）时出现的内在的生
理和心理反应，以及外在的行为表现。哀伤既是一种状态，也是一个过程，
哀伤是和丧失有关的，人在一生中都要不断面对不同的丧失。

（一）丧失及类型

　　丧失（lose）也称失落，是指个人所拥有的标的物非自愿性地被剥夺。丧
失是很普遍、很常见的现象。在人生的不同阶段，我们都会面临丧失，每种
丧失都会带来独特的痛苦，有它特有的辛酸。丧失包括：

　　（1）生命的死亡：疾病死亡、宠物死亡、流产、婴儿夭折等。
　　（2）实质性的失落：截肢、成为精神疾病患者、子女不健全等。
　　（3）象征性的失落：失去具有象征性的身体部位，失去名誉或头衔。
　　（4）其他失落：失恋、离婚、退休等。

　　当然，在所有丧失中，最让人难以面对或者最让人感到痛苦的就是亲人的
失去。失去挚爱之人时，人会经历很多不同的情绪反应，哀伤专指因亲人死亡
而产生的悲痛情绪。学习面对亲人死亡带来的悲哀和伤痛是人生的课题。

（二）可预期与不可预期的哀伤

　　伯内尔（Burnell，1989）的研究表明，死亡带来的哀伤可分为两类：一
类是有心理准备的预期哀伤，另一类是无心理准备的无法预期的哀伤。举例
而言，如果一个患者被诊断为癌症晚期，医生告知亲属，患者还有三个月到

一年的生命，那么在治疗过程中，亲属知道患者的生命难以挽救，仍会尽其所能去照顾、陪伴患者，共同面对死亡，这是有心理准备的预期哀伤。相反，车祸、自然灾害等突发事件所导致的死亡带给亲属突如其来的、完全无法掌控的哀伤，则称为无心理准备的无法预期的哀伤。无法预期的哀伤会让悲伤期延长，甚至会带来病理性的哀伤反应，引起身体和情绪的创伤。

（三）新冠肺炎疫情哀伤的特殊性

世界卫生组织指出，新冠肺炎患者中约 80% 属于轻症患者，可以治愈；约 14% 的患者会发展为严重疾病；约 5% 的患者属于重症病例，而重症患者的死亡率为 50%。新冠肺炎重症患者的死亡率非常高，那么新冠疫情的哀伤有哪些特殊之处呢？

一是无法预期。由于新冠肺炎病情发展迅速，有时患者从入院到因病去世的间隔是非常短的，好好地送到医院，等来的却是一纸病危通知书，让人猝不及防。二是无法照顾与陪伴，新冠肺炎具有高度传染性，亲人无法照顾、陪伴患者。三是无法告别与送别，传染病的患者去世后需要通过专业流程进行消毒、火化，在这个过程中亲人无法和遗体告别，无法送亲人最后一程。四是无法哀悼，我国的丧葬文化历史悠久，亲人通过仪式化的送别表达对逝者的哀思与告别，而这些在疫情期间都无法实施。

网络流传这样一个视频，让人看后感到撕心裂肺的痛，那就是湖北武汉武昌医院刘志明院长因工作感染了新冠肺炎不幸牺牲。在他住院治疗到去世之前，他太太也在抗疫一线参与抢救患者的工作，多次发微信问他"要不要我去照顾你"，他都说"不用"。有一天晚上刘志明院长病危抢救，折腾了一晚上才缓过来。他太太知道后非常痛心和担忧，说"我去照顾你"，他还是说"不要"。再等来的就是他走了，在殡仪馆的车来接遗体的时候，他太太撕心裂肺的哭喊，让每个看到视频的人心都碎了，无法照顾、无法告别，无法送到殡仪馆可能就火化了，骨灰也要等到疫情稳定了才能领取。由于这种疾病特殊的传染性，现在也没有办法开追悼会去表达家人、同事的哀思，无法哀悼。

新冠肺炎疫情所造成的病亡的特殊性让人在面对死亡时感到格外无力和无助，这种伤痛在一般情况下是很难想象的。

二、正常的哀伤反应与非正常的哀伤反应

哀伤的心理研究发现，哀伤是每个人在面对至亲死亡时都会产生的痛苦反应，它可以分成正常的哀伤反应和非正常的哀伤反应。

(一) 正常的哀伤反应

正常的哀伤反应是每个人面对哀伤都会产生的躯体、情绪、认知、行为等方面的反应，例如抑郁情绪、睡眠困扰、哭泣、做事不易专注甚至愤怒等。其实，每个人面对哀伤都会有反应，这些反应是正常的，是在生命丧失的特殊情况下产生的正常反应。随着时间推移和自我心理调适，80%～90%的人能够接纳和面对哀伤，不需要特别的哀伤干预。但如果哀伤持续时间很长、强度过强，则可能形成心理障碍，引发心理危机。

(二) 非正常的哀伤反应

非正常的哀伤反应也称病理性的哀伤反应。约有10%的丧亲者可能出现病理性的哀伤反应，严重影响其身心健康。美国精神疾病的统计和诊断手册第5版（DSM-V）中使用了复杂性哀伤（PGD）的诊断名称，其症状与抑郁、创伤后应激障碍的症状有所重叠，但作为一个疾病分属不同的障碍。在世界卫生组织《国际疾病分类手册第11次修订本》（ICD-11）中也有延长哀伤的诊断。

罗伯特·内米耶尔对1200名丧亲人士进行了为期10年的跟踪研究，得到哀伤者在丧失之后两年内的生活功能和社会适应功能的状态图，如图15-1所示，可以发现，在丧失后5～6个月，哀伤者的生活和社会功能陷入最低谷。这是因为在丧失刚发生时，哀伤者虽然非常痛苦、难过，但其注意力是向外的，要去处理、应付外界各种各样的事情。丧失后5～6个月，外界的事务处理完毕，他人的关怀也慢慢远离，哀伤者的注意力开始集中在自己的哀伤反应上，自己要慢慢地独自去面对这种痛苦，所以在丧失后两年的时间里，哀伤者的社会和生活功能其实会经历一个不断波动起伏的过程。同时，这个过程会慢慢向好的方向转变，具体情况因人而异，大部分人需要两年左右的时间慢慢恢复。丧失发生后的第12个月是第二个低谷，因为这时会进行周年纪念，再一次触碰哀伤者内心的伤痛。大部分人都会经历这样的过程。

（三）丧亲后反应的表现形式

在丧亲后，人们会出现各种各样的丧失反应。威廉·华尔顿（William Worden）博士是哀伤心理领域的专家，他认为丧亲以后人的反应主要有认知反应、情绪反应、生理反应、行为反应。

1. 丧亲后的认知反应

认知反应包括不相信、否认、认为不可能，反复思索与逝者有关的片段，感到困惑，放不下，甚至出现幻觉，觉得逝者仍然存在等。

本图是美国学者对1200名丧亲人士进行10年跟踪研究的结果中前两年生活功能的状况，可以发现生活适应远比想象的更需要时间，过程更艰难。丧亲后的半年、一年都是最难熬的阶段。

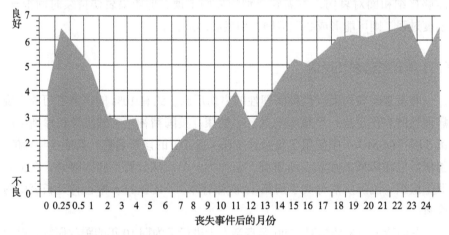

图 15-1　丧失之后两年内的生活功能和社会适应功能的状态图

资料来源：《走在失落的幽谷：悲伤因应指引手册》P11。

2. 丧亲后的情绪反应

情绪反应包括悲痛、悲哀、愤怒、痛苦、寂寞、内疚、自责、无助、震惊、麻木、解脱、苦苦思念等。

3. 丧亲后的生理反应

生理反应包括呼吸困难、口干舌燥、喉咙紧迫、胸口紧迫、胃部空虚感、对声音敏感、肌肉无力、缺乏精力等。

4. 丧亲后的行为反应

行为反应包括失眠、心不在焉、食欲障碍、社交退缩、梦见逝者、寻找逝者、唉声叹气、坐立不安/过动、常常哭泣、回避、珍藏遗物、避免提起逝者、不能看见逝者的遗物等。

一般而言，丧亲者表现出以上反应及症状是十分自然和正常的，而反应的强度和时间长度因人而异，有的人反应较为强烈，有的人则较为平淡甚至没有反应。丧亲后恢复时间的长短因人而异。所以，无须视自己或别人的反应为异常。

在带领哀伤团体辅导时，团体成员可能会表现出上述反应，所以团体辅导的一个重要任务就是帮助这些有共同丧亲经历的人去学习面对、接纳这些反应。这与心理急救或者危机干预的目标很相似，帮助成员认识到这些是经历哀伤后的正常反应。就像人在危机事件下的急性心理应激反应，从应激到恢复、从心理的失衡到平衡有一个过程，哀伤反应也是一样。

三、哀伤者的心路历程

（一）鲍尔比的哀伤四阶段理论

人要从哀伤的状态中走出来，需要经历一个过程。约翰·鲍尔比提出哀伤四阶段理论（John Bowlby，1980），如图 15-2 所示。第一个阶段是麻木与否认，怀疑死亡是否真的发生；第二个阶段是渴望与寻求；第三个阶段是混乱与绝望；第四个阶段是重组与适应。通过哀伤辅导，人在混乱与绝望的状态下，可以加快其重组与适应。哀伤四阶段理论是一个理想的模型，但生活中的很多情况是很复杂的，并不一定是这种线性的过程。

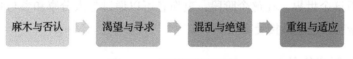

图 15-2　哀伤四阶段理论

（二）钟摆式哀伤历程

有学者提出钟摆式哀伤历程（Stroebe，Schut，Stroebe，1998），如图 15-3 所示。该理论认为哀伤的历程是钟摆式、来回摆荡的过程。哀伤者会在恢复和哀伤的痛苦中左右摇摆，有时候又会感到哀伤、失落、痛苦得不能自已，有时候又好像回归了正常生活。

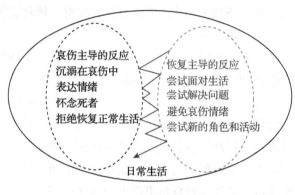

图 15-3　钟摆式哀伤历程

（三）哀伤的必经历程

哀伤者想要走出哀伤、恢复生活，如果没有特别的帮助，可以靠自己的调适和内在的复原力来慢慢地修复。但在哀伤辅导中我们发现，哀伤者如果能在哀伤历程中主动接受一些心理干预，就可能更容易走过艰难、痛苦的历程。

那么，哀伤者在哀伤过程中要做些什么才可以更容易走出来呢？研究发现，有五个重要的阶段（任务）是必须经历的（Rando，1993）。

1. 接受死亡的事实

无论多么不舍、痛苦和震惊，丧失已经发生，事实不可改变。接纳是转变的前提，如果一直否认，就会生活在一个虚幻的世界里，好像自己戴着眼罩不去看这个世界。在这个阶段，哀伤者可以通过与人分享和参与各种哀悼仪式来帮助自己逐渐接受丧失的事实。

2. 经历哀伤的情绪

接受了丧失的事实后，必然要经历一个哀伤、悲痛的过程。这是哀伤者走向康复不得不经历的过程，非常惨烈，但是必须经历。在这个阶段，哀伤者会产生不同的哀伤情绪，这些情绪起伏是很常见的，要容许自己接纳这些情绪反应，并用自己感到舒服的方式去抒发和表达这些情绪，例如向他人倾诉、哭泣、写信、绘画等。

3. 回忆逝者并与其建立心灵联结

已经去世的人并非什么都没有留下，他曾经在你生活中留下的那些记忆、那些快乐，给你生活带来的那些意义都还在。哀伤者可以尝试记住那些美好的回忆和片段，这些回忆不会因为人的死亡而消失，是人们和逝者之间最宝贵的联结和最珍贵的礼物。同时，通过回忆和爱，帮助逝者完成未完成的心愿等，人们可以跟逝者建立起心灵联结。

4. 适应丧亲后的生活

这个阶段的主要任务是怀着对逝者的思念，重新适应新的生活，寻找到生活中新的目标和动力。

5. 重新投入生活

经历过丧失，人们可能会重新检视和反思自己的人生观、价值观、自我认同和生活模式。经历丧失，也会使人们更加懂得珍惜生命，活在当下，重新思索有意义的人生。

四、哀伤经验的变化及哀伤处理

(一) 允许哀伤，尊重哀伤

哀伤及其过程不是疾病，不是心理出问题。哀伤如同身体创伤要承受创痛及有恢复的过程一样，不可能回避，不可能不表达，也要有一个逐渐恢复功能的过程。哀伤从表达、面对，到重建平衡，是丧亲者面临亲人、健康和幸福的破损要做的一项工作。不完全的哀伤会损害其进一步成长和发展，就像身体的创伤只愈合了一部分，没有完全抚平一样。哀伤应对体现了生命、生存的能力，在哀伤过程中也发展出了这些能力。

(二) 哀伤经验随时间的变化

有研究表明，时间在哀伤处理过程中有特别的意义。一般而言，前48小时的死亡惊吓是强烈的，否认通常在第1个小时表现强烈；第1周一般是计划葬礼和时间安排，丧亲者会像机器一般运作，同时伴随沮丧以及情绪与体力的耗竭；第 2 周到第 5 周，家人和朋友在葬礼后回归各自的生活，大部分丧亲者会有被抛弃的感觉；第 6 周到第 12 周，惊吓的感觉逐渐消退，丧亲者逐渐接受丧失的事实，可能感到情绪失控，发现睡眠、食欲的改变，明显的体重增减和极端的情绪震荡，专注力下降，记忆力减退以及谈论逝者的需求增加；第 4 个月到第 5 个月，这个阶段情绪像是钟摆来回摆荡，有的时候特别容易愤怒、有的时候特别抑郁，免疫系统功能可能会下降；第 6 个月到第 12 个月，这个阶段非常重要，丧失事件在想象中重新活跃，情绪的波动卷土重来，尤其在逝者周年祭、生日和节日到来的时候，容易产生抑郁情绪；大约一周年，这个阶段可能是创伤或解决的开始，发展到哪种情况取决于过去一年哀伤工作的质量；第 18 个月到第 24 个月，这时分离的痛苦变得可以接受，生活继续，丧失者开始不再只谈论哀伤，而是慢慢地带着哀伤开始认真地生活。

（三）哀伤的处理

哀伤是我们在面对丧失、亲人去世这样的生活重大事件时必然要经历的，就像我们的身体受伤一样，要有一个恢复的过程，不能回避，从能够表达到能够面对，再到重新建立心理平衡，是哀伤历程中不可或缺的部分。

在哀伤辅导中需要特别关注的一点是，儿童和成年人哀伤经历的历程是不太一样的，历时 4 年的研究表明，相对而言，儿童比较容易处理哀伤，而成年人可能更加沉重。无论情绪还是内心，他们重建的历程都不太一样，所以对于儿童和成年人的哀伤辅导要有所区分。

另外，我们可以看到，每个人都有自己想象不到的、潜在的生命韧性和复原力，哀伤应对其实也体现了人的这种韧性和复原力。经历哀伤以后，人可能会获得很多成长。尤其是汶川地震后的大量研究表明，经历了哀伤，个人会有更多成长。这些成长的具体表现是：更珍惜和家人的关系，更有慈悲心，人生观、价值观也发生了积极的改变，更加懂得去珍惜已经拥有的一切，更加活在当下。所以，哀伤虽然是痛苦的课程，但是也给我们带来一种新的觉醒，可以让我们在哀伤中获得成长。

在哀伤过程中，告别是哀伤处理很重要的部分。在哀伤的整个过程中，用告别仪式处理哀伤特别重要，可以通过一些行为表现，把哀伤的情绪表达出来。告别有很多方式，比如举行一些纪念仪式、把失去的人放在心里、重新建构生命的意义等。

第二节　哀伤团体辅导的目标与过程

一、哀伤辅导的目标、原则及形式

（一）哀伤心理干预及辅导原则

1.哀伤心理干预

哀伤心理干预也称哀伤辅导或者哀伤咨询（grief guidance and counseling），是处理丧失的重要途径，目的是协助当事人处理哀伤反应，在合理的时间内完成哀伤任务，逐渐恢复正常生活。关于哀伤心理干预有效性的研究表明，专业服务、义务性专业性支持，均可减轻丧亲后心理及生理上的痛苦。

2.哀伤辅导的目标

哀伤辅导的目标是协助哀伤者在合理的时间内，引发其正常的哀伤，帮助其完成哀悼。这包括：一是增加失落的现实感，即接纳事实；二是协助当事人处理已表达或潜在的情绪，把哀伤表达出来；三是鼓励当事人向逝者告别，以健康的方式坦然地将情感重新投注到新的关系里。

3.哀伤辅导的应用原则

哀伤辅导的总体原则是：去者善终，留者善别，能者善生。就是说过世的人在生命最后的时刻自己（或被家人安排）更有尊严地、少痛苦地、有陪伴地离去；遗属能与逝者告别，表达难舍和遗憾，告别也预示"要结束这段关系，要开始新的生活"，对逝者也是一种告慰；活下来的人要重新经营好自己的人生。具体而言，威廉·华尔顿博士总结了哀伤辅导十原则，见表15-1。

表 15-1　哀伤辅导十原则

原则一：协助生者认识失落
原则二：帮助生者界定并体验情感
原则三：帮助生者在失去逝者的情况下活下去
原则四：寻求失落的意义
原则五：将情感从逝者身上转移
原则六：给予充分的时间去哀伤
原则七：阐明"正常的"哀伤
原则八：允许个体差异
原则九：检查防御及调适形态
原则十：界定病态行为并转介

(二) 哀伤辅导的任务与关注点

在哀伤辅导的过程中，我们特别要关注的就是协助当事人面对丧失，帮助当事人去界定和表达哀伤，允许他有时间、花时间去哀伤，而不是要他马上停止哀伤。一定要让他有时间去哀伤，同时能够做到以建设性的方式来提供适应。另外，人际支持非常重要。因为哀伤意味着关系的丧失和亲人的离开，会让人们感到很孤单、很无助，没有人关心、没有人理解、没有人陪伴，所以持续的人际支持特别重要。团体辅导在这方面具有极大的优势，团体成员都有丧失的经历，大家同病相怜，有共同的经历，有相似的感受，互相关心、支持。团体成员之间的陪伴、鼓励和支持，常常有意想不到的力量。

在哀伤辅导中，咨询师要注意到：有一些人的问题可能比较严重，哀伤反应已经发展为病理性的反应，那么就需要咨询师及时发现并将他们转介专业的哀伤机构做持续辅导。研究发现，哀伤辅导在丧亲的生活实践中是非常有效的，可以为丧亲者提供专业的服务，甚至可以提供义务性的专业支持。不管是专业的心理咨询师还是受过哀伤辅导相关训练的义工，都可以帮助减轻丧亲者的心理和生理痛苦。

(三) 哀伤心理干预的主要形式

哀伤心理干预主要有以下几种形式，如图 15-4 所示，首先可以根据是一对一的服务，还是一对多的服务分为个别干预和团体干预，个别干预最常见的是个别面谈、电话干预和网络干预。团体干预可以细分为家庭干预、团体辅导与团体咨询以及心理健康教育。哀伤心理干预还可以分为线下辅导或线上辅导。新冠肺炎是极强的传染病，最有力的防控措施是隔离，人群不聚集，避免交叉感染，这使得电话热线心理援助以及网络心理辅导作为有效且及时的心理干预方法迅速发展和被广泛应用。

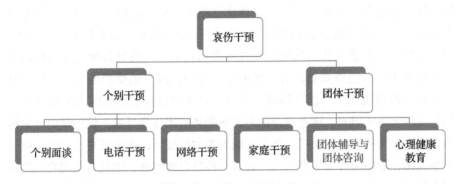

图 15-4　哀伤心理干预的主要形式

二、哀伤团体辅导的目的及带领

(一) 团体辅导适用于哀伤干预

1. 团体辅导概述

团体辅导是一项专业工作，要经过专业训练，依靠团体领导者带领多个团体成员围绕着团体目标和主题进行，主题可以是哀伤、危机心理急救，也可以是自信心训练、心理减压等。团体针对不同主题，通过团体内的人际互动，更好地帮助成员改善和适应生活。Gladding（1996）也指出，在帮助有类似问题和困扰的人时，团体是既经济又有效的方法。

2. 团体辅导适用于哀伤心理干预的理由

团体辅导非常适用于哀伤心理干预，因为团体辅导最重要的就是大家共同面对相似议题，彼此陪伴、分担和支持。团体成员通过团体共同的经验，疏解丧失后的负面情绪和反应，增加安全感、归属感和掌控感，减少孤单，并建立新的社会支持。同时，团体辅导可以在有限的资源条件下帮助更多人，在团体辅导过程中及时发现需要进一步进行个别干预的对象。

（二）谁可以带领哀伤团体

那么，谁可以带领哀伤团体辅导呢？需要哪些训练呢？团体领导者首先要接受过基本的专业训练，比如心理咨询或社工的训练，同时有团体干预的受训经历，知道团体辅导的基本流程，对哀伤相关内容有所了解。哀伤团体辅导领导者必须是专业人员吗？在现实生活中，哀伤团体辅导领导者以专业人员为主，比如受过哀伤团体辅导训练的咨询师或者社会工作者。在美国，做哀伤辅导的专业工作者需要有专业的资格认证。一般是获得心理咨询师或专业社会工作者的资质后，有一定的工作经验，再去接受两年哀伤辅导的继续教育，取得哀伤辅导的资格证。当然，这些受过专业训练的人最适合做哀伤辅导的团体领导者。现在也有很多志愿服务的团体领导者，他们是由专家挑选、训练、支持的一些义工，他们可能有类似的经历，在走过哀伤以后，接受一些训练，帮助同样有需要的人。还有一种是自助团体，由具有共同丧失经验的人组成，一起互相扶持、互相鼓励，可以是个别的，也可以是团体的。自助团体是一种特别的团体，尤其在特殊情境下，例如在当下的新冠肺炎疫情，以及疫情后的心理康复过程中，这种自助团体形式可以得到非常广泛的应用。

（三）哀伤团体辅导领导者准备

这里需要强调的是，无论是专业人员还是义工，在进行哀伤辅导之前，都需要具备死亡心理学的相关知识，觉察自己面对死亡的态度和个人的死亡焦虑，如果自己对死亡非常恐惧、焦虑，就没有办法带领哀伤的辅导团体。哀伤团体辅导领导者需要了解自己如何看待死亡，如何面对死亡，以及死亡会经历怎样的历程，明白在团体带领过程中自己也有可能被死亡的恐惧所影响，还要知道危机事件的相关事实，比如在带领新冠肺炎疫情的哀伤团体时，团体领导者对新冠肺炎疫情感染、死亡和治愈的人数都需要有一些了解。表15-2是哀伤辅导工作者需要准备的内容，可以为准备从事哀伤辅导的工作者提供参考。

表 15-2　从事哀伤辅导的准备

1. 具备死亡心理学相关知识
2. 了解自己对于情绪感染或被拖垮的害怕或担心情况——社会模仿、同理
3. 觉察自己面对死亡的态度——人终究会死
4. 觉察个人的死亡焦虑
5. 了解危机事件的相关事实

三、哀伤团体辅导过程与常用方法

(一) 哀伤团体辅导的工作流程

哀伤团体辅导有一套专业流程，如图 15-5 所示，以组织一个新冠肺炎疫情哀伤团体为例。

第一步是了解哀伤事件——新冠肺炎疫情的整体情况，包括死亡、治愈人数等。

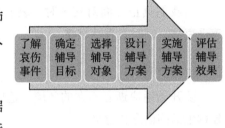

第二步是确定团体辅导目标。

第三步是选择团体辅导对象，根据对象的特点设计辅导方案，比如直系亲属的团体辅导方案与公司同事的团体辅导方案就不太一样。

图 15-5　哀伤团体辅导过程示意图

第四步是设计团体辅导方案，设计方案的时候一定要有相关理论作为依据。例如威廉·华尔顿博士的哀伤辅导十原则，约翰·鲍尔比的哀伤阶段理论等，都可以作为团体方案设计的理论依据。

第五步是实施团体辅导方案，在实施过程中要注意运用相关的团体带领技术，了解团体有效性因素，这样才能更好地带领团体。

第六步是评估团体辅导效果，可以采用问卷法或访谈法，在团体结束后对团体效果进行评估。

(二) 哀伤团体辅导的工作要点

哀伤团体辅导一般需要经历以下几个过程，如图 15-6 所示。

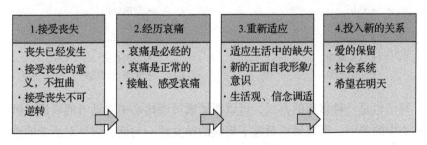

图 15-6　哀伤团体辅导的过程任务

1. 接受丧失

丧失已经发生，不可改变，我们需要面对丧失，同时接受丧失的意义，而不是扭曲、否定它。

2. 经历哀痛

当我们真正去面对丧失时，哀痛是必经的，也是正常的，我们要经历、感受哀痛，同时去表达哀痛。

3. 重新适应

要开始适应逝者不在的环境，适应生活中的缺失、意外和不可控，重新建构生活的信念和意义。

4. 投入新的关系

丧失让我们感到生命的无常，同时也教会我们珍惜当下，适应新的生活，相信明天会更好。

（三）哀伤团体辅导的常用方法

哀伤团体辅导有一些常用且有效的方法。比如绘画是最常用的方法之一，它可以帮助成员表达一些难以用语言表达出来的情绪感受。哀伤团体辅导的常用练习见表 15-3。

表 15-3　哀伤团体辅导的常用练习

• 绘画	• 意义重建
• 传记	• 回忆录
• 写信	• 纪念书
• 日记	• 隐喻绘画
• 墓志铭	• 隐喻故事
• 角色扮演	• 失落之诗
• 认知重建	• 道别仪式
• 引导想象	• 未寄出的信件

写信也是一种常用的方式，可以帮助成员表达心中对逝者的哀思。例如，完成心中的告别，可以请成员写下简短的悼文或一句话，表达对逝者的感受，然后对着"空椅"读出来。

第三节　哀伤团体辅导的应用实例

一、哀伤班级团体辅导案例

2003 年 4 月，北京非典疫情严重，全市中小学全面停课，某中学初二年级班主任吴老师不幸感染 SARS，于 5 月 15 日去世。吴老师的去世，给他的同事和学生带来了很大的心理冲击，师生陆续出现了很多情绪和行为反应：

情绪上——震惊、悲伤、生气、愤怒、内疚、指责、焦虑、恐慌等；

认知上——不相信、否认、困惑，沉浸于对逝者的思念，感到逝者仍然存在；

行为上——伤心、哭泣、不知所措、坐立不安，睡眠问题等。

6 月 30 日复课第一天，学校的心理老师在一个哀伤辅导团队的支持下，为全班同学举行了一个名为"告别"的特别班会，帮助学生在支持性的团体中完成哀悼。方案设计参考了威廉·华尔顿博士的理论（Worden，1991），设置了哀伤辅导的目标和任务。

（一）班级哀伤辅导的目标与任务

1. 班级哀伤团体辅导的目标

为受到班主任因病去世事件冲击的某校初二全班学生提供心理支持，协助学生探索和处理因老师去世而引发的各种情绪困扰和未竟事宜，鼓励学生向逝者告别，学习适宜的应对方式，以便重新投入新的生活。

2. 班级哀伤团体辅导的任务

（1）接受班主任已经永远离开的事实。

（2）经历意外事件带来的悲伤和痛苦。

（3）重新适应一个熟悉的班主任已不存在的环境。

（4）将情绪活力重新投入其他关系（如新来的班主任、班级里的同学等），并继续学习和成长。

（二）团体辅导的设置

1. 团体性质

本次团体辅导为单次结构化团体辅导，地点选在一间安静、宽敞的大教室，持续时间共计 2.5 小时。

2. 团体成员

经历班主任老师因非典逝世的全班同学 42 人，年龄在 13～14 岁；新任班主任 1 人。分小组交流时 7 人一组，共 6 个小组。

3. 团体辅导领导者

学校初中心理辅导老师、《中国青年报》青春热线老师、志愿者共 9 人；学生分组讨论时每组有一名心理师进入小组带领讨论，另有 3 名老师为总带领。

（三）班级哀伤辅导的过程

本次团体辅导共分 7 个部分进行，整体方案如图 15-7 所示。

导入阶段	整理感受	心理教育	小组分享	追忆与归整	告别仪式	结束总结
·说明目标 ·团体规范 ·建立信任	·经由练习 ·情境回忆 ·表达感受	·讲解反应 ·正常化	·分成六组 ·表达感受 ·接纳感受	·追忆老师 ·表达思念 ·处理未竟	·面对遗像 ·想象再见 ·鞠躬道别 ·就任演说	·编织绳网 ·分享感受 ·彼此支持 ·互道祝福

图 15-7 哀伤班级团体辅导过程

1. 导入阶段

导入阶段的重点是团体氛围和关系的建立，在此阶段要说明团体目的、辅导目标以及团体规范，团体规范主要包括保密、投入、尊重、不批评、不指责、接纳每个人独特的情绪反应，建立信任。虽然这是一个班级团体辅导，成员彼此之间比较熟悉，但是在哀伤团体辅导中，关系的建立仍然非常重要，因此要再次强化团体关系和氛围的建立。

2. 整理感受

本阶段的重点是帮助成员表达哀伤的情绪感受。可以通过这样一个练习来帮助成员表达：每人一张卡片，写一写，你在什么时候、什么情况下，知道老师过世？当时你情绪和认知的反应是什么？全班 42 个人，人数较多，可以分成 6 个小组，7 人一个小组，每个小组都由一个老师带领，在小组里让大家填写卡片。

3. 心理教育

团体领导者通过讲解为什么成员会出现哀伤反应，将这些反应正常化。进行心理健康教育。

4. 小组分享

成员分成小组继续表达感受，成员之间相互支持，共同接纳感受。

5. 追忆与归整

成员共同回忆老师对班级所做的一切。在此过程中成员追忆老师、表达思念并处理未竟事宜。例如，学校的心理老师和同学提前做好吴老师去家访的路线、给同学认真批改作业的追忆材料，帮助成员进行追忆和表达，很多学生留下了伤心的泪、感动的泪，感觉以前对不起老师，让老师操心，这时可以帮助成员处理那些遗憾、歉意和痛苦，可以让成员将这些感受写在纸上。

6. 告别仪式

这个阶段的主要任务是帮助成员完成哀悼，并开始新的生活。这里可以使用冥想的方式处理告别：请同学闭上眼睛去想象，在一个温暖的日子里，你在校园里看到老师走过来，带着平时那种亲切、温暖的微笑，你走近老师，有很多心里话要跟他讲。天色慢慢暗下来了，老师跟你挥挥手走了，走了，越走越远，消失在天边。现在请你回过头来看，在你的身边、在你的眼前有一条大道，这条大道充满阳光，道路两边有你的父母、其他老师、同学，他们会陪伴你继续走下去。之后，大家对老师的遗像鞠躬、道别，完成哀悼。新班主任做就任演说，和同学们建立新的关系，帮助同学们开启新的生活。

7. 结束总结

这一阶段主要帮助成员建立希望，走向新的生活，同时结束团体。可以通过共同编制绳网让成员体验班级在一起的力量，可以托起未来的梦想和希望。同时，请大家讲一讲自己可以为班级做出怎样的贡献，最后互道祝福和再见，团体结束。

二、汶川地震后对丧亲的基层干部进行哀伤团体辅导

2008 年 5 月 12 日 14 点 28 分,四川省汶川县发生 8 级强烈地震,灾情严重,波及陕西、甘肃、重庆、云南等多个省市。在这场突如其来的巨大灾难中,死亡和失踪人数超过 8 万,受伤人数有几十万,受灾人群数千万。灾区群众经历了亲人死亡、孩子被埋、身体致残、财物损失、房屋倒塌、校舍被毁,心理上遭受了巨大的冲击与影响,产生了一系列负面情绪如无助、强烈的害怕、悲伤、恐惧、内疚、担忧、愤怒等。他们要如何接纳突然降临的灾难,怎样摆脱灾难的阴影,怎样树立坚持活下去的信念,如何从容应对未来,如何重燃对生活的信心和希望? 无论是对于与死神较量过的幸存者、承受亲人瞬间离去的巨大悲痛的受害者,还是对于在焦虑、恐慌中承受巨大心理压力的受灾民众,除了物质的救援、身体的医治、经济的补助外,更需要情感的抚慰、压力的疏解和心理的干预,尤其是对于那些灾区丧亲且全身心投入灾后重建的基层干部。

(一) 灾区基层干部哀伤辅导的必要性

地震发生后,中国科学院心理研究所在地震灾区建立了多个心理援助工作站,其中北川工作站的史占彪博士等人(2009)对极重灾区北川县曲山镇基层干部进行了调研,发现灾区基层干部面临工作太累、任务太难、丧亲太苦、关爱太少、收入太低等困扰和问题(见表 15-4),同时,他们承担着灾后重建的重任,而自己本身也是受灾者、丧亲者,很多人出现了心理困扰和躯体症状,但没有时间也没有意识去处理自身哀伤情绪引发的种种困扰。

表 15-4　灾后一年灾区基层干部的困扰来源

序号	问题	内　容
1	工作太累	常常感到疲于应对,经常忙到夜里两三点才能睡觉
2	任务太难	学生遇难了,家人遇难了,家长心情悲痛,群众一味指责埋怨,群众深陷悲痛和埋怨之中,只想自己家的事情,无论干部怎么劝说都听不进去。有些群众无理取闹,蛮不讲理,常出现过激言行
3	丧亲太苦	许多干部都有亲人遇难,没有时间和机会处理哀伤。不敢想也不愿想,压抑自己的悲伤情绪
4	关爱太少	在外受群众的气,在家受亲人的气(因为没时间顾家),在单位受领导的气,实在觉得委屈、憋闷
5	收入太低	作为基层干部,工资收入偏低,有些干部根本入不敷出,养家存在相当大的困难。尤其是几十年打拼的家底在地震中都已毁掉,对未来丧失信心

（二）关爱灾区基层干部的团体辅导设计

北川县曲山镇是汶川地震中受灾情况最严重的镇之一，在团体辅导之前，根据了解到的基层干部面临的困扰，由清华大学心理学系樊富珉教授团队、香港大学社会行政与社会工作系陈丽云教授团队、中科院心理所史占彪博士团队成立的联合心理干预团队（见图 15-8），针对基层干部的需求设计了灾后团体辅导方案。团体辅导方案初稿主要由笔者设计，和香港大学团队进行了反复的讨论与修改，尤其是针对哀伤干预这一部分，香港大学著名哀伤辅导专家周燕雯教授给予了很多帮助和指导。

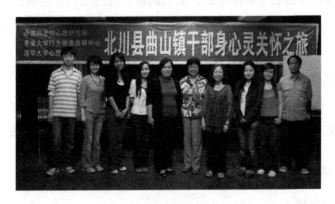

图 15-8　团体辅导工作团队

为了避免标签效应，我们没有使用灾后心理干预、心理辅导、哀伤治疗等专业名称，为了让干预对象更容易接受、更愿意参加，团体辅导的名称是"身心灵关怀之旅"，口号是"关爱身心灵，健康你我他"，目标是基层干部工作压力管理。团体辅导共 4 节，分别是：松弛有道，减压有方，成长有路，未来有梦。每节 3 小时，总共两天，这个团体辅导的详细方案收录在笔者主编的《结构式团体辅导与咨询应用实例》一书中，这里主要讲哀伤处理部分，即"成长有路"。

1. 团体辅导目标

强化支持，逆境求存，缅怀亲人，告别昨天。

2. 团体辅导设置

结构式哀伤团体辅导，地点选在宽敞、少遮挡的宾馆会议室，时间共计 3 小时。由于基层干部日常都住在帐篷或板房里，环境较差，因此团体辅导地点设在绵阳市某宾馆的会议室内，让日夜为灾区操劳的基层干部可以在有空调的环境中好好休息，放松身心，集中精力投入团体。

3. 团体成员

北川县曲山镇基层干部 35 人（为了不影响工作，将曲山镇干部分成两批，一批在工作岗位上，一批参加团体辅导，随后一周交换），95% 以上的干部都有丧亲经历，有一位干部家中十几位亲人死于地震灾难。其中有失去儿女的、失去配偶的、失去父母的、失去兄弟姐妹的、失去亲戚的、失去朝夕相处同事的、失去朋友或闺蜜的，前期的访谈发现他们在地震后没有接受过任何危机干预或心理辅导，一方面是工作太忙，没有时间，另一方面是他们对心理辅导不了解，甚至存有误会。

4. 团体领导者

清华大学樊富珉教授团队及香港大学陈丽云教授团队。主带樊富珉、陈丽云、周燕雯，进入小组工作的有当时清华大学心理学系博士后张黎黎博士等。

（三）团体辅导实施过程

1. 放松训练

经过前两节的关爱团体辅导，成员已经比较放得开了，团体氛围和关系也已经建立，所以这次在开始前先通过一些按摩的小方法，让成员的身心放松下来。每组几张瑜伽垫，两人一组互相放松，见图 15-9。

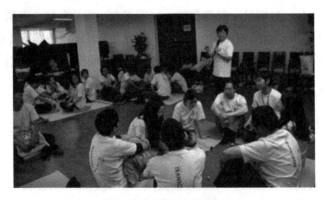

图 15-9　团体辅导现场

2. 整理哀伤反应

发给每个成员一份"我的观察"练习纸（见表15-5）。由于这些成员比较排斥讲自己的哀伤反应，因此我们请他们讲一讲"你在工作中看到群众有哪些哀伤反应"。"我的观察"虽然写的是其他人的反应，但在这个过程中能够带出成员自己的反应，然后请大家在小组内分享。

表 15-5 我的观察：受灾群众常见的哀伤反应

身体的反应	情绪的反应
认知的反应	行为的反应

3. 进行心理教育

团体领导者用大概 10 分钟讲解常见的哀伤反应，进行心理健康教育和哀伤反应正常化。哀伤辅导研究中整理的哀伤反应见图 15-10，发给团体成员参考，图 a 是积极的哀伤反应，图 b 是消极的哀伤反应。

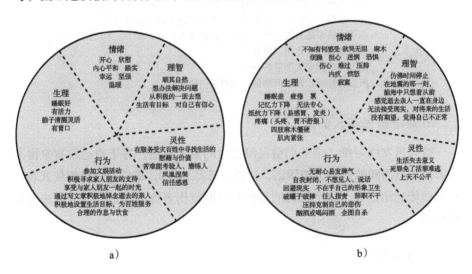

图 15-10 哀伤的积极与消极反映

4. 集体诵读接纳哀伤反应

这是一个学习接纳自己和他人的哀伤反应的练习，成员集体朗诵：你可以……（见表 15-6）。成员通过这个活动接纳自己灾后的各种感受，将灾难后的反应正常化，对自己更加宽容，也能更加尊重别人独特的感受。

表 15-6　集体朗诵：给特别的你

> 你可以感到惧怕，也可以感到担忧；
> 你可以变得勇敢，也可以变得懦弱；
> 你可以感到焦虑，也可以保持平静；
> 你可以感到斗志昂扬，也可以感到情绪低落；
> 你可以把情绪感情流露，也可以将它们紧紧收藏；
> 你可以收起耳朵不去聆听，也可以竖起耳朵细细倾听；
> 你可以闭上眼睛不去观看，也可以睁开双眼尽情观察；
> 你可以享受独处，也可以与朋友共处；
> 你可以感到难过，也可以接受别人的同情；
> 你可以享受快乐，也可以感到悲伤；
> 你可以笑，也可以哭；
> 你可以要求他人帮忙，也可以给别人提供帮助；
> 你可以自私，也可以忘我；
> 你可以提出问题，也可以慢慢学习；
> 你可以享受生命，也可以预备死亡；
> 你可以拥有希望，也可以编织梦想；
> 你可以拥有与别人不同的感受，也可以改变自己迁就他人；
> 你可以要求他人拥抱你，也可以拥抱他人；
> 你可以去爱，也可以被爱；
> 因为我们每个人都是特别的，
> 所以，你可以做任何事情，拥有任何感受

5. 写给逝去亲人的信

给成员发练习纸，请他们给已经去世的亲人写信，写下自己没有来得及或者没有机会向他们表达的话语、情感（见表 15-7），最后通过哀悼仪式将这份感情传达给亲人。这个练习的目的是协助哀伤者处理与逝去亲人间未完成的事项。

6. 哀悼仪式

通过告别仪式，帮助成员宣泄哀伤，同时增强丧失的真实性，提供成员表达对逝者的想法和感受的机会，对逝者生活的回想和有关事物贯穿于告别仪式中，呈现逝者的重要性，同时通过社会支持网络，进一步帮助成员宣泄哀伤。在哀悼仪式中，很多成员第一次面对自己的哀伤，哭出来、说出来、表达出来，在此之前，很多成员的哀伤都放在心里、压得很深。最后要投入

新的关系，找到新的支持，从头再来。

表 15-7 未曾表达的

给挚爱的_____：

> **未表达的歉意：对不起！我曾**
>
> 我觉得_____
>
> _____我为此向你道歉。

> **未说的原谅：当你_____**
>
> 我觉得_____
>
> _____今日开始，我原谅你。

> **未表达的感激：你曾_____**
>
> 我觉得_____
>
> _____我很感激你！

> **未表达的爱：我很想让你知道_____**
>
> _____

先邀请成员将写给失去亲人的信折成自己喜欢的飞机或轮船模型，每人发一枝黄色菊花。在会议室一角安排两个金属盆，一个有水的盆放菊花瓣，另一个盆放信。每个人按照顺序，一一走到盆前，心中默念对亲人的思念，放下信和菊花瓣，见图 15-11。

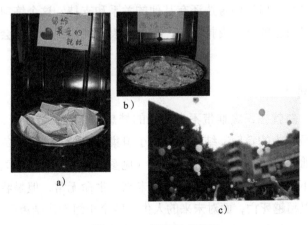

图 15-11 哀悼仪式现场

然后，全体一起到院子里的空地，放下之前的两个金属盆，全体围成大圆圈，开始播放思念的音乐，每人发一个氢气球，邀请一个成员点燃信件，团体领导者大声念出以下悼词：

今天，我们在这里怀念你	我知道
送去我的心声	好好活下去是你对我的期望
我知道你能收到我的祝福	不知不觉中我将延续着你的生命
生命有限	我相信
但爱无限	无论你在哪里
死亡并没有带走我们彼此的爱	我的爱也将一直伴随着你
生命的尽头	我承诺
连接着我对你的思念	从你生命中领悟到的
留存着我对你的怀念	将会继续在我的生命中延续下去
和你一起的日子	未来的日子里
已经成为我生命的一部分	想起你我会更坚强
也成为我一生宝贵的回忆	怀念你我会更珍惜眼前的一切
跨越了生死	你好好休息吧
我们的心彼此相连	我将继续上路
你永远活在我的生命里	带着你的期盼和一颗感恩的心

最后，请大家把自己的怀念和心声装入氢气球，放飞氢气球，送给天国里的亲人。

7. 建立社会支持系统

悼念仪式结束，回到会议室，休息后继续分组做练习及分享。亲人离世带走了一段关系，但我们身边还有其他的关系和支持。这个练习可以帮助成员寻找、重建自己的社会支持系统。在处理哀伤的过程中，社会支持系统的作用非常大。

8. 从头再来

心若在，梦就在，灾难带不走我们的梦想和意志，我们可以从头再来。为了唤起成员心中的希望，结束时采用小组集体绘画方式，让每个成员在充分讨论的基础上，画出"未来的新北川"（见图15-12）。这个练习帮助大家畅想未来，放下依恋和痛苦，往前走，向未来。生命无常，但是我们有能力也有信念，可以超越死亡，面对未来的人生。四个小组创作结束后，贴在墙上，每组派一个代表讲述作品内涵，说出组员的梦想和期盼。大家在《明天会更好》的音乐中结束本节团体辅导。

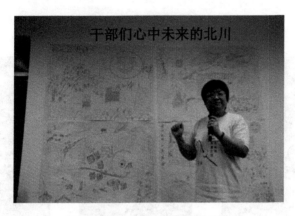

图 15-12　绘画：未来的新北川

参考文献

[1]　陈丽云，樊富珉，梁佩如 . 身心灵全人健康模式－中国文化与团体辅导 [M]. 北京：中国轻工业出版社，2008.

[2]　陈维樑，钟莠菿 . 哀伤心理咨询：理论与实务 [M]. 北京：中国轻工业出版社，2006.

[3]　樊富珉，何瑾 . 团体心理辅导 [M]. 上海：华东师范大学出版社，2010.

[4]　樊富珉 . 结构式团体辅导与咨询应用实例 [M]. 北京：高等教育出版社，2015.

[5]　王建平，刘新宪 . 哀伤理论与实务：丧子家庭心理疗愈 [M]. 北京：北京师范大学出版社，2019.

[6]　杨渝川，等 . 班主任去世之后——悲伤辅导方案的设计与实施 [J]. 中国青年政治学院学报，2004，23(5):30-36.

[7]　KNIGHT C, GITTERMAN A. Group work with bereaved individuals: The power of mutual aid [J]. Social Work, 2013, 59（1）: 5-12.

[8]　NEIMEYER R A. 哀伤治疗：陪伴丧亲者走过幽谷之路 [M]. 王建平，何丽，闫煜蕾，译 . 北京：机械工业出版社，2016.

[9]　NEIMEYER R A. 走在失落的幽谷：悲伤因应指引手册 [M]. 章薇卿，译 . 新北：心理出版社，2008.

存在主义心理学

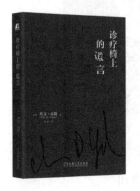
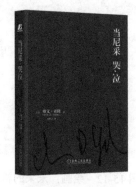
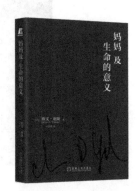

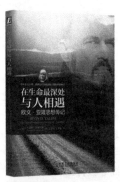
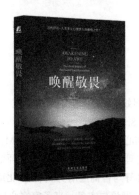
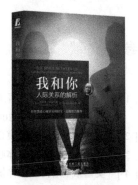

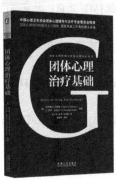
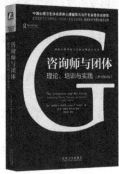
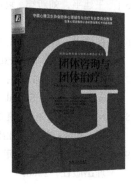

积极人生

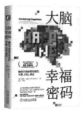

《大脑幸福密码：脑科学新知带给我们平静、自信、满足》
作者：[美] 里克·汉森 译者：杨宁 等

里克·汉森博士融合脑神经科学、积极心理学与进化生物学的跨界研究和实证表明：你所关注的东西便是你大脑的塑造者。如果你持续地思维驻留于一些好的、积极的事件和体验，比如开心的感觉、身体上的愉悦、良好的品质等，那么久而久之，你的大脑就会被塑造成既坚定有力、复原力强，又积极乐观的大脑。

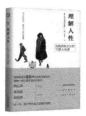

《理解人性》
作者：[奥] 阿尔弗雷德·阿德勒 译者：王俊兰

"自我启发之父"阿德勒逝世80周年焕新完整译本，名家导读。阿德勒给焦虑都市人的13堂人性课，不论你处在什么年龄，什么阶段，人性科学都是一门必修课，理解人性能使我们得到更好、更成熟的心理发展。

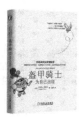

《盔甲骑士：为自己出征》
作者：[美] 罗伯特·费希尔 译者：温旻

从前有一位骑士，身披闪耀的盔甲，随时准备去铲除作恶多端的恶龙，拯救遇难的美丽少女……但久而久之，某天骑士蓦然惊觉生锈的盔甲已成为自我的累赘。从此，骑士开始了解脱盔甲，寻找自我的征程。

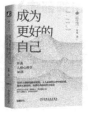

《成为更好的自己：许燕人格心理学30讲》
作者：许燕

北京师范大学心理学部许燕教授30年人格研究精华提炼，破译人格密码。心理学通识课，自我成长方法论。认识自我，了解自我，理解他人，塑造健康人格，展示人格力量，获得更佳成就。

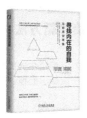

《寻找内在的自我：马斯洛谈幸福》
作者：[美] 亚伯拉罕·马斯洛 等 译者：张登浩

豆瓣评分8.6，110个豆列推荐；人本主义心理学先驱马斯洛生前唯一未出版作品；重新认识幸福，支持儿童成长，促进亲密感，感受挚爱的存在。

更多>>>

《抗逆力养成指南：如何突破逆境，成为更强大的自己》 作者：[美] 阿尔·西伯特
《理解生活》 作者：[美] 阿尔弗雷德·阿德勒
《学会幸福：人生的10个基本问题》 作者：陈赛 主编

抑郁 & 焦虑

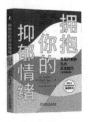

《拥抱你的抑郁情绪：自我疗愈的九大正念技巧（原书第2版）》

作者：[美] 柯克·D.斯特罗萨尔 帕特里夏·J.罗宾逊 译者：徐守森 宗焱 祝卓宏 等

美国行为和认知疗法协会推荐图书
两位作者均为拥有近30年抑郁康复工作经验的国际知名专家

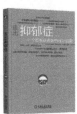

《走出抑郁症：一个抑郁症患者的成功自救》

作者：王宇

本书从曾经的患者及现在的心理咨询师两个身份与角度撰写，希望能够给绝望中的你一点希望，给无助的你一点力量，能做到这一点是我最大的欣慰。

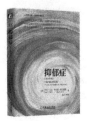

《抑郁症（原书第2版）》

作者：[美] 阿伦·贝克 布拉德 A.奥尔福德 译者：杨芳 等

40多年前，阿伦·贝克这本开创性的《抑郁症》第一版问世，首次从临床、心理学、理论和实证研究、治疗等各个角度，全面而深刻地总结了抑郁症。时隔40多年后本书首度更新再版，除了保留第一版中仍然适用的各种理论，更增强了关于认知障碍和认知治疗的内容。

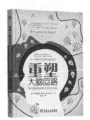

《重塑大脑回路：如何借助神经科学走出抑郁症》

作者：[美] 亚历克斯·科布 译者：周涛

神经科学家亚历克斯·科布在本书中通俗易懂地讲解了大脑如何导致抑郁症，并提供了大量简单有效的生活实用方法，帮助受到抑郁困扰的读者改善情绪，重新找回生活的美好和活力。本书基于新近的神经科学研究，提供了许多简单的技巧，你可以每天"重新连接"自己的大脑，创建一种更快乐、更健康的良性循环。

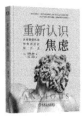

《重新认识焦虑：从新情绪科学到焦虑治疗新方法》

作者：[美] 约瑟夫·勒杜 译者：张晶 刘睿哲

焦虑到底从何而来？是否有更好的心理疗法来缓解焦虑？世界知名脑科学家约瑟夫·勒杜带我们重新认识焦虑情绪。诺贝尔奖得主坎德尔推荐，荣获美国心理学会威廉·詹姆斯图书奖。

更多>>>　《焦虑的智慧：担忧和侵入式思维如何帮助我们疗愈》 作者：[美] 谢丽尔·保罗
《丘吉尔的黑狗：抑郁症以及人类深层心理现象的分析》 作者：[英] 安东尼·斯托尔
《抑郁是因为我想太多吗：元认知疗法自助手册》 作者：[丹] 皮亚·卡列森